CHRISTIAN NEUREUTHER
PROF. DR. CHRISTIAN FINK    FRANK BÖMERS

# NEVER GIVE UP

## Fit und vital mit Arthrose

unter Mitarbeit von Angelika Dietrich

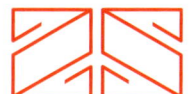

# INHALT

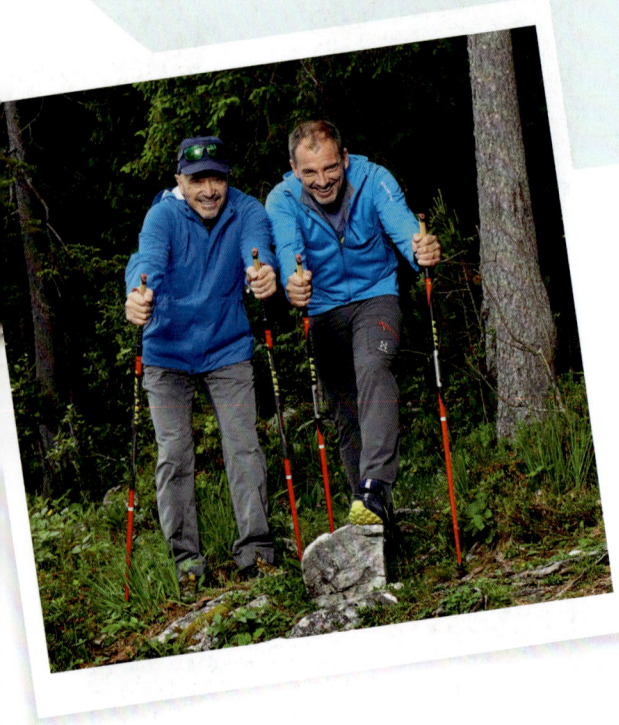

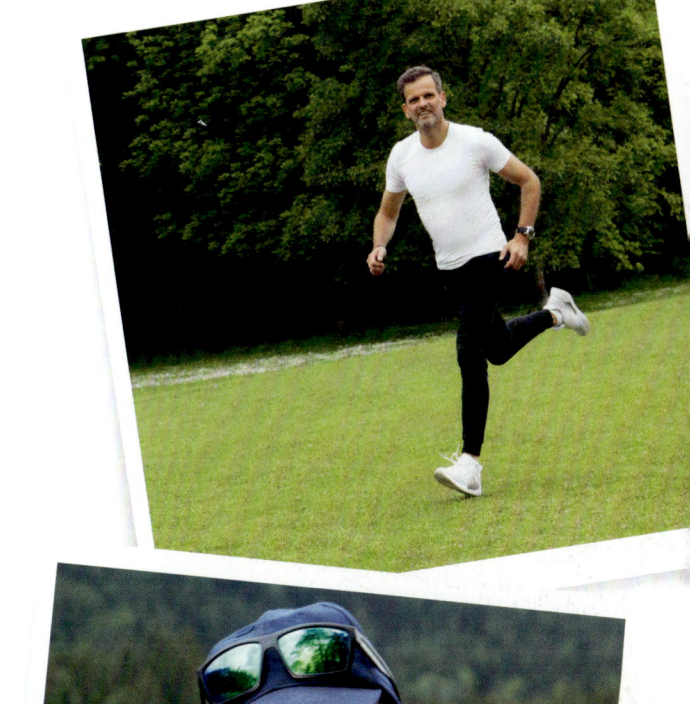

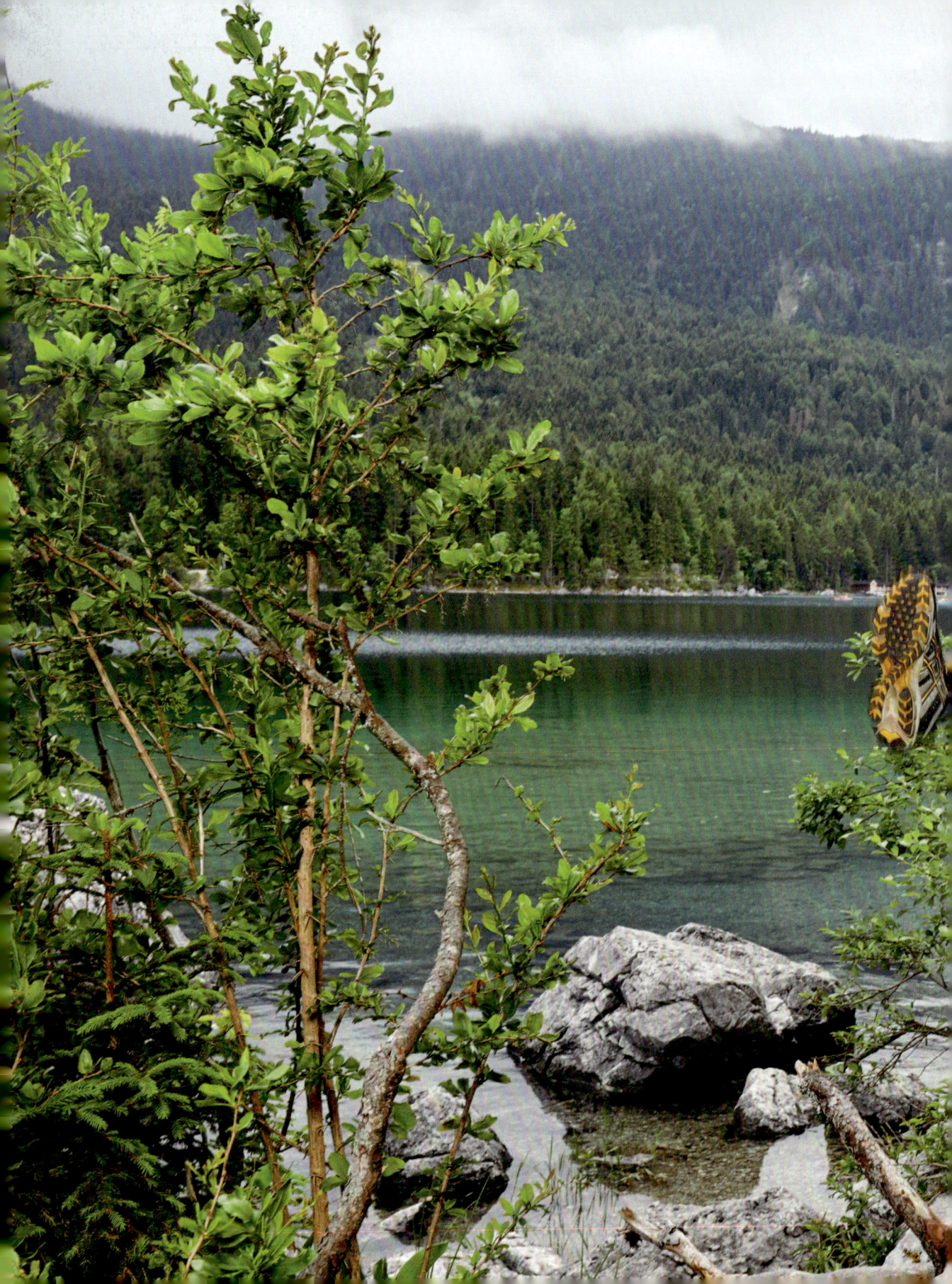

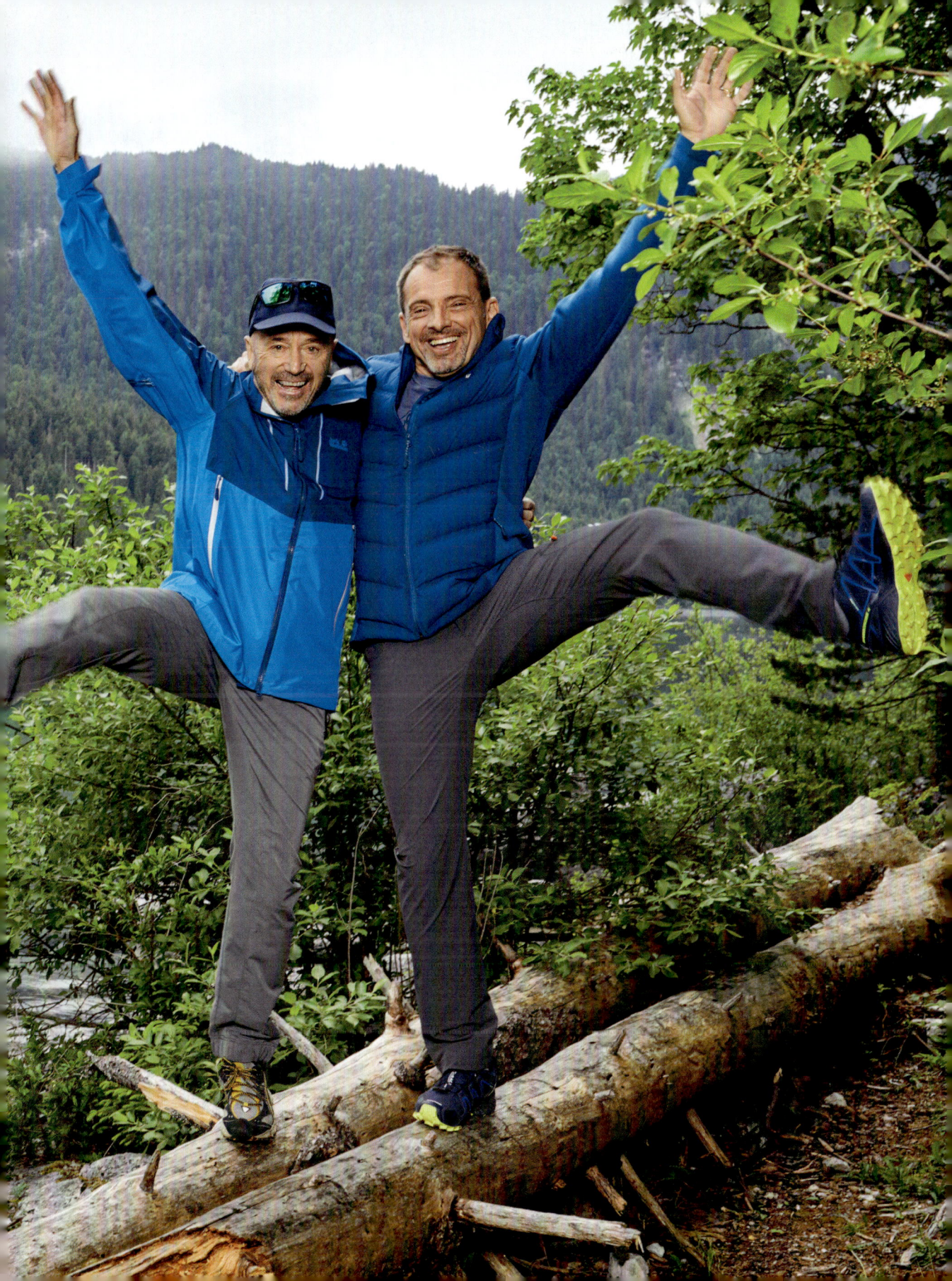

# DREI MÄNNER, EINE MISSION

**Vor dem Alter ist keiner gefeit, genauso wenig wie vor den Begleiterscheinungen – wie Arthrose. Doch jeder hat es selbst in der Hand, wie er damit umgeht. Unsere Autoren haben gleich ein ganzes Buch darüber geschrieben, wie man trotz Arthrose aktiv bleiben kann.**

**Wie kam es zu der Idee, ein Buch über Arthrose zu schreiben?**

**Christian Neureuther:** Wenn sie die Diagnose Arthrose bekommen, denken viele Leute ja, dass jetzt gar nichts mehr so sein wird wie vorher und dass sie zum Beispiel nicht mehr Ski fahren oder bergsteigen können. Das ist Schmarrn. Das Leben ist nicht vorbei. Man muss zwar vielleicht manches neu ordnen, aber man kann trotzdem viel Spaß haben. Viele schaffen so eine Umstellung jedoch nicht allein. Wenn dieses Buch dabei hilft, haben wir unser Ziel erreicht.

**Prof. Dr. Christian Fink:** Ich kann Christian Neureuther nur recht geben. Allerdings darf man auch nicht vergessen, dass der Arthrose-Schmerz den Alltag und den Gemütszustand vieler Patienten massiv beeinflusst. Studien haben aber auch gezeigt, dass Menschen, die körperlich und sozial aktiv sind, weniger Schmerzen haben. Das wissen noch viel zu wenige – und das wollen wir ändern.

**Frank Bömers:** Im Wesentlichen geht es uns drei Autoren um das richtige Mindset, also die richtige innere Haltung zur Arthrose. Denn die hat wesentlichen Einfluss darauf, ob die Betroffenen positiv damit umgehen können.

**Christian Neureuther:** Ich bin von klein auf immer positiven Einflüssen ausgesetzt gewesen, das hat mich stark geprägt. Und ich möchte auch selbst allen Menschen möglichst freundlich und positiv gegenübertreten. Wenn es meinem Umfeld daraufhin besser geht, geht es mir auch besser. Ich glaube an die Wirkung solcher Einflüsse und bin mir sicher, dass eine positive Einstellung die beste Heilmethode ist.

**Prof. Dr. Christian Fink:** Ja, auch das ist inzwischen wissenschaftlich erwiesen.

**Christian Neureuther:** Seit Jahrtausenden suchen Menschen nach Kraftorten oder „Gurus", die ihnen Kräfte übertragen, die sie selbst vielleicht nicht haben. Ich glaube nicht an Zaubertränke, aber ich glaube an die Aura positiver Menschen.

**Frank Bömers:** Aber immer positiv zu denken, fällt Menschen, die krank sind, oft schwer.

**Prof. Dr. Christian Fink:** Die große Gefahr ist ja, dass man wegen seiner Schmerzen weniger mit Freunden oder der Familie unternimmt. So isoliert man sich sozial, bewegt sich weniger und isst vielleicht etwas mehr. Dann baut die Muskulatur ab, man nimmt zu und die Arthrose-Schmerzen werden stärker. Wir wollen Wege aufzeigen, wie man diesen fatalen Kreislauf stoppen kann.

**Christian Neureuther:** Viele Leute wissen auch gar nicht, was heutzutage schon alles entwickelt worden ist. Wer weiß zum Beispiel, dass es einen speziellen Skiunterricht und Schwungformen für Menschen mit künstlichen Gelenken gibt? Beim Deutschen Skilehrerverband werden Sie fündig.

**Prof. Dr. Christian Fink:** Apropos Skifahren, die Geschichte eines Patienten hat mich ganz besonders bewegt: Ich habe einem Skirennläufer, den ich schon mit Anfang 20 wegen einer Meniskusverletzung behandelt habe (und dann noch oft wegen anderer Probleme), im letzten Jahr eine Knieprothese eingebaut. Nachdem wir alle konservativen Therapien ausgeschöpft hatten, war das die letzte Möglichkeit für ihn, schmerzfrei zu werden. Dabei ist er erst 39 Jahre alt! Dieser Fall hat mich motiviert, mich mit dem Thema Schmerz und Arthrose intensiv zu beschäftigen. Was kann man machen, um einen operativen Eingriff möglichst lange hinauszuschieben und trotzdem einen aktiven Lebensstil beizubehalten? Das ist einer der Inhalte, die wir in diesem Buch beleuchten möchten.

Sie wissen alle, wovon Sie reden: Jeder von Ihnen hat persönliche Erfahrungen, zudem haben Sie, Herr Prof. Dr. Fink, und Sie, Herr Bömers, auch beruflich damit zu tun.

**Prof. Dr. Christian Fink:** Ja, ich bin selbst sehr sportbegeistert und war eine Zeit lang ein recht passabler Triathlet und Skirennfahrer. Daher habe ich schon am Anfang meines Studiums viel Zeit am Sportmedizinischen Institut der Universitätsklinik Innsbruck verbracht und bin dort immer wieder mit verletzten Sportlern in Kontakt gekommen. Ich schrieb dann meine Dissertation über Knieverletzungen, dieses Thema hat mich nicht

mehr losgelassen. Seit über 25 Jahren ist das Kniegelenk mein Hauptinteressengebiet geblieben, sowohl wissenschaftlich als auch operativ. Waren es zuerst nur die akuten Sportverletzungen, so sind in den letzten Jahren die chronischen Probleme und die Arthrose-Behandlung dazu gekommen. Oder wie es ein Kollege von mir so schön ausdrückt: „Man altert eben mit seinen Patienten."

**Christian Neureuther:** Irgendwie beruhigend …

>>Eine positive Einstellung ist die beste Heilmethode, das ist mittlerweile sogar wissenschaftlich bewiesen.<<

**Prof. Dr. Christian Fink:** Und dann bin auch ich vom Arzt zum Patienten geworden. Bis vor drei Jahren hatte ich trotz sehr hoher sportlicher Belastung keinerlei Probleme mit meinen Gelenken. Doch plötzlich haben meine Knie zu schmerzen begonnen. Ich habe die Probleme anfangs zwar hartnäckig negiert, aber irgendwann ging das einfach nicht mehr. Erst war nur das Laufen schmerzhaft, dann sogar das Radfahren. Meniskusriss und Knorpelschaden war die Diagnose. Schließlich habe

>>Unser größter Ruhm liegt nicht darin, niemals zu fallen, sondern jedes Mal wieder aufzustehen, wenn wir gescheitert sind.<<

- Konfuzius -

ich mich zu einer Arthroskopie durchgerungen. Den Meniskusschaden konnte man gut beheben, der Knorpelschaden aber bleibt.

**Frank Bömers:** Ich habe über 20 Jahre für einen Hersteller von Orthesen gearbeitet und mich treibt die Frage um, wie wir unserem Körper möglichst ohne OP und Medikamente helfen können. Seit ich selbst Arthrose im Rücken habe, brennt mir das Thema noch mehr unter den Nägeln.

> **Der Titel des Buchs ist „Never give up": Wie lassen Sie selbst sich nicht unterkriegen?**

**Christian Neureuther:** Belohnung ist das Wichtigste. Man darf sein jetziges Leben nicht mit dem früheren vergleichen, sondern muss schauen, was immer noch möglich ist. Am besten ist es, auf Entdeckungsreise zu gehen und Neues auszuprobieren. Dann ist die Vergleichbarkeit nicht so groß. Der Spaß am Augenblick sollte im Vordergrund stehen und nicht die Gedanken an früher. Im Leben nutzt

> **»Wir brauchen nicht so fort zu leben, wie wir gestern gelebt haben. Macht euch nur von dieser Anschauung los und tausend Möglichkeiten laden uns zu neuem Leben ein.«**
>
> - Christian Morgenstern -

sich halt manches ab, das ist ganz normal. Es ist doch geil, wenn ich mit 70 noch einen Skihang runterfahren kann, auch wenn ich mehr rutsche als carve. Jedes Mal, wenn ich draußen bin, merke ich, wie gut mir die Natur tut und wie sich mein Gemütszustand verbessert.

**Frank Bömers:** Ich habe gemerkt, dass ich das Leben nach wie vor genieße und ohne beziehungsweise mit nur wenig Schmerzen glücklich und ausgeglichen daran teilnehmen kann. Dafür muss ich aber meine Rückenmuskulatur trainieren, für Abwechslung zwischen Sitzen und Stehen sorgen und ab und zu in die Sauna gehen, um meine Muskeln zu entspannen. Inzwischen habe ich genügend Routine darin, ein Gleichgewicht für meinen Rücken zu finden.

> **»Was kann man machen, um einen operativen Eingriff möglichst lange hinauszuschieben und trotzdem einen aktiven Lebensstil beizubehalten? Das ist einer der Inhalte, die wir in diesem Buch beleuchten möchten.«**

**Prof. Dr. Christian Fink:** Leider braucht es zu oft den Schmerz, um wach gerüttelt zu werden, endlich wieder einmal aufs Rad zu steigen oder ins Fitnessstudio zu gehen. Aber allein das Wissen und die Erfahrung, dass eigentlich gar nicht so viel nötig ist, damit meine Knie- und Rückenschmerzen besser werden, treiben mich dann doch wieder an. Am allermeisten motiviert es mich aber, wenn ich konkrete Ziele habe: Ziele, von denen ich weiß, dass ich sie ohne Training einfach nicht schaffen werde. Und waren das vor 20 Jahren noch irgendein Achttausender oder eine Grönlanddurchquerung, so ist es heute eine Treckingtour mit meiner Frau in Nepal.

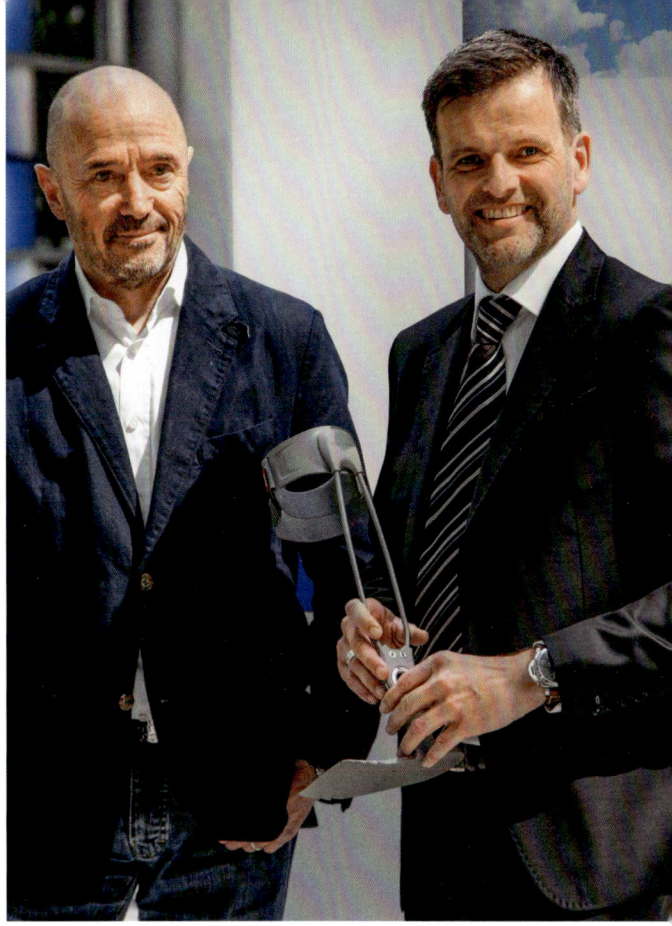

Christian Neureuther und Frank Bömers im Dialog über innovative Lösungen für Arthrose-Patienten.

**Das heißt, es sind zum einen die innere Einstellung und zum anderen die regelmäßige Bewegung, die dabei helfen, besser mit der Arthrose zurechtzukommen?**

**Prof. Dr. Christian Fink:** Ja. Es ist uns bewusst, dass Beruf und Familie Zeit fordern, aber es hilft einfach nichts: Auch nach einem langen Arbeitstag muss ich zumindest noch aufs Rad oder auf den Berg hinterm Haus. Wenn ich nicht konsequent dranbleibe, wird das nichts. Und ich habe einfach keine Lust, keuchend und mit Knieschmerzen hinter meiner Frau herzulaufen. Das motiviert mich zumindest mal bis zur Nepalreise.

**Christian Neureuther:** Ich will Menschen sagen: Ihr habt Arthrose, das ist bitter und tut weh und ist mit Einschränkungen verbunden. Daneben gibt es aber trotzdem viel Neues und Schönes zu entdecken. Bitte bleibt auf der Suche und gebt nicht auf. Bleibt nicht daheim sitzen, das wäre das Schlechteste. Testet, was möglich ist, macht das Beste daraus!

**»Trauern Sie nicht dem nach, was nicht mehr geht, sondern besinnen Sie sich auf das, was Sie noch ohne Schmerzen machen können. Im Vordergrund sollte immer der Spaß am Augenblick stehen, nicht die Gedanken an früher.«**

**Frank Bömers:** Der Reiz des Buchs ist es, dass drei Autoren mit einem völlig unterschiedlichen Hintergrund – als Mediziner, als ehemaliger Profisportler und als Manager und „Weekend Warrior", also Wochenendsportler – von ihren Erfahrun-

gen berichten und diese mit anderen Betroffenen teilen. Wir wollen unseren Lesern viele nützliche Tipps für ihr Alltagsleben geben – wie man sich motiviert, wie man in Schwung kommt, wie man mit Schmerzen umgeht.

**Prof. Dr. Christian Fink:** Und wir wissen, wovon wir reden: Auch ich musste meine sportlichen Aktivitäten ziemlich umstellen. Ich fahre Rad statt zu laufen (auch mal E-Bike), gehe viel bergauf und wenig oder langsam bergab. Damit habe ich meine Beschwerden sehr gut im Griff. Der Zahn der Zeit nagt eben leider auch am Behandler. Das ist zugegebenermaßen anfangs schwer einzusehen, dann aber besinnt man sich auf das, was man ohne Schmerzen machen kann, und trauert nicht mehr dem nach, was jetzt nicht mehr geht.

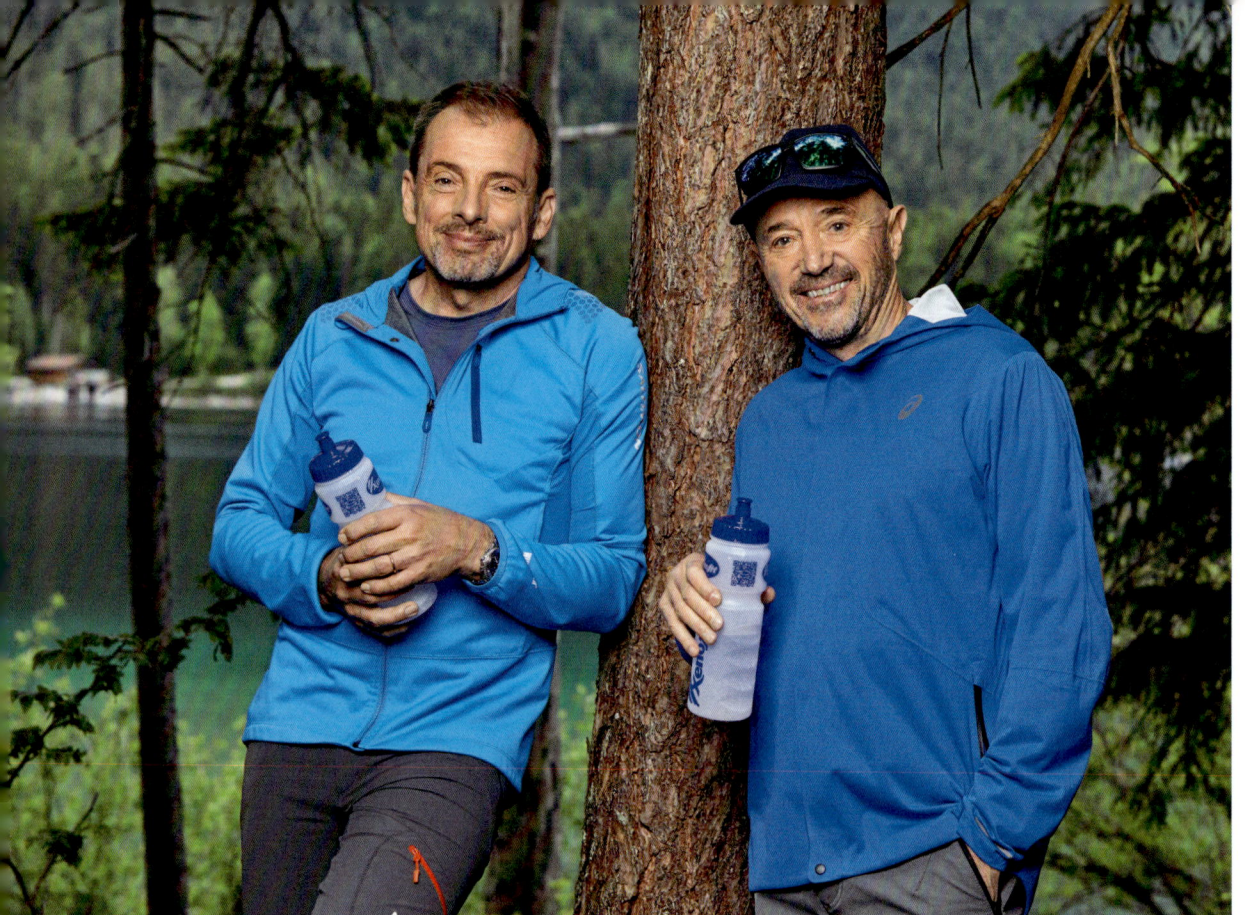

Sport und eine positive Einstellung: für Prof. Dr. Christian Fink und Christian Neureuther das A und O.

**Was würden Sie sich im Hinblick auf Arthrose wünschen?**

**Frank Bömers:** Einen offenen und differenzierten Umgang mit dem Thema. Wenn man mit Betroffenen spricht, dann ist man schnell dabei, sich über die besten Schmerzmittel in Form von Salben und Tabletten auszutauschen oder ergreifende Geschichten von Bekannten zu erzählen, die gerade ein künstliches Kniegelenk oder eine neue Hüfte bekommen haben.

**Christian Neureuther:** In meinem Freundeskreis haben mittlerweile fast alle ein Zipperlein – aber mich stört es, wenn man nur noch darüber redet. Ich sage dann immer: Jetzt lasst uns was unter-nehmen, damit wir diesen ganzen Schmarrn ver-gessen. Machen wir eine Schifferlfahrt oder fahren wir mit der Gondel auf den Berg und gehen dort droben schön Kaffee trinken. Es ist nicht nur eine Sache der körperlichen Fähigkeiten, sondern auch der mentalen Einstellung.

**Prof. Dr. Christian Fink:** Als Mediziner würde ich mir wünschen, Arthrose einfach heilen zu können. Oder noch besser: dass wir Arthrose gar nicht erst bekommen. Als etwa 1992 die ersten Erfahrun-gen mit der Knorpelzellzüchtung veröffentlicht wurden, dachte man, man hätte den Stein der Weisen fast in der Hand. Als ich 1994 in den USA den ersten Operationskurs mit dieser Technik ge-macht habe, herrschte die Meinung, es würde nur noch fünf bis zehn Jahre dauern, bis das Problem des Knorpelschadens und damit der Heilung der

Anfangsstadien der Arthrose endgültig gelöst wäre. Heute, nahezu 25 Jahre später, sind wir von dieser Hoffnung leider noch immer weit entfernt. Auch wenn derzeit Stammzellen und Wachstumsfaktoren ähnliche Hoffnungsträger sind wie damals die Knorpelzellzüchtungen, wird es noch dauern, bis wir das Arthrose-Problem vollständig in den Griff bekommen. Bis dahin würde ich mir wünschen, dass die Industrie keine falschen Hoffnungen weckt und dass Patienten nicht sinnlos Geld ausgeben für Therapien, die keinerlei wissenschaftliche Basis haben.

## Was geben Sie Ihren Lesern mit auf den Weg?

**Christian Neureuther:** Als Leistungssportler bin ich es gewohnt, dass man sich nach einer Niederlage immer wieder aufrappelt. Aber ich glaube, viele Menschen haben das nicht gelernt. Und deshalb brauchen sie jemanden, der sie an die Hand nimmt. Der ihnen Tipps gibt, was sie konkret ändern können, und ihnen kleine Tricks verrät, wie sie trotz Arthrose noch ihren Lieblingssport ausüben können. Mir ist klar, dass ich nicht erwarten kann, dass sich jemand grundlegend ändert, aber ich kann sagen: Probiert es. Es lohnt sich wirklich!

**Prof. Dr. Christian Fink:** Ja, es hilft nichts: Wir müssen lernen, mit Einschränkungen zu leben und das Beste daraus zu machen. Rad fahren statt Marathon laufen, wandern statt Fußball spielen und einfach aktiv bleiben, statt faul herumzusitzen und dick zu werden. Das hilft Ihrem arthrosekranken Knie mehr als so manches teure „Wundermittel". Das zu akzeptieren und es vor allem auch meinen Patienten näherzubringen, ist und bleibt mein Ziel – zumindest bis wir die Arthrose irgendwann endlich heilen können.

> **»Nicht alle Menschen haben gelernt, sich nach einer Niederlage wieder aufzurappeln. Und deshalb brauchen sie jemanden, der sie an die Hand nimmt. Der ihnen Tipps gibt, was sie konkret ändern können, und ihnen kleine Tricks verrät, wie sie trotz Arthrose noch ihren Lieblingssport ausüben können.«**

**Frank Bömers:** Wir müssen der Tatsache ins Auge schauen und uns ehrlich darüber Gedanken machen, wie wir bestimmte Routinen und Gewohnheiten in unserem Alltag ändern können, damit unsere Lebensqualität auch mit Arthrose erhalten bleibt. Und wie wir gleichzeitig etwas für unsere Gesundheit tun können – immer mit dem Ziel, möglichst lange schmerzfrei und mobil zu bleiben. Statt zu jammern und Geschichten zu erzählen, sollten wir uns gegenseitig motivieren und endlich unsere Einstellung zu Ess- und Sitzgewohnheiten, zu Alltagssport oder zur Muskelkräftigung ändern. Es ist nie zu spät, damit anzufangen.

**Christian Neureuther:** Ganz genau. Und dieses Buch trägt hoffentlich einen großen Teil dazu bei. Wir glauben an Sie und drücken Ihnen die Daumen. Never give up!

> **»Wir sind nicht nur verantwortlich für das, was wir tun, sondern auch für das, was wir nicht tun.«**
>
> – Voltaire –

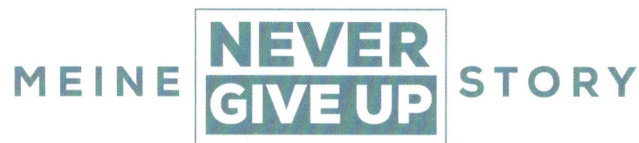

# »Für einmalige Erlebnisse nehme ich auch Schmerzen in Kauf«

**Hinfallen, aufstehen, weitermachen: Wie Skilegende Christian Neureuther mit seinem Lebensmotto „Never give up" der Arthrose immer wieder ein Schnippchen schlägt und es schafft, das Leben und den Sport weiterhin in vollen Zügen zu genießen.**

„Von klein auf bin ich damit aufgewachsen, dass man wieder aufsteht, wenn man hinfällt. Tat ich mir weh, klebte mir mein Vater ein Pflaster aufs Knie und sagte: ‚Das ist gleich wieder vorbei.' Mein Vater war Arzt und bei allen Patienten äußerst beliebt, denn er nahm sich Zeit für sie und heilte mehr über die Seele als mit Medikamenten. Das hat sich mir eingeprägt: Früher, als unsere Kinder noch klein waren und beim Skifahren stürzten, gab es kaum Tränen, denn Rosi und ich bauten

sie gleich wieder auf und betonten, was das doch für ein toller Sturz war. Bei den Enkeln machen wir es heute genauso. Was ich damit sagen will: Egal, was passiert, versuche immer, dir einen positiven Blick zu bewahren und diesen auch auf andere Menschen zu übertragen. Ich bin überzeugt davon (und das zeigen mir die Feedbacks aus dem Leistungssport ganz extrem), dass sich eine positive Einstellung auf die Heilung von Krankheiten auswirkt. Dazu braucht es aber auch Menschen, die einem das vermitteln können, denn nicht jedem ist eine positive Grundeinstellung gegeben.

## Aufgeben ist keine Option

Als ich mit 14 Jahren vom Fußballspielen eine Knieverletzung hatte, sagte mir der Garmischer Chefarzt Fritz Lechner: ‚Vier Wochen Gips, Christian, dann kriegen wir das schon wieder hin. Wir operieren nicht.' Das war 1963. Solche Sätze sind es, die ein Patient hören will und soll! Ich erinnere mich an Felix, als er 17 war, da sagte der hiesige Radiologe nach einer Röntgenaufnahme zu ihm: ‚Mit diesem Knie kannst du den Leistungssport vergessen.' Felix kam völlig verzweifelt nach Hause und sagte: ‚Papa, mein Knie ist kaputt, der Arzt

> **»Was auch passiert: Man darf sich nie mit einer schlechten Prognose zufriedengeben, sondern muss Auswege suchen. Und man braucht ein Umfeld, das positiv auf einen wirkt. Aufgeben ist definitiv keine Lösung.«**

sagt, dass das mit dem Skirennsport aussichts-
los sei und ich sicher operiert werden müsse.' Mit
17 schon einen irreparablen Knorpelschaden und
eine OP? Never ever! Das wollte ich nicht glauben
und nicht akzeptieren.

Wir haben uns dann eine zweite Meinung geholt
bei einem Spezialisten, bei dem schon andere
Rennläufer erfolgreich behandelt worden waren.
Dieser Arzt sah sich das Knie und die MRT-Bilder
an und meinte: ,Das ist nicht so schlimm, das bekommen wir auch ohne OP hin. Deine Skifahrer-
karriere musst du deshalb bestimmt nicht aufgeben.' Die Augen von Felix leuchteten und das
Vaterherz machte einen Freudensprung. Felix bekam eine Spritze ins Knie. Nur wenige Tage später konnte er schon wieder mit leichtem Training
beginnen. Ans Aufhören musste er nicht mehr
denken. Im Gegenteil: Seine Motivation war noch
größer geworden. Wir sind über die Jahre noch öfter zur Behandlung dorthin gefahren. Diese Fahr-
ten mit dem Buben sind unvergesslich und haben
uns stark zusammengeschweißt. Auf Felix kamen
noch viele verletzungsbedingte Herausforderungen zu, aber eines hat auch er gelernt: dass man
sich nie mit schlechten Prognosen zufriedenge-
ben darf, sondern Auswege suchen muss und ein
Umfeld braucht, das positiv auf einen wirkt. In so
einem Umfeld ist Aufgeben keine Lösung.

## Es ist nicht immer nur der Meniskus schuld, wenn das Knie schmerzt

Ich selbst kenne das auch: Ich war 55 Jahre alt, als
ich mir den Meniskus einklemmte. Die Arthroskopie hatte gerade völlig neue Möglichkeiten einer
schonenden OP eröffnet und ich war sehr zuver-
sichtlich, in kürzester Zeit wieder schmerzfrei zu
sein. Als ich aus der OP aufwachte, sagte der Arzt
zu mir: ,Leider war nicht nur dein Meniskus kaputt,
sondern dein Gelenkknorpel ist auch schon ziemlich aufgebraucht. Die Meniskusteile haben wir

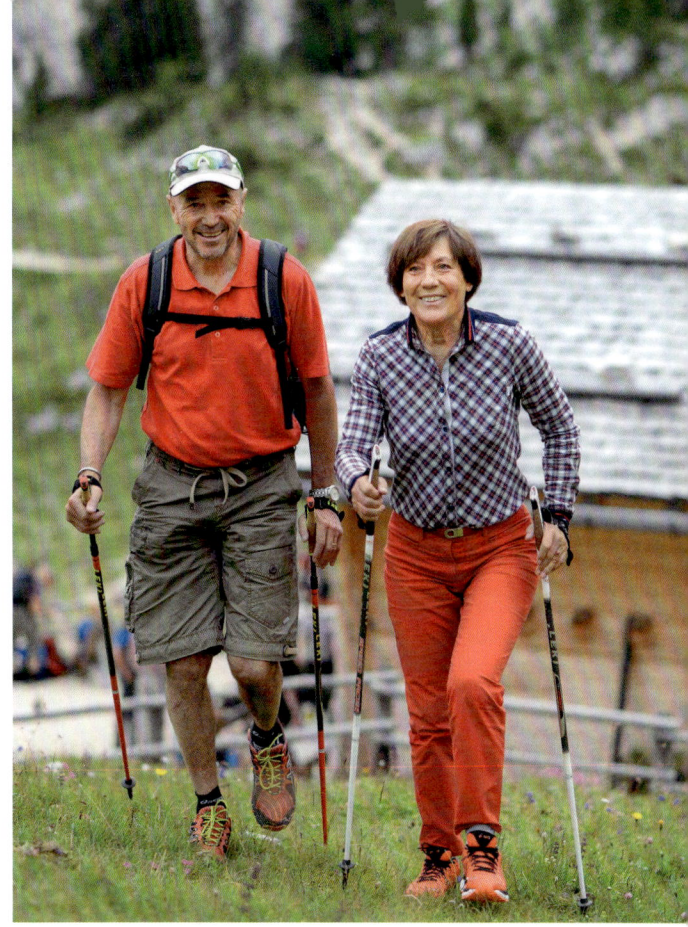

entfernt, beim Knorpel konnten wir aber nicht viel
machen. Da hat die arthroskopische Operations-
methode ihre Grenzen und für ein neues Knie ist's
noch zu früh.' Das war ein Schock für mich! Der
Heilungsprozess verlief entsprechend viel langsamer als erhofft. Noch Wochen danach konnte
ich mit dem Skischuh nicht einmal mehr in die
Skier steigen, ohne mit dem anderen Bein nach-
zuhelfen. Ich machte mir echte Sorgen: ,Au weh',
dachte ich, ,jetzt kannst du das Skifahren vergessen und als Skiexperte bei der ARD brauchen sie
dich auch nicht mehr. Ohne Kamerafahrten und
Einsätze am Rennhang bist du untauglich für so
einen Job.' Doch so leicht gibt man seine ,große
Liebe' nicht auf. ,Jetzt erst recht, das pack ich wieder', dachte ich mir. ,Dem Knie zeig ich's.' Und eines hab ich mir geschworen: Ein neues Knie gibt's
bei mir noch lange nicht! Bevor ich mich operieren
lasse, probiere ich wirklich alle Alternativen aus.

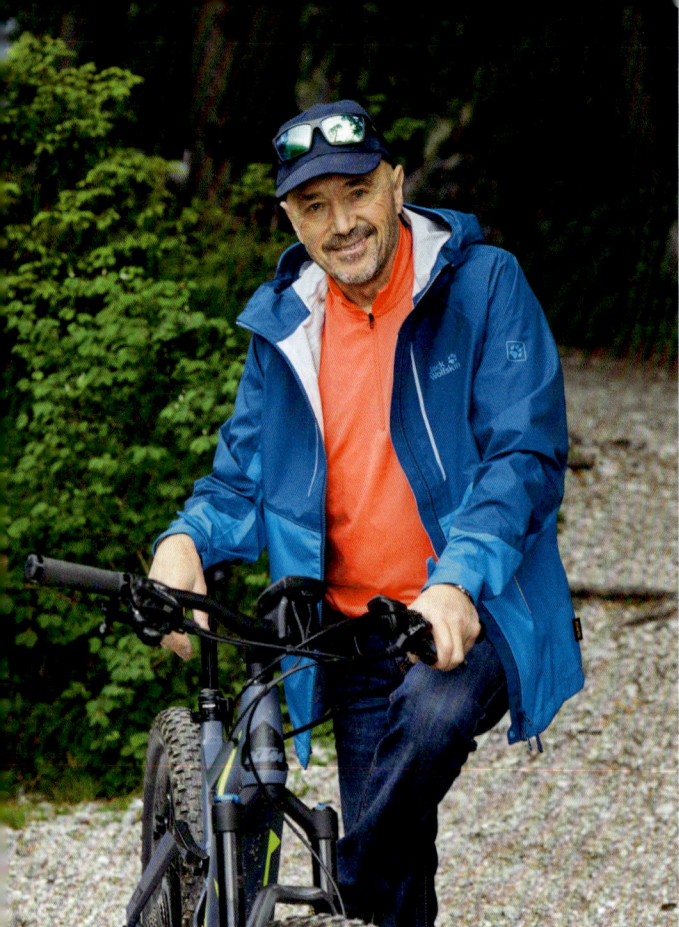

können. Wenn ich die Schneetage eines Winters zusammenrechne, bin ich inzwischen mehr auf den Langlaufskiern als auf den Alpinskiern unterwegs. Ich kann das selbst kaum glauben und hätte früher nie gedacht, welchen Genuss es bereitet, frühmorgens oder abends bei Dämmerung entspannt durch verschneite Traumlandschaften zu gleiten. Zu zweit mit Rosi oder ab und zu auch mit ein paar Gleichgesinnten auf der Loipe – das sind Momente, die mir der alpine Sport bis dahin eigentlich nur bei Skitouren oder Tiefschneeabfahrten geben konnte. Heute weiß ich: Am Berg ist es viel schwieriger, diese Ruhe zu finden. Ich habe übrigens damals auch das erste Mal das Schneeschuhwandern ausprobiert – und war sofort total fasziniert. Inzwischen laufen wir bei der BR-Schneeschuhnacht mit Tausenden Menschen durch die Wälder und freuen uns, dass so viele an dieser Sportart Gefallen gefunden haben.

## Ein Lob auf die Stöcke

Ich möchte fast sagen, dass nach dem einschneidenden OP-Erlebnis mein Sportlerleben noch abwechslungsreicher geworden ist. Schließlich haben Rosi und ich dadurch Sportarten entdeckt, die wir sonst vermutlich nie so intensiv betrieben hätten. Okay, ich spiele kein Tennis mehr, dafür haben wir aber mit Nordic Walking eine Sportart in Deutschland groß gemacht, die als die Arthrose-Sportart überhaupt gilt. Stöcke sind bei uns inzwischen fast täglich im Gebrauch: im Winter beim Skifahren, Langlaufen oder Schneeschuhwandern, im Sommer beim Nordic Walking. Nichts entlastet Knie und Hüfte so genial wie diese Stöcke. Die Muskulatur rund ums Knie wird gestärkt und die Ringe rund um die Hüfte bleiben schwach. Eine geniale Ganzkörpersportart gerade für Arthrose-Patienten. Ich nutze die Nordic-Walking-Stöcke auch gern am Berg. Sie ‚schieben' mich regelrecht den Berg hinauf und verteilen die Kraft vom Oberschenkel auf den ganzen Körper. Ohne die Stöcke würde ich

Und tatsächlich habe ich dann so ziemlich alles versucht, was es gibt: Ich habe Glucosamin eingenommen, Schmerztabletten eingeworfen, spezielle Krafttrainings gemacht, gedämpfte Schuhe getragen ... Sogar Unmengen von Gummibärchen und Gelatine habe ich gegessen, weil es ja heißt, dass die für den Knorpel gut sind. Das war damals übrigens genau zu den Zeiten des Rinderwahnsinns. Schon möglich also, dass ich ein bisschen was vom Wahnsinn abbekommen hab.

Ich habe schließlich Ski und Schuh an mein Knie angepasst und meine Skitechnik so verändert, dass sie nicht mehr so auf die Gelenke geht. Seitdem fahre ich viel aufrechter und mit viel stärkerer Vorlage, suche die weiten Schwünge quer über den ganzen Hang und finde es sogar als Zickzackfahrer geil, fast wie ein Abfahrer ohne die ganz großen Richtungsänderungen Tempo machen zu einen Berg auch gar nicht mehr herunterkommen. Nichts entlastet ein Knie besser als diese Stöcke mit der speziellen Nordic-Walking-Schlaufe (siehe Seite 134). Ich muss also den Bergen nicht Ade sagen. Und auch wenn das Knie natürlich weiterhin dem Verschleiß unterworfen ist: Den Berg rauf bringen mich die Stöcke immer und bergab gibt es wunderbare Gondeln oder Sessellifte, in denen ich beim Herunterschweben die Seele baumeln lassen kann. Ich spüre dann weder Knie noch Hüfte, sondern blicke ins Tal und freue mich über diese gelenkschonende Möglichkeit – und über die großartige Aussicht.

## Kleine Schritte, große Wirkung

Sport und Bewegung sind elementare Bausteine für ein langes, gesundes und glückliches Leben. Gerade und erst recht für Arthrose-Patienten. Man muss nur seine Einstellung ändern. Natürlich würde ich gerne noch so verrückte Sachen machen wie früher und auf Skiern 30 Meter von einem Felsen springen. Aber jetzt sehe ich den Felsen, fahre leicht angestemmt darum herum und freue mich einfach darüber, dass ich da mal runtergesprungen bin. Und natürlich muss ich das dann gleich der Rosi sagen und zeigen, damit sie weiß, was ich mal für ein toller Hecht war. Daher noch mal: Man muss sich unter Umständen eben neue Sportarten oder Bewegungsformen suchen. Denn wenn man sich nicht mehr bewegt, wird man dicker und schwerer und bringt dadurch noch mehr Gewicht auf die geschädigten Gelenke. Man gerät schnell in einen Teufelskreis und driftet in eine Spirale der Bewegungslosigkeit, die äußerst deprimierend und Leben verneinend ist. Es gibt so viele wunderbare Bewegungsformen, man muss nur wollen und bereit sein, Neues auszuprobieren. Auch kleine Häppchen machen Spaß und haben eine große Wirkung. Ein gewisser Verschleiß gehört nun mal zum Leben dazu, da darf man nicht deprimiert sein. Aber ein gemütlicher Waldspaziergang auf weichem Moosuntergrund bei Regen macht einen mitunter glücklicher als ein Sonnenbad auf der Terrasse. Und der Knorpel freut sich mit. Depression wäre dann angesagt, wenn man sich gehen lässt. Ich freu mich, dass ich mit 70 noch einen Skihang runterkomme, über das Wie denke ich nicht nach. Es ist einfach in geiles Gefühl. Never give up!

## Offenbleiben für Neues

Natürlich bin auch ich manchmal verzweifelt: Doch in solchen Momenten hilft die Erinnerung an das, was ich alles schon gemacht habe oder welchen Blödsinn ich schon angestellt habe. Das hilft ungemein, um wieder neuen Blödsinn zu versuchen. Mein Tipp: Bleiben Sie neugierig und riskieren Sie ruhig auch mal was. Es tun sich immer neue Türen auf. Außerdem wird rund um die Arthrose extrem viel geforscht und entwickelt.

Sicher prägt mich bei meiner Neugier zum Teil meine Erziehung, am meisten aber sind es die Erfahrungen aus dem Leistungssport – jetzt schon über zwei Generationen. Denn wie lautet noch mal das Hauptmotto im Sport? Hinfallen, aufstehen,

»Sport und Bewegung sind elementare Bausteine für ein langes, gesundes und glückliches Leben. Das gilt erst recht für Arthrose-Patienten. Man muss nur seine Einstellung ändern und Neues ausprobieren.«

weitermachen! Das wäre eigentlich auch ein gutes Motto für jeden Arthrose-Patienten. Ich weiß natürlich, dass nicht jeder so einen inneren Antrieb hat wie ich. Und manchmal tu auch ich mir nicht weniger leicht. Es ist ja auch extrem anstrengend, neugierig zu sein. Wie gut, dass ich eine Familie habe, in der keiner den Papa und Opa ‚auf der Couch liegen lässt‘.

Wer keine solchen großartigen ‚Pusher‘ zu Hause hat, muss sich selbst umschauen. Es gibt so viele wunderbare Organisationen: Sportvereine, Selbsthilfegruppen, Seniorengruppen Privatgruppen und, und, und. Man muss eigentlich nur einen Stein ins Wasser werfen, dann zieht er Kreise. Wer keinen Stein wirft, kann sich kein Netzwerk aufbauen. Allein den Stein zu werfen, ist schon positive Energie. Und das ist gerade bei Arthrose entscheidend. Hören Sie sich um: Wo gibt es die besten Alternativen? Wo neue Behandlungsmethoden? Neue Hilfsmittel? Suchen Sie sich jemanden, der Sie an die Hand nimmt und weiterbringt. Ziehen Sie sich nicht in die Arthrose-Ecke zurück, sondern gehen Sie aktiv nach vorn – und draußen.

## Machen Sie sich schlau!

Am wichtigsten ist meiner Meinung nach die ‚second opinion‘ oder noch besser die ‚third opinion‘. Holen Sie sich also eine zweite oder dritte Meinung ein. Jedes Gespräch und jede Information machen Sie klüger. Das ist besonders wichtig, wenn es um die Frage einer Operation geht. Gerade eine Knie-OP würde ich mir genau überlegen. Aus der Erfahrung des Leistungssportlers weiß ich, was Physiotherapeuten alles erreichen können. Da geht es bei Weitem nicht nur um ‚Handarbeit‘, sondern auch um das Erstellen von Trainingsplänen oder den Einsatz alternativer Methoden. Wir haben in diesem Umfeld grandiose Therapeuten kennengelernt; ohne sie hätte Felix seinen Leistungssport nie so lange betreiben können. Den Olli, den Mascht,

den Flori – was für großartige Menschen, die nur eines im Sinn haben: dem Menschen zu helfen. Sie sind neugierig, bilden sich ständig weiter und geben einem ein wunderbares Vertrauen. Meist haben die Therapeuten noch Zusatzausbildungen, sind Heilpraktiker – auch Seelentherapeuten. Und das strahlen sie auch aus. Sie behandeln nicht nur Spitzensportler, sondern jedermann. Aus Überzeugung und aus Ethos für ihren Beruf. Solche Therapeuten gibt es übrigens nicht nur in Bayern, sondern überall. Man findet sie, indem man in den Medien verfolgt, welcher Sportler sich verletzt und zu welchen Therapeuten er geht. Bei den bekannten Sportlern genügen ein paar Klicks im Internet, um das herauszufinden. Suchen Sie den Kontakt zu dem Verein, zu dem Sportler oder seinem Umfeld. Haben Sie keine Scheu. Ich habe die positive Erfahrung gemacht, dass fast alle Menschen einem gerne weiterhelfen.

## Es geht um Ihre Gesundheit

Ebenso verhält es sich mit den Ärzten. Wir können uns wirklich glücklich schätzen, welch grandiose Ärzte und Operateure es gibt. Solche Spezialisten braucht man natürlich unbedingt an seiner Seite. Ich wäre nur vorsichtig, wenn man mir gleich beim ersten Besuch eine OP mit einem künstlichen Knie- oder Hüftgelenk empfehlen würde. In so einem Fall macht es Sinn, sich noch die Meinung eines anderen Arztes anzuhören und sich dann über wirklich mögliche Alternativen – Physiotherapie, Training, Spritzen – zu informieren. Außerdem sollten Sie wegen eines Knieproblems zum Kniespezialisten gehen, wegen des Knöchels zum Knöchelspezialisten, wegen der Hüfte zum Hüftspezialisten und wegen der Schulter zum Schulterspezialisten. Kein Chirurg kann heute auf allen Gebieten auf dem neuesten Stand des Wissens sein. Mein Fazit: Trauen Sie sich! Werfen Sie alle Hemmungen über Bord! Es geht um Ihr Glück und Ihre Gesundheit: Und die ist das Wichtigste.

## Ein Hoch aufs Leben

Zurück zur Praxis: Immer wenn ich beim Physiotherapeuten war, fühle ich mich danach fast wie neugeboren. Mein Knie ist wirklich nicht lustig, aber was man physiotherapeutisch da noch rausholen kann, ist erstaunlich. Ich habe einfach die Motivation, dass ich ohne künstliches Kniegelenk durchs Leben kommen möchte. Mit dem Sportmediziner Professor Wolfgang Pförringer habe ich diesbezüglich sogar eine Wette laufen. Ich bin mir zwar nicht sicher, ob ich gewinne, aber ich mache es ihm zumindest nicht leicht. Deshalb baue ich, wo es geht, Bewegung in meinen Alltag ein. Ich freue mich über jede Treppe – und wenn ich etwas im ersten Stock vergessen habe und nochmal raufmuss, freue ich mich umso mehr. Sogar in einem Hochhaus nehme ich den Lift nur zum Runterfahren. Ich habe mich außerdem über Orthesen schlaugemacht und trage sie mit Überzeugung, auch weil sie unter der Hose sitzen und sie keiner sieht. Beim Skifahren trage ich eine spezielle Knieschiene, damit ich am nächsten Tag weniger Schmerzen habe, wenn ich den vierjährigen Enkel zwischen die Knie nehme und ihn mit seinen immerhin schon 15 Kilo auch mal hochhebe, weil der Hang für den Kleinen noch zu steil ist. Ganz ehrlich: Meist spüre ich das dann trotzdem zwei Tage lang im Knie. Aber der Enkel ist stolz auf seinen Opa und fragt, wann wir wieder zusammen Ski fahren gehen. Nur bei einer typischen Enkel-Übung muss ich leider passen: dem Purzelbaum. Das Abrollen geht ja noch, aber das Aufstehen über die gebeugten Knie: no chance! Doch dafür gibt's ja Rosi, die schafft den Purzelbaum problemlos. Was für eine coole Oma!

## Bewusst die „Peaks" genießen

Solche Momente sind natürlich die schönste Belohnung für uns. Und Belohnungen sind im Leben enorm wichtig. Das kann ein Danke sein, ein Lob

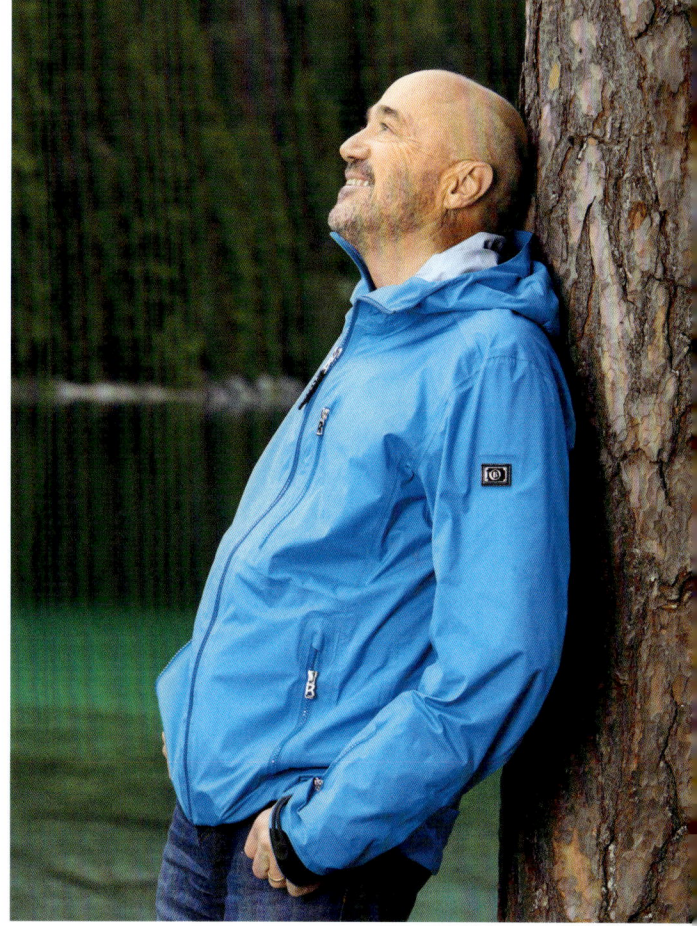

oder ein Lächeln. Es kann aber auch ein ganz spezieller Sonnenuntergang sein, so wie der im vergangenen Winter oben am Wank. Rosi und ich sind mit der Nachmittagsgondel raufgefahren und noch 15 Minuten zum Rosswank und zum Gipfelkreuz gelaufen. Es war ein unglaubliches Erlebnis, wie der rote Feuerball langsam hinter dem Kramer untergegangen ist. Wir haben deswegen die letzte Gondel verpasst und mussten zu Fuß, aber Gott sein Dank mit unseren Stöcken, zur Mittelstation absteigen, wo uns Felix dann mit dem Auto abgeholt hat. Eine Woche war danach an Sport nicht mehr zu denken, aber ich würde es wieder tun. Denn wie heißt es so schön: Wer Gott erleben will, der muss auf die Gipfel steigen, denn er kommt nicht zu den Menschen ins Tal. Was ich damit sagen will: Geben Sie sich nicht mit der Normalität zufrieden. Suchen Sie Auswege aus dem Alltag und ‚Peaks' fürs Leben."

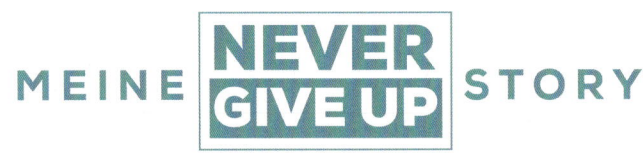

# »Geht nicht, gibt's bei mir einfach nicht«

**Die Betriebswirtin und Heilpraktikerin Heike Gessat aus Northeim bei Göttingen hatte in beiden Knien starke Arthrose. Im August und im November 2016 ließ sie sich operieren und in beide Kniegelenke je eine Schlittenprothese einbauen. Seither ist wieder alles möglich.**

„Meine 20-jährige Tochter sagte eines Tages zu mir: ,Mama, du bist aber klein geworden.' Da konnte ich wegen meiner Arthrose schon nicht mehr gerade gehen. Ich hatte in den Knien keinen Knorpel mehr, lief sozusagen auf der Felge, und bin dadurch in eine O-Bein-Haltung gerutscht. Ich bin richtig geeiert. Wenn ich zum Einkaufen in die Stadt fuhr und vom Parkplatz bis zum Laden 300 Meter laufen musste, dachte ich, das schaffe ich nicht. Mir war klar, dass beide Knie ziemlich kaputt waren – und das mit knapp 50 Jahren. Vermutlich infolge der drei Meniskusoperationen, die ich bisher hatte; die erste schon mit 31 Jahren. Schleichend begannen dann die Arthrose-Schmerzen. Anfangs konnte ich diese noch gut mit einer Orthese lindern. Leichter Sport oder auch tägliche Wege ließen sich damit ganz gut meistern und eine OP gut zwei Jahre nach hinten rausschieben. Doch aufgrund meiner Vorgeschichte war dies leider nur eine Übergangslösung.

## Sich nicht bewegen ist keine Lösung

Mit der Zeit hatte ich mir verschiedene Vermeidungsstrategien angewöhnt, was ich aber erst im Nachhinein bemerkt habe: Ich habe zum Beispiel dreimal überlegt, ob ich in die obere Etage gehe und Staub sauge. Ich habe mich immer weniger bewegt, dann kam das Frustessen dazu, am liebsten Schokolade. Irgendwann zeigte die Waage 80 Kilo an. Dabei bin ich doch ein absoluter Bewegungsmensch! Ich saß immer häufiger vor dem Fernseher und strickte, anstatt rauszugehen. Aber das macht man eigentlich mit 70, nicht mit 50. Irgendwann ging gar nichts mehr: Ich konnte nicht mehr spazieren gehen, nicht mehr wandern und nicht mehr Ski fahren. Irgendwann konnte ich nicht einmal mehr Rad fahren. Da war klar: So kann es nicht weitergehen.

## Selbst Verantwortung übernehmen

Mit 50 Jahren derart eingeschränkt zu sein, war ein No-Go für mich. Ich hatte mir geschworen, dass ich mich operieren lassen würde, wenn ich nicht mehr ohne Schmerzmittel über den Tag käme. Ich wollte mir schließlich nicht Nieren und Leber mit Medikamenten kaputt machen. Also sagte ich zu meinem Arzt, der die OP gerne noch rausgezögert hätte: ,Ich lebe jetzt. Ich will mein Leben jetzt wiederhaben. Wer weiß, ob ich überhaupt 70 oder 75 Jahre alt werde.' Ich sehe das pragmatisch:

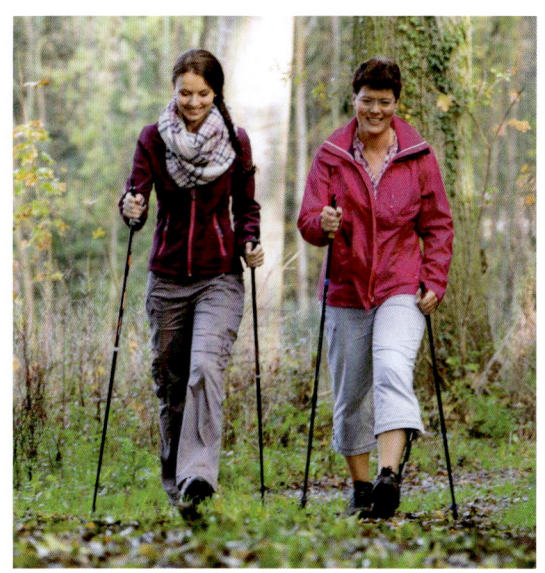

im Krankenhausbett wieder anfangen, die Verantwortung für seinen Körper zu übernehmen. Vier Monate nach der zweiten OP konnte ich wieder in den Bergen wandern. Einmal sagte mein Mann mit einem Augenzwinkern: ‚Du hast ja ein Tempo drauf, ich kann gar nicht mehr mit dir Schritt halten. Jetzt hab ich meine aktive Heike wieder.' Das freut einen natürlich. Letzten Sommer habe ich mir dann ein E-Bike gegönnt. Jetzt kann ich endlich wieder meiner Radelleidenschaft nachgehen. In den ersten drei Monaten bin ich gleich 1600 Kilometer gefahren!

## OP als Chance

Die Krankheit war immer ein Kampf und ich habe ständig geschaut, welche Möglichkeiten ich habe, damit klarzukommen. Schon mein Papa hat immer gesagt: ‚Geht nicht, gibt's nicht.' Das ist auch mein Motto. Auch als ich mich für die OP entschieden hatte, habe ich nie an der Entscheidung gezweifelt. Mir war klar, das ist die Lösung und ich mache nach der OP alles, um mein altes Leben zurückzubekommen. Ich wusste, dass die OP eine Riesenchance war. Das war meine Motivation. Ich hatte volles Vertrauen in meinen Arzt, der mich auch operiert hat.

Was heute nicht mehr geht: mich hinknien oder auf die Knie gehen. Vor meiner Prüfung zur Heilpraktikerin hatte ich oft einen Albtraum: Der Prüfer legt sich auf den Boden und sagt: ‚Jetzt machen Sie mal eine Herzdruckmassage.' Exakt das ist dann passiert. Also habe ich gesagt: ‚Ich kann mich nicht hinknien.' Da legte sich die Prüferin auf einen Tisch. Im Ernstfall würde ich mich vermutlich aber doch runterknien, ganz intuitiv. Ich hoffe natürlich, dass die Schlittenprothesen lange halten, auch wenn ich irgendwann vermutlich eine Vollprothese brauchen werde. Doch bis es so weit ist, mache ich mir keinen Kopf, sondern genieße jeden Tag."

Eigentlich ist so ein Schlitten auch nichts anderes als eine Zahnkrone. Jetzt habe ich halt eine Krone am Tibiakopf und auf den Oberschenkelrollen. Dafür habe ich seitdem mein Leben wieder. Ich werde nie das Gefühl vergessen, als ich am zweiten Tag nach der OP neben dem Krankenhausbett stand und merkte: ‚Oh, ich bin wieder ein aufrechter Mensch.' Das war so ein erhebendes Gefühl! Ich habe gebissen und gekämpft wie ein Leistungssportler, nicht nur die zweimal 20 Minuten Physiotherapie pro Woche absolviert. Beim ersten Knie war ich nach der OP noch in Reha, beim zweiten schrieb ich mir meinen Rehaplan selbst: Ich saß jeden Tag dreimal auf dem Ergometer. Den hatte ich mir im Wohnzimmer vor den Fernseher gestellt und dabei Biathlon geguckt. Ich ging zum Aquajoggen, das mache ich auch heute noch jeden Morgen. Und zwei-, dreimal pro Woche gehe ich ins Fitnessstudio zum Muskelnkräftigen.

Der beste Tipp, den ich anderen geben kann, ist: Beißt die Zähne zusammen und zeigt ganz viel Eigeninitiative! Der Arzt operiert dich – und da geben ganz viele die Verantwortung ab und nehmen sie sich später nicht wieder. Aber man muss schon

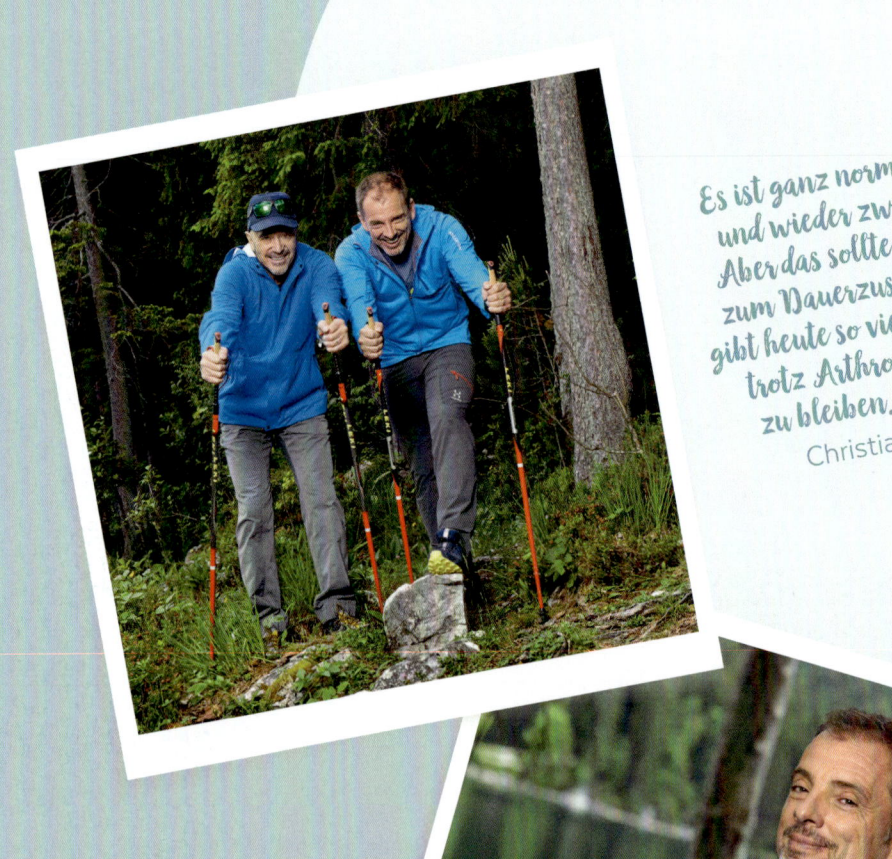

*Es ist ganz normal, wenn es hin und wieder zwickt und zieht. Aber das sollte auf keinen Fall zum Dauerzustand werden. Es gibt heute so viele Möglichkeiten, trotz Arthrose aktiv und agil zu bleiben. Nutzen Sie sie!*

Christian Neureuther

*Aktiv bleiben, statt faul herumzu-sitzen, hilft einem arthrosekranken Knie mehr als so manch teures Wundermittel.*

Prof. Dr. Christian Fink

# DIAGNOSE ARTHROSE:
## DAS HILFT!

Was ist eigentlich Arthrose? Was muss man beachten und was kann man dagegen tun? Wir geben Antworten auf die wichtigsten Fragen zum Thema. Außerdem erfahren Sie, welche Anwendungen helfen, welche Heilpflanzen und technischen Hilfsmittel Ihnen guttun, wie Sie den Schmerzkreislauf durchbrechen können und wann eine Operation schließlich doch unumgänglich ist.

# WAS SIE ÜBER ARTHROSE WISSEN MÜSSEN

**Arthrose ist eine der häufigsten Gelenkerkrankungen. Aber was genau steckt dahinter? Und wie kann ein Leben mit der Krankheit gelingen? Der Orthopäde und Sporttraumatologe Prof. Dr. Christian Fink beantwortet die wichtigsten Fragen.**

## Was ist Arthrose?

Arthrose ist eine Gelenkerkrankung: Wenn die Knorpelschicht der Gelenke in großen Bereichen angegriffen oder zerstört ist, sprechen Mediziner von Arthrose.

Alle Knochen im Körper werden durch Gelenke verbunden. Im Bereich dieser Gelenke sind die Enden der Knochen von einer Knorpelschicht überzogen (siehe Abb. Seite 23 oben). Gelenkknorpel besteht zum überwiegenden Teil aus Wasser, das in einem speziellen „Stützgerüst" gebunden ist. Dieses sorgt für Zugfestigkeit und Steifigkeit, der Wasseranteil dagegen ist für die Druckfestigkeit des Knorpels verantwortlich. Im Kniegelenk zum Beispiel ist der Knorpel bis zu 5 mm dick. Er ist also ein idealer „Stoßdämpfer", solange er gesund ist.

Darüber hinaus ist ein gesunder Knorpel die perfekte Gleitfläche: Er macht es möglich, dass sich unsere Gelenke reibungsfrei und schmerzfrei bewegen können. Die Gleiteigenschaften von gesundem Knorpel auf Knorpel sind etwa zehnmal besser als die von Eis auf Eis.

Der Knorpelschaden im Gelenk wird im Allgemeinen in vier Grade eingeteilt. Grad 1 stellt nur eine leichte Erweichung dar, die keine Beschwerden auslöst. Bei Grad 2 zeigen sich Risse im Gelenkknorpel, die sich allerdings noch in den oberflächlichen Schichten befinden. Bei Grad 3 sind bereits Knorpelfransen und Defekte sichtbar und bei Grad 4 reicht der Knorpelschaden schließlich bis an den Knochen. Der Übergang, ab wann man nicht mehr nur von einem Knorpelschaden, sondern bereits von Arthrose spricht, ist ein fließender.

Weil der Gelenkknorpel keine Blutgefäße besitzt, können Verletzungen nur schlecht heilen. Außerdem hat der Gelenkknorpel selbst keine Nervenfasern, deshalb nehmen Betroffene Schmerzen oft erst dann wahr, wenn der Knorpelschaden schon recht groß ist. Das macht es natürlich schwer, schon frühzeitig Gegenmaßnahmen zu ergreifen.

Schmerzen entstehen in der Regel, wenn die Dämpfungseigenschaften des Knorpels so stark nachlassen, dass die Belastungen auf den darunterliegenden Knochen zu groß werden. Im Gegensatz zum Knorpel selbst besitzt der gelenknahe Knochen nämlich sehr viele schmerzsensible Nervenendigungen. Schmerzen treten auch auf, wenn durch Knorpelabrieb und Rauigkeiten des Gelenkknorpels die Innenseite der Gelenkkapsel (Synovialis) anfängt, sich zu entzünden, und daher vermehrt Gelenkflüssigkeit (Synovialflüssigkeit) bildet. Denn durch diese kommt es zu schmerzhaften Schwellungen und Gelenkergüssen.

Nach welchem Mechanismus Schmerz bei Arthrose genau entsteht, ist allerdings noch nicht vollständig geklärt. Auch wenn zwei Patienten laut Röntgenbild den gleichen Arthrose-Grad haben, bedeutet dies nicht, dass sie auch die gleichen Schmerzen verspüren.

## Woher kommt Arthrose?

Ein Knorpelschaden kann entweder durch ein akutes Unfallereignis, wie zum Beispiel einen Sportunfall, oder durch die zunehmende Abnutzung im Laufe des Lebens entstehen. Fehlhaltungen, Übergewicht, aber auch Vererbung spielen in diesem natürlichen Verschleißprozess eine wesentliche Rolle. Krankheiten (wie Rheuma oder Schuppenflechte) können ebenfalls zu Gelenkarthrose führen. Diese entzündliche Form der Arthrose bezeichnet man als Arthritis. Während Abnutzungserscheinungen häufig anfangs nur Teile des Gelenkknorpels betreffen, ist bei den entzündlichen Formen immer das ganze Gelenk beteiligt.

## Muss Arthrose immer wehtun?

Nein. Wie bereits angesprochen, muss Arthrose nicht zwingend Beschwerden verursachen. Manchmal ist man wirklich überrascht, wenn man Röntgenbilder von Patienten sieht, die bereits sehr

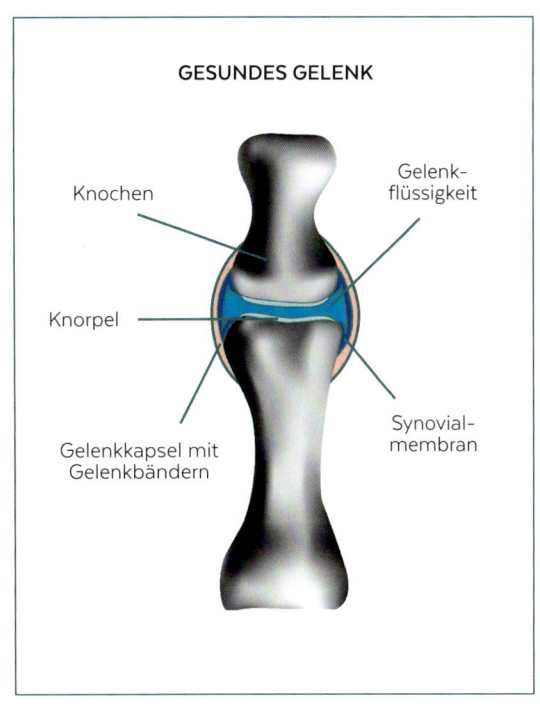

**GESUNDES GELENK**

Knochen

Gelenk-flüssigkeit

Knorpel

Synovial-membran

Gelenkkapsel mit Gelenkbändern

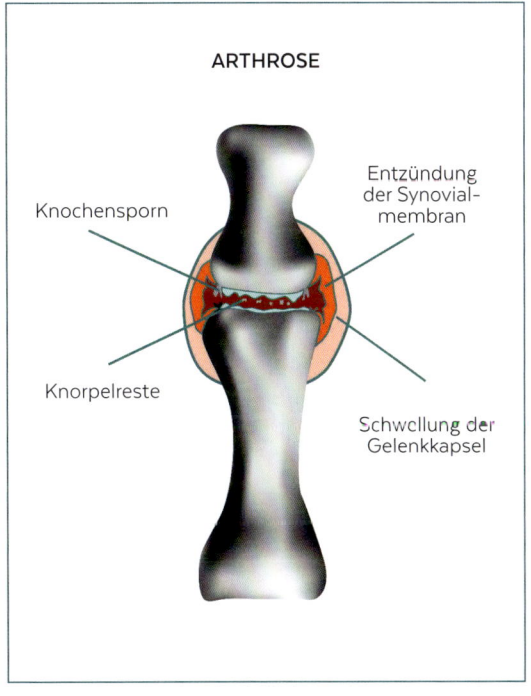

**ARTHROSE**

Knochensporn

Entzündung der Synovial-membran

Knorpelreste

Schwellung der Gelenkkapsel

fortgeschrittene Stadien von Arthrose zeigen, aber nur wenig oder auch gar keine Schmerzen haben. Das Röntgenbild meines Vaters etwa sah zehn Jahre lang völlig gleich aus: Es zeigte zwar einen vollständig abgenutzten Gelenkknorpel an der Innenseite des Kniegelenks, dennoch hatte mein Vater anfangs keine und auch später über Jahre hinweg nur leichte Beschwerden. Und die bekam er gut in den Griff, indem er seine sportlichen Aktivitäten anpasste und anfing, Rad zu fahren statt zu laufen, indem er Schuheinlagen trug und sich gelegentlich Hyaluronsäure spritzen ließ. Erst viel später sind die Beschwerden dann relativ plötzlich doch mehr geworden und ließen sich mit konservativen Maßnahmen nicht mehr so gut beherrschen. Was ich damit sagen will: Es ist wichtig, dass man nicht „Röntgenbilder" behandelt, sondern immer die Menschen, die dahinter stehen.

Arthrose-Schmerzen können sehr unterschiedlich sein. Typisch aber ist, dass sie oft schubartig verlaufen. In der Schmerzphase sind die Entzündungszeichen besonders ausgeprägt: Das Gelenk ist geschwollen, gerötet, überwärmt und die Bewegungsfähigkeit ist eingeschränkt. Diese Entzündungssymptome lassen sich allerdings gerade anfangs durch einfache Hausmittel noch gut behandeln (siehe ab Seite 40).

In frühen Krankheitsstadien der Arthrose tritt der Schmerz zu Beginn der Bewegung als Anlauf- oder als Belastungsschmerz auf, etwa während sportlicher Betätigung oder nach einem langen Stadtspaziergang. In späten Krankheitsstadien machen sich dann auch in Ruhe oder nachts Schmerzen bemerkbar – bis schließlich ein Dauerschmerz entsteht. Die Schmerzsymptomatik beeinträchtigt dabei selbst einfache Alltagstätigkeiten sehr und wirkt sich zunehmend negativ auf das psychische Befinden und die Stimmung aus.

**Vermeide ich Arthrose, wenn ich mich möglichst wenig bewege?**

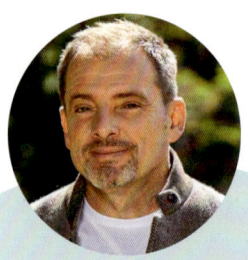

»Weil der Gelenkknorpel selbst keine Nervenfasern hat, spürt man Schäden oft lange Zeit nicht. Dabei ließe sich dem Abbau des Gewebes gerade am Anfang noch gut mit einfachen Maßnahmen gegensteuern.«

Nein. Gelenke zu schonen, ist keine Alternative. Denn Knorpelgewebe hat keine Blutgefäße und braucht deshalb Belastung, damit die Nährstoffe der Gelenkflüssigkeit durch den Gelenkknorpel „gepumpt" werden. Es mag zwar verführerisch sein, die Beine hochzulegen, wenn das Knie wehtut, weil dadurch die Belastung abnimmt – und somit meist auch automatisch der Schmerz. Doch wer den ganzen Tag im Büro sitzt und abends gemütlich auf dem Sofa faulenzt, unterfordert seine Gelenke definitiv. Sie werden dann einfach nicht ausreichend mit Nährstoffen versorgt. Und das hat zur Folge, dass das Gewebe immer mehr abbaut. Der Gelenkknorpel lebt von Bewegung, geben Sie ihm also, was er verlangt! Welche Sportarten Sie auch als Arthrose-Patient ausüben können (und sollten), erfahren Sie ab Seite 112.

## Welche Gelenke sind besonders von Arthrose betroffen?

Grundsätzlich alle. Besonders anfällig sind jedoch Knie- und Hüftgelenke, gefolgt von Sprung- und Fußgelenken, Schulter-, Hand- und Fingergelenken. All jene Stellen des Skelettsystems also, die beim Tragen, Heben und Gehen besonders beansprucht werden und Tag für Tag großen Kräften ausgesetzt sind. Eine Sonderstellung haben die kleinen Gelenke der Wirbelsäule, die zwar auch von Arthrose betroffen sein können, bei denen sich die Symptome aber nur schwer von den übrigen Abnutzungserscheinungen der Wirbelsäule (wie zum Beispiel Bandscheibenveränderungen) unterscheiden lassen.

## Woran merke ich, dass ich Arthrose habe?

Sie können Arthrose haben, ohne es zu merken, wenn Sie keine Schmerzen haben und sich ganz normal und ohne Einschränkungen bewegen können. Die Arthrose ist dann ein „Zufallsbefund", der quasi nebenbei bei einer Röntgenaufnahme bemerkt wird.

In den meisten Fällen aber haben Sie Schmerzen in den Gelenken – zum Beispiel wenn Sie etwas Schweres tragen oder Treppen steigen. Häufig tut es auch vor allem morgens weh, bei den ersten Bewegungen. Ein weiteres typisches Kennzeichen von Arthrose ist, wenn die Beweglichkeit Ihrer Gelenke eingeschränkt ist. Sie können dann nicht mehr so leicht in die Hocke gehen oder haben Schwierigkeiten beim Sockenanziehen. Solche Bewegungseinschränkungen

entstehen durch vermehrte Flüssigkeitseinlagerungen im Gelenk oder aber durch Knochenzacken, sogenannte Osteophyten, die sich im Rahmen einer fortgeschrittenen Arthrose im Gelenk bilden. Eine Knie- oder Hüftarthrose bemerken Sie vor allem beim Gehen, eine Rückenarthrose dagegen beim Stehen und Sitzen. Aber nicht immer ist alles so einfach, wie es scheint.

Wenn Sie eine Schonhaltung einnehmen, um betroffene Gelenke zu entlasten und (wie der Name sagt) zu schonen, unterfordern Sie diese nicht nur und entziehen ihnen wichtige Nährstoffe. Sie belasten damit auch vermehrt andere Gelenke. Haben Sie beispielsweise im linken Knie Beschwerden und schonen es deshalb, werden Sie vermutlich das rechte Knie und die rechte Hüfte stärker belasten. Durch die Fehlhaltung und ungleichmäßige Belastung können dann auch auf dieser Seite Probleme entstehen. Oder aber Sie belasten die Wirbelsäule falsch und bekommen dort Beschwerden. Man kann dann zum Beispiel leicht hinken, ohne dass man es selbst bemerkt. Falls Ihrem Partner oder Freunden an Ihnen ein hinkendes Gangbild auffällt, sollten Sie das ernst nehmen und der Sache auf den Grund gehen.

Umgekehrt ist es möglich, dass das Knie erst deshalb Beschwerden macht, weil Sie ein anderes Gelenk schonen. Haben Sie beispielsweise schon seit Jahren Probleme mit Ihren Füßen und ist die Beweglichkeit im Großzehengrundgelenk eingeschränkt, kann ein unnatürliches Abrollen über die Außenseite des Fußes eine beginnende Arthrose auf der Knieinnenseite zum Dekompensieren bringen. Das bedeutet, das Knie kann den Defekt am Fuß nicht mehr ausgleichen und nimmt stattdessen selbst Schaden.

Ein anderes Beispiel: Ist die Beweglichkeit im Hüftgelenk durch Arthrose stark eingeschränkt, verkürzt sich die Schrittlänge, weil das Bein im

Hüftgelenk nicht mehr gut gestreckt werden kann. Um das zu kompensieren, macht man ein Hohlkreuz und die Kreuz-Darmbein-Gelenke (Iliosakralgelenke, ISG) werden überbeansprucht. Ihnen fallen dann nur die Rückenschmerzen auf.

## Ist ein Knacken im Knie ein Zeichen für Arthrose?

Wenn es im Knie knackt, ist das kein Grund zur Beunruhigung, solange es nicht mit Schmerz verbunden ist. Die Geräusche entstehen dadurch, dass beim Abbiegen des Gelenks Flüssigkeit an den entstehenden Falten der Gelenkkapsel „vorbeigedrückt" wird, wodurch es zu verschiedenen Vakuumphänomenen kommt. Das kann mitunter richtig laut sein. Aber wie gesagt, solange die „Geräusche" nicht mit Schmerzen verbunden sind, besteht kein Grund zur Panik.

## Wer bekommt Arthrose?

Nicht jeder Mensch muss mit zunehmendem Alter eine schmerzhafte Arthrose entwickeln. Es sind viele Faktoren dafür verantwortlich – sowohl was den zeitlichen Verlauf der Krankheit betrifft als auch ihre Ausprägung. Zur Risikogruppe gehören Menschen, die seit ihrer Jugend an Fehlstellungen der Gelenke leiden, beispielsweise an einer Hüftfehlstellung, die von außen eher schwer zu erkennen ist, oder an X- beziehungsweise O-Beinen. Ebenso zur Risikogruppe gehören Sportler und Menschen, die bestimmte Gelenke einseitig belasten, sowie jene, die in jüngeren Jahren Gelenkverletzungen erlitten haben (etwa Bänder- oder Meniskusverletzungen).

Aber nicht nur Sport beschleunigt die Entstehung von Arthrose. Zu wenig Bewegung, verbunden mit Übergewicht, ist genauso riskant. Übergewichtige haben ein um ein Drittel erhöhtes Risiko für eine Kniegelenkarthrose als Normalgewichtige. Auch rheumatische Erkrankungen können ebenso wie Infektionskrankheiten (beispielsweise Borreliose) oder Stoffwechselstörungen (zum Beispiel Gicht) die Ursache für Arthrose sein. Und nicht zu vergessen: Arthrose kann zudem genetisch bedingt sein. Im Alter haben übrigens mehr Frauen Arthrose als Männer – Wissenschaftler vermuten, dass die Hormonumstellung während der Wechseljahre dafür mitverantwortlich ist.

## Wie häufig ist diese Krankheit?

Arthrose ist die weltweit häufigste Form von Gelenkerkrankungen. In Deutschland ist jeder Zehnte daran erkrankt, also etwa acht Millionen Menschen. Von den Senioren ab 65 Jahren haben etwa zwei Drittel Arthrose. Mit etwa 60 Prozent ist das Knie am häufigsten betroffen.

## Kann ich Arthrose vermeiden?

Nein. Ein gewisser Gelenkverschleiß gehört zum Älterwerden einfach dazu, genauso wie die grauen Haare – bei dem einen mehr, bei dem anderen weniger. Aber man kann Arthrose mit den richtigen Maßnahmen hinauszögern. Und man kann die Beschwerden, die durch Arthrose entstehen, gut in den Griff bekommen. Was sich am besten dazu bewährt hat – von regelmäßigem Sport und Bewegung über altbewährte Hausmittel bis zur Ernährung –, erfahren Sie in diesem Buch.

## Kann man Arthrose in mehreren Gelenken gleichzeitig haben?

Das ist durchaus möglich. Rheumatische Erkrankungen beispielsweise beginnen oft mit Arthrosen in den Finger- und Handgelenken, können aber rasch auch alle anderen Gelenke betreffen. Genauso häufig sind Kombinationen von Verschleißerscheinung, die Hüfte und Knie betreffen.

Auf der anderen Seite kann eine unnatürliche Abrollbewegung des Fußes durch Arthrose im Großzehengrundgelenk dazu führen, dass eine leichte Abnutzung der Knieinnenseite „ausufert". Manchmal täuscht uns unser Körper aber auch: Dann bereitet etwa eine Hüftarthrose derartige Schmerzen, dass diese bis ins Kniegelenk ausstrahlen und ein Knieproblem vortäuschen können. Es muss auch nicht jeder Knie- oder Hüftschmerz durch Arthrose bedingt sein. Schmerzt das Knie oder die Hüfte unabhängig von seiner Belastung, kann sich zwar im Röntgenbild eine Arthrose zeigen, die Schmerzen kommen aber von der Wirbelsäule. Hier sind fast alle Kombinationen denkbar, deshalb ist eine genaue Untersuchung wichtig.

## Zu welchem Arzt gehe ich, wenn ich vermute, dass ich eine Arthrose habe?

Der erste Ansprechpartner ist Ihr Hausarzt. Wenn es sich bei den Ursachen Ihrer Schmerzen tatsächlich um Arthrose handelt, wird er Sie an einen Orthopäden überweisen. Der ist auch der richtige Facharzt, wenn es um eine mögliche Operation und einen Gelenkersatz geht.

## Wie diagnostiziert ein Arzt diese Krankheit?

Nach einem Gespräch, der sogenannten Anamnese, nimmt der Arzt eine körperliche Untersuchung vor. Zunächst wird er dabei das schmerzende Gelenk abtasten. So kann er die schmerzhaften Bereiche ertasten und Ergüsse oder Schwellungen feststellen. Außerdem testet er die Beweglichkeit Ihres schmerzenden Gelenks, beurteilt Ihre Beinachse (gerade, O- oder X-Bein) und prüft Ihren Gang und Ihre Haltung.

Zusätzlich zu diesen manuellen Tests, also denen, die der Arzt mit den Händen durchführt, sind auch sogenannte bildgebende Untersuchungsverfahren nötig: Man wird Sie röntgen, um festzustellen, ob die Knochen verformt sind und in welchem Abstand sie zueinander stehen. Der Gelenkknorpel selbst ist auf dem Röntgenbild nicht sichtbar, an-

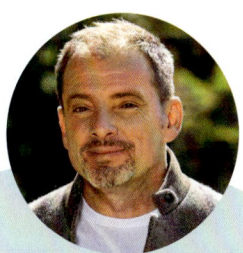

»Bewegung ist die beste Prävention! Nur durch Belastung wird das Knorpelgewebe mit Nährstoffen aus der Gelenkflüssigkeit versorgt. Und ein gut ernährter Knorpel kann dem Alter trotzen.«

hand der Breite des „Gelenkspalts" kann der Arzt jedoch erste Schlüsse ziehen, wie stark der Knorpel abgenutzt ist: je enger der Spalt, umso größer der Verschleiß.

Will es der Arzt noch genauer wissen, veranlasst er eine Magnetresonanztomographie (MRT). Bei dieser bekommt er detaillierte Schnittbilder des Gelenks inklusive Knorpel und Weichgewebe. So kann er sehen, wo Schäden des Gelenkknorpels vorhanden sind, wie ausgeprägt diese sind und ob zusätzlich Meniskus- oder Bänderverletzungen bestehen.

## Muss man Arthrose behandeln?

Sobald Sie Schmerzen haben, sollten Sie etwas dagegen tun. Das heißt noch lange nicht, dass gleich eine Operation notwendig ist. Anfangs reichen oft einfache Hausmittel (siehe ab Seite 40), eine physikalische Therapie oder auch nur die Anpassung der sportlichen Betätigung (siehe Seite ab 112). Was Sie auf keinen Fall machen sollten: den Schmerz einfach mit Medikamenten unterdrücken. Das kann im Akutfall kurzfristig sinnvoll sein, ist aber keine Dauerlösung.

## Wie behandelt man Arthrose?

Hier gibt es verschiedene Möglichkeiten, wobei die Operation meist an letzter Stelle steht. Wichtig ist immer eine genau Diagnose, nach der erst einmal alle konservativen Maßnahmen ausgeschöpft werden sollten. Dazu gehören orthopädische Hilfsmittel wie Einlagen oder Schienen (siehe ab Seite 48) und physikalische Therapieformen

sowie Krafttraining genauso wie eventuell Spritzen und Medikamente oder Nahrungsergänzungsmittel (siehe Seite 42).

Zudem gibt es zahlreiche Dinge, die jeder Betroffene leicht selbst anwenden kann, etwa bestimmte Sportarten und Übungen, die den Gelenken guttun (siehe ab Seite 100). Genauso kennt man Hausmittel und alternative Heilverfahren, mit denen sich die ersten Symptome der Arthrose gut behandeln lassen (siehe ab Seite 40). Erst wenn all diese Möglichkeiten nicht den gewünschten Erfolg bringen, sollte ein operativer Eingriff in Erwägung gezogen werden (siehe Test Seite 58/59).

## Was passiert bei einer OP?

Die operative Behandlung kann man grob gesagt in zwei Gruppen einteilen: Operationen, die das Gelenk erhalten, und solche, bei denen das Gelenk oder Teile davon ersetzt werden.

Gelenkersetzend sind Prothesen, wobei ein künstliches Kniegelenk einzusetzen in den westlichen Ländern mittlerweile zu den häufigsten orthopädischen Operationen gehört. Allein in Deutschland werden jedes Jahr etwa 180 000 künstliche Hüftgelenke und etwa 170 000 künstliche Kniegelenke eingesetzt.

Gerade im Kniegelenk gibt es heute zudem die Möglichkeit, nicht gleich das ganze Gelenk zu ersetzen, sondern nur diejenigen Teile, die wirklich geschädigt sind. Solche Teilprothesen sind immer dann eine optimale Lösung, wenn sie potenziell die gesamten Schmerzprobleme lösen können. Um das herauszufinden, sind die genaue Diagnostik und die exakte klinische Untersuchung durch einen erfahrenen Chirurgen entscheidend.

Schonender und deshalb an erster Stelle stehen gelenkerhaltende Therapien wie:

→ eine Arthroskopie (nur bei leichten Fällen von Arthrose und eindeutigen mechanischen Problemen wie etwa einem freien Gelenkkörper oder bei störenden Meniskusteilen sinnvoll) oder

→ eine Umstellungsosteotomie: Das ist eine Operation, bei der die Beinachse korrigiert wird. Dabei wird etwa aus einem O-Bein ein leichtes X-Bein – oder umgekehrt –, wodurch die Belastung von den geschädigten Gelenkanteilen auf gesunde verlagert wird. Auf diese Weise können oft viele beschwerdefreie Jahre gewonnen werden (siehe Seite 55).

## Was kann ich im Alltag tun?

Wichtig sind ausreichend Bewegung (siehe ab Seite 86) und das richtige Schuhwerk. Bewegungsmangel führt häufig zu Übergewicht und dieses wiederum beschleunigt die Arthrose. Schuhe mit harten Sohlen verstärken oft die Schmerzen, Schuhe mit weichen Sohlen führen durch eine bessere Stoßdämpfung zu einer Linderung der Beschwerden.

## Kann ich mit Arthrose weiterhin Sport treiben?

Ja. Es ist sogar überaus wichtig, dass Sie in Bewegung bleiben. Welche Sportarten die richtigen sind und was Sie dabei beachten müssen, ist deshalb ein ganz wesentlicher Inhalt dieses Buchs (siehe ab Seite 112). Um den Gelenkknorpel möglichst lange gesund zu erhalten, braucht er einfach regelmäßig sportliche Belastung.

Auch ein bereits geschädigter Gelenkknorpel profitiert von Aktivität. Allerdings muss diese gut an das individuelle Befinden angepasst und wohldosiert sein. Sogenannte zyklische Belastungen, wie sie etwa beim Radfahren oder Schwimmen auf die Gelenke einwirken, sind generell deutlich schonender als Scher- und Drehbelastungen, wie sie zum Beispiel bei Hallensportarten oder beim Fußball auftreten. Zudem verbessern zyklische Belastungen die Ernährung des Gelenkknorpels.

## Beeinflusst Ernährung die Krankheit?

Ja, und das nicht nur, weil eine gesunde Ernährung immer gut und sinnvoll ist. Essen Sie viel Gemüse, Salat und Fisch und verwenden Sie kalt gepresste Öle (siehe Seite 43). Sie enthalten Stoffe, die Entzündungen im Körper entgegenwirken. Am wichtigsten ist aber, dass Sie Ihr Gewicht unter Kontrolle haben. Sie können sich noch so „optimal" ernähren: Wenn Sie Ihrem Körper mehr Kalorien zuführen, als Sie durch Ihre Aktivität verbrauchen, werden Sie zunehmen. Und es ist wissenschaftlich gesichert, dass jedes Kilo zu viel die Entwicklung der Arthrose beschleunigt, weil es die Gelenke zusätzlich belastet.

# RAUS AUS DEM SCHMERZKREISLAUF

**Schmerzen sind unangenehm. Verständlich, dass jeder versucht, sie so schnell wie möglich loszuwerden. Leider aber führt nicht jede Methode zum Ziel – im schlimmsten Fall entsteht sogar ein Teufelskreis. Doch es gibt Wege, den Schmerzkreislauf zu durchbrechen.**

Es ist ganz normal, dass es ab und an irgendwo ein wenig zipt und zwickt. Auf diese Weise sendet der Körper uns Warnsignale, die uns darauf hinweisen sollen, dass wir es an der ein oder anderen Stelle übertrieben haben und bitte ein bisschen mehr Rücksicht auf ihn nehmen sollten. Mediziner bezeichnen diese Warnhinweise des Körpers als akuten Schmerz. Als Arthrose-Patient sollten Sie sich bei plötzlich auftretenden Schmerzen zum Beispiel fragen, welche Ursache diese haben könnten: Haben Sie Ihr Gelenk irgendwie überlastet? Oder haben Sie ihm vielleicht ungewohnte Bewegungen zugemutet?

Akuter Schmerz ist immer zeitlich begrenzt. Das verleitet natürlich dazu, ihm mit einem Schmerzmittel zu begegnen. Besser wäre aber, das Gelenk erst einmal zu kühlen, zu schonen oder ein anderes Hausmittel anzuwenden (siehe ab Seite 40). Was Sie auf keinen Fall tun sollten: den Schmerz ignorieren und einfach so weitermachen wie gewohnt. Dann kann sich Ihr Gelenk nämlich nicht erholen. Im Gegenteil: Die Schmerzen nehmen eher zu.

## Wer rastet, der rostet

Halten Schmerzen länger als drei Monate an, verlieren sie ihre Warnfunktion und werden zum chronischen Schmerz. Damit beginnt nicht selten ein

Teufelskreis: Um Schmerzen zu vermeiden, versucht man, den betreffenden Körperteil zu schonen – was verständlich ist, aber fatale Folgen hat. Dadurch provoziert man nämlich, dass es an einer anderen Stelle wehtut. Wer zum Beispiel das rechte Knie schont und dadurch das linke Bein mehr belastet, verspürt vermutlich bald Schmerzen in der linken Hüfte oder auch an der Wirbelsäule. „Na gut", denkt dann mancher, „bewege ich mich halt weniger. Wer ruht, schont schließlich seine Gelenke, und das tut gut." Aber Fehlanzeige! Der Gelenkknorpel wird ja nur dann gut mit Nährstoffen versorgt, wenn man sich bewegt! Ein schlecht versorgter Knorpel dagegen baut noch weiter ab. Das führt zu noch mehr Schmerzen. Außerdem nimmt infolge des Bewegungsmangels auch die Muskulatur ab und kann daher ihre „Stoßdämpferfunktion" entsprechend schlechter erledigen. Der Teufelskreis beginnt sich zu schließen und bei den Betroffenen dreht sich alles nur noch um den Schmerz.

Dazu kommt: Wenn der Körper längere Zeit unzureichend behandelten Schmerzen ausgesetzt ist, bildet das Gehirn ein sogenanntes Schmerzgedächtnis. Die Veränderungen der Signalverarbeitung im Nervensystem führen dann dazu, dass selbst ganz schwache Reize als Schmerzen wahrgenommen werden. Schließlich ist das Gehirn jetzt darauf gepolt.

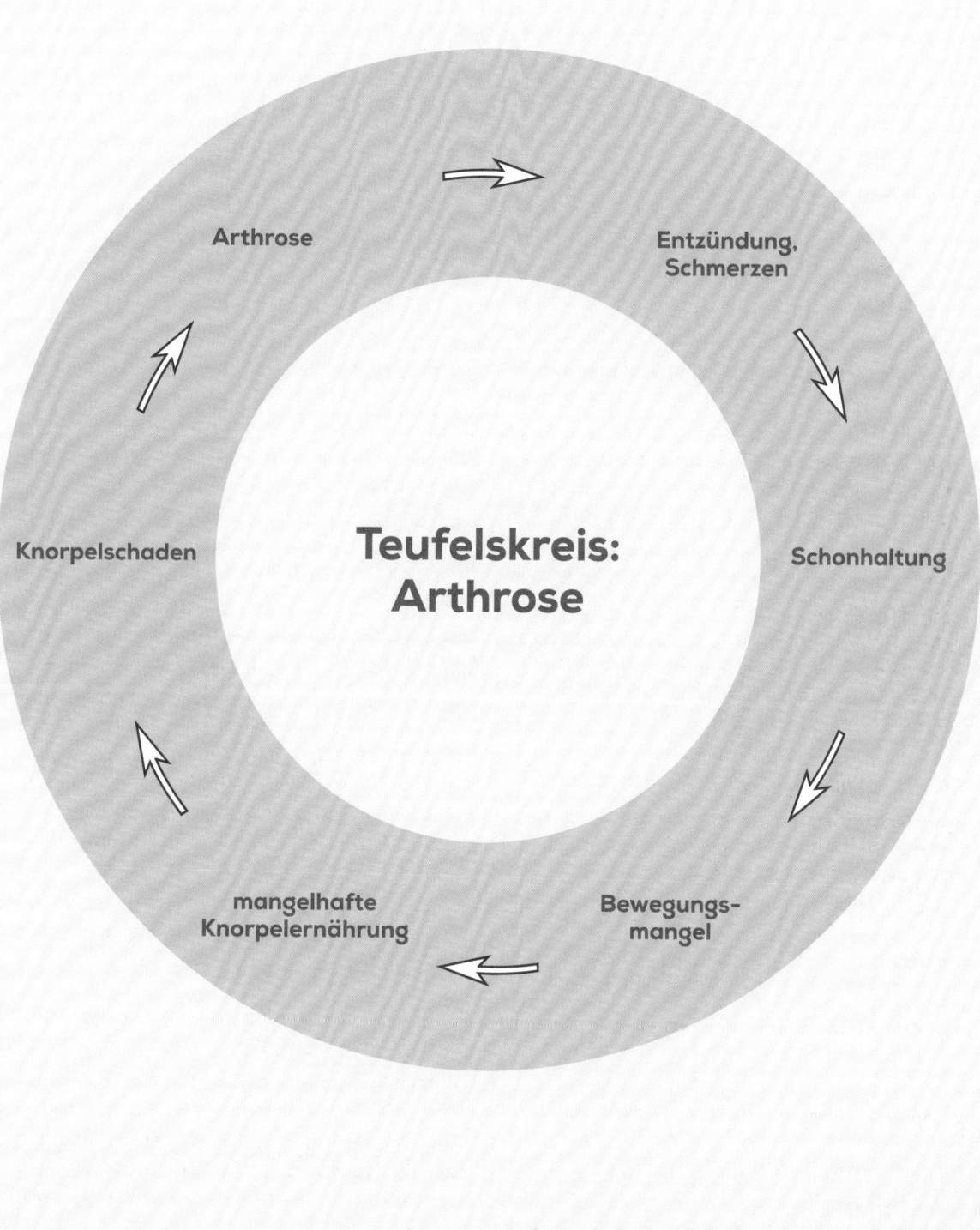

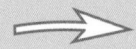

steigende Schmerz-
empfindlichkeit

Angst vor Schmerzen

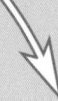

Traurigkeit,
Depression

# Teufelskreis:
# Schmerzen
# und Seele

Angst vor
Bewegung

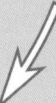

Alleinsein,
soziale Isolation

keine Aktivitäten

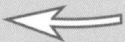

## Die Angst vor dem Schmerz

Es gibt Menschen, die aus Angst vor Schmerzen permanent in sich hineinhören – und sich damit nur noch darauf konzentrieren, was wo wehtut. Manchmal führt diese Angst sogar dazu, dass sie sich vor Bewegung fürchten. Auf dem Sessel zu sitzen, hat schließlich weniger unmittelbare Auswirkungen auf den Schmerz, als wenn man mit Freunden einen Ausflug macht oder ins Konzert geht. Was viele dabei vergessen: Wer sich nicht bewegt, verliert nicht nur Knorpel, sondern auf Dauer auch sein soziales Umfeld. Weil der Partner vielleicht keine Lust hat, seine Freizeit nur noch in den eigenen vier Wänden zu verbringen, und die Freunde gern mal was anderes erleben wollen. Dann wird es schnell einsam um einen herum. Und Einsamkeit macht traurig oder sogar depressiv. Depressionen wiederum führen in der Regel dazu, dass die Schmerzempfindlichkeit weiter steigt. So schließt sich der Kreis. Deshalb: Befreien Sie Körper und Seele! Sie haben die Kraft dazu. Lassen Sie sich nicht von den Schmerzen lähmen und Ihre Gedanken nur noch darum kreisen. Sie können Ihr Schmerzempfinden positiv beeinflussen und auch das Schmerzgedächtnis überlisten.

## Den positiven Blick zurückerobern

Wenn Sie sich mit etwas Schönem und Erfreulichem beschäftigen, schrauben diejenigen Gehirnregionen, die für Schmerz zuständig sind, ihre Aktivität herunter. Das heißt: Wenn Sie sich auf Positives konzentrieren, schieben Sie den Schmerz in den Hintergrund. Kochen Sie, hören Sie Musik, treiben Sie Sport, treffen Sie wieder einmal Freunde oder gehen Sie einer anderen lieb gewordenen Tätigkeit nach. Hauptsache, es macht Sie glücklich und bereitet Ihnen Freude. Denn dabei beginnt das Gehirn, wieder „Glückshormone" zu produzieren, die beruhigen und das Schmerzempfinden vermindern.

Verschiedene Entspannungstechniken können ebenfalls helfen. Meditationen etwa können das Schmerzempfinden um bis zu 50 Prozent reduzieren, das haben Studien ergeben. Beim Meditieren geht es nämlich darum, die eigene Energie und Achtsamkeit auf den Moment zu lenken und innere Ruhe zu finden. Den ewig kreisenden Gedanken keinen Raum zu geben. Mit Achtsamkeitsübungen und Meditation lernen Sie, Körper, Sinne und Gefühle besser zu spüren. Sie können sich besser konzentrieren und den Stresspegel senken. Einfache Meditationsübungen können Sie mit Büchern, CDs oder einer App erlernen (beispielsweise Calm oder Headspace).

Autogenes Training sowie progressive Muskelentspannung haben sich ebenfalls bewährt, um Schmerzen in den Griff zu bekommen. Beim autogenen Training wird das Unterbewusstsein durch prägnante Sätze beeinflusst, die sich ständig wiederholen. Das hat eine beruhigende Wirkung auf den Körper. Bei der progressiven Muskelentspannung lernen Sie, den Gegensatz von Anspannung und Entspannung bewusst wahrzunehmen. Dazu spannen Sie bestimmte Muskelgruppen zunächst ganz bewusst an und lassen Sie dann wieder los. Sie können auch Entspannungsmusik hören, beruhigenden Kamillen- oder Melissentee trinken oder Mandalas ausmalen (und dazu vielleicht ein Hörbuch hören).

Wenn Sie es sich nicht zutrauen, allein aus dem Schmerzkreislauf auszubrechen, sollten Sie sich nicht scheuen, professionelle Hilfe in Anspruch zu nehmen. Ihr Arzt kann Sie an entsprechende Fachleute verweisen: Schmerzambulanzen, Physiotherapeuten oder Psychotherapeuten. Auch entzündungshemmende Schmerzmittel können helfen, überhaupt aus dem Teufelskreis herauszukommen. Allerdings sollten sie nur für eine gewisse Zeit und immer unter ärztlicher Anleitung eingenommen werden.

# Die sechs Schmerztypen

Das eine einzig wahre Anti-Schmerz-Mittel gibt es nicht, schließlich geht jeder anders mit Schmerzen um und empfindet sie auch unterschiedlich. Finden Sie heraus, welcher Schmerztyp Sie sind.

## I. Der Vermeider

Seine größte Sorge ist, dass er noch stärkere Schmerzen bekommen könnte. Um dieser Gefahr aus dem Weg zu gehen, verbiegt er sich im wahrsten Sinn des Wortes und nimmt Schonhaltungen ein. Doch damit schiebt er den Schmerz nicht weg, sondern verlagert ihn nur.

### DAS SAGT PROF. DR. FINK DAZU:

„Häufig nimmt man eine Schonhaltung selbst gar nicht wahr. Erst der Partner oder ein Freund machen einen darauf aufmerksam. Seien Sie achtsam und nehmen Sie diese Dinge ernst. Oft kann ein Physiotherapeut helfen, es rasch wieder ‚hinzubiegen'. Falls das nicht klappt, warten Sie nicht zu lange, bis Sie einen Arzt konsultieren."

## II. Der Verleugner

Er lebt nach dem Motto: „Alles halb so schlimm. Was ich ignoriere, ist nicht da." Weil er sich seine Schmerzen nicht anmerken lassen will, frisst der Verleugner sie in sich hinein. Im schlimmsten Fall kann das zu Depressionen führen.

### DAS SAGT PROF. DR. FINK DAZU:

„Schmerzen sind nicht normal und gehören nicht zu unserem Alltag. Sie sind ein Warnsignal und sollten auf keinen Fall ignoriert werden. Wenn einfache Hausmittel oder eine Schmerztablette keine Linderung bringen, muss man die Ursache frühzeitig abklären. Scheuen Sie sich auch nicht, professionelle Hilfe in Form einer psychologischen Unterstützung anzunehmen."

## III. Der Schmerzlose

„Schmerzen? Nicht mit mir", denkt sich der Pragmatiker. „Wofür gibt's Schmerzmittel?" So kommt er gut durch den Tag, während er die eigentlichen Ursachen für seine Beschwerden verdrängt. Durchhalten ist seine Devise.

### DAS SAGT PROF. DR. FINK DAZU:

„Schmerzmittel sind keine dauerhafte Lösung. Längere Zeit eingenommen, haben sie entweder schwere Nebenwirkungen auf den Magen-Darm-Bereich und die Nieren (die Gruppe der ‚nicht steroidalen Entzündungshemmer' wie Ibuprofen und Naproxen) oder führen zu Abhängigkeit (die Gruppe der ‚Opiate'). Auf keinen Fall sollten Sie sich bei Arthrose auf einen solchen Behandlungsweg einlassen. Man kann damit maximal kurze Schmerzphasen überbrücken, dann muss eine dauerhafte Lösung gefunden werden wie eine Infiltration in einem frühen Stadium oder ein künstliches Gelenk in einem späteren."

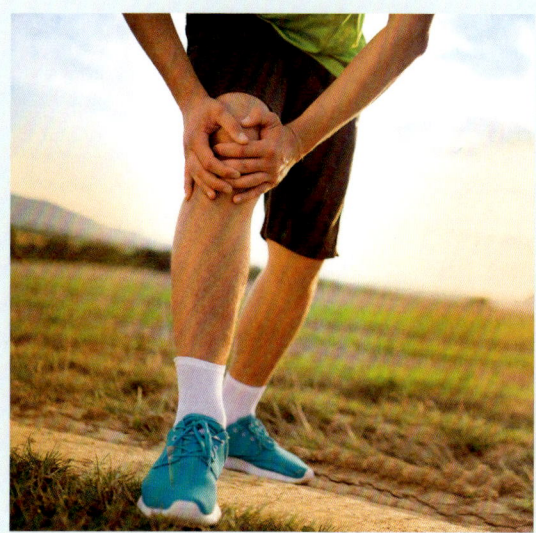

## IV. Der Pessimist

Sein Motto lautet: „Egal, was ich mache, es wird doch eh nur noch schlimmer." Die Arthrose und die damit einhergehenden Schmerzen sind sein Lebensthema. Aber wer weiß: Vielleicht steckt hinter den Schmerzen noch eine zweite, viel schlimmere Krankheit? Der Pessimist steigert sich in den Schmerz hinein, statt selbst aktiv zu werden. Mögliche Lösungen verliert er aus dem Blick.

### DAS SAGT PROF. DR. FINK DAZU:

„Leider beurteilen viel zu viele Menschen das Glas als halb leer, nicht als halb voll. Dabei muss das gar nicht sein. Die Medizin hat heute wirklich großartige Möglichkeiten, Krankheiten zu erkennen und zu behandeln – gerade am Bewegungsapparat. Auch seltene Schmerzursachen lassen sich dabei gut ausschließen. Es gibt (fast) immer eine Lösung, um die Schmerzen in den Griff zu bekommen. Auch eine Selbsthilfegruppe oder ein Arthrose-Forum im Internet kann hier gute Unterstützung leisten. Patienten sollten lernen, dass sie es zu einem Großteil selbst in der Hand haben."

## V. Der Resignierte

Er hat sich damit abgefunden, dass Arthrose-Schmerzen zu seinem Leben gehören. Viele Therapieversuche waren erfolglos, sein Leben dreht sich nur noch um die Schmerzen. Soziale Beziehungen und Bewegung vernachlässigt er.

### DAS SAGT PROF. DR. FINK DAZU:

„Nicht umsonst lautet der Titel dieses Buchs ‚Never give up'. Und genau das sollte auch wieder zu Ihrem Lebensmotto werden. Haben Sie keine Angst vor der Diagnose Arthrose. Die ist heute bei Weitem keine ‚unheilbare' Krankheit mehr. Holen Sie sich gegebenenfalls bei kompetenten Orthopäden eine Zweit- oder Drittmeinung zu Ihrem Problem und scheuen Sie sich nicht, auch einmal den Physiotherapeuten zu wechseln. Gerade bei der Therapie der Arthrose tut nicht jedem die gleiche Behandlung gut (und auch nicht der gleiche Behandler). Das ist ganz normal. Setzen Sie sich kleine Ziele und bauen Sie sich daran auf."

## VI. Der Anpacker

Gut, Schmerzen gehören nun mal zum Leben mit Arthrose dazu. Aber davon lässt er sich nicht unterkriegen. Stattdessen tut der Anpacker, was er kann, um die Schmerzen loszuwerden. Er achtet auf sein Gewicht, bewegt sich regelmäßig und belohnt sich dafür.

### DAS SAGT PROF. DR. FINK DAZU:

„Das ist die Idealvorstellung. So sollten wir an die Sache herangehen. Sich nicht dem Problem verschließen, Schmerz als Warnsignal ernst nehmen und dann nicht lange fackeln, etwas dagegen zu unternehmen. Das ist der beste Weg, dem Schmerzkreislauf zu entkommen."

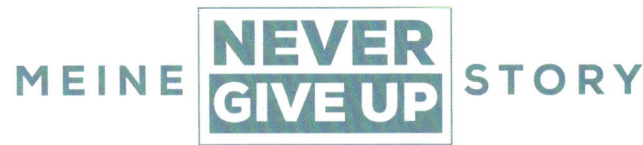
# »Ich habe gelernt, auf die rote Warnlampe zu achten«

**Der Medizintechnik-Experte und Redner Frank Bömers bekam die Diagnose Arthrose in den Wirbelgelenken. Er entdeckte die Meditation für sich und erhielt einen wichtigen Rat für seinen Büroalltag: So hat er seine Schmerzen gut in den Griff bekommen.**

„Manchmal sahen unsere Spaziergänge so aus: Meine Frau trug unsere Tochter auf dem Rücken und ich lief daneben her. Klar war es mir ein bisschen peinlich, dass nicht ich das Tragen übernehmen konnte. Aber wegen meiner Rückenschmerzen ging es eben einfach nicht. Ich habe dann halt versucht, unsere Tochter immer wieder zum Laufen zu animieren …

Die Sache mit dem Rücken fing 2005 mit dem Umzug in unser neues Zuhause an: Trotz Umzugshelfern habe ich tausend Dinge und eine Waschmaschine hin und her getragen. Eigentlich kein Wunder, dass danach der Rücken schmerzte. Doch meine Rückenschmerzen wollten gar nicht mehr enden. Ich konnte mich kaum noch bewegen und kam morgens nur noch mithilfe meiner Frau aus dem Bett – das fühlte sich völlig daneben an. Ich war ja erst Anfang 40! Mein Alltag, bislang geprägt durch Büroarbeit und Jogging zweimal die Woche, bestand nun vorwiegend aus Besuchen beim Hausarzt und Orthopäden, bei der Krankengymnastik, dem Osteopathen und einem weiteren Orthopäden. Ich habe so ziemlich alle Therapievorschläge ausprobiert: von Voltarentabletten und -salbe über Rückenbandage

und Tramaltropfen bis zur Kortisoninjektion in der Arztpraxis. Die ganze Palette. Richtig geholfen hat aber leider nichts davon.

Der Befund im MRT ergab dann einen Bandscheibenvorfall im Übergang Lumbalwirbel L5 zu Sakralwirbel S1 – auf ‚medizinisch‘: L5/S1. Dazu ein Wirbelgleiten, eine sogenannte Spondylolisthesis, und Arthrose in den Wirbelgelenken. ‚So ein Mist‘, habe ich gedacht, ‚was bedeutet das jetzt für meine Zukunft?‘ Eins war aber sofort klar: Ich wollte mich auf keinen Fall damit abfinden, dauerhaft mit Rückenschmerzen zu leben. Damals war mein Sohn Joshua vier Jahre alt. Ich wollte mit ihm auf den Bolzplatz und Spaß haben. Ich musste also etwas ändern.

Ich kann mich noch genau an den Moment erinnern, als ich zu ihm sagen konnte: ‚So jetzt geht's endlich mal wieder auf den Bolzplatz.‘ Wie er mich da angestrahlt hat! Und nicht nur mein Sohn war glücklich. Auch ich war es, weil ich gesehen habe, wie wunderbar es ist, selbstbestimmt durchs Leben zu gehen und nicht durch andauernde Schmerzen eingeschränkt zu sein. Meinem Selbstbewusstsein tat das natürlich ebenfalls gut.

## Wechsel zwischen Stehen und Sitzen

Als Erstes habe ich mir fürs Büro einen höhenverstellbaren Schreibtisch angeschafft. Davon hatte mir mein Osteopath vorgeschwärmt. Und ich hatte das Glück, dass bei uns in der Firma gerade so ein Schreibtisch frei wurde, weil eine Kollegin die Stelle wechselte. Damals war es nämlich nicht selbstverständlich, dass der Arbeitgeber überhaupt solche Tische zur Verfügung stellt. Inzwischen investieren zum Glück immer mehr Firmen in solche variablen Möbel, auch weil der positive Nutzen bei Rückenpatienten mittlerweile wissenschaftlich nachgewiesen ist: Einige Krankenkassen zahlen auch einen höhenverstellbaren Schreibtisch.

Dieser Tipp war der wichtigste, den ich je bekommen habe – zumindest was meine Krankheit betrifft. Denn durch den regelmäßigen Wechsel zwischen Sitzen und Stehen bin ich an anhaltenden Schmerzen und einer OP vorbeigekommen. Jedes Mal, wenn ich die Position ändere, schüttle ich außerdem meine Arme und Beine bewusst aus. Das lockert die Muskulatur und es werden abwechselnd unterschiedliche Muskelgruppen be- und entlastet. Ich habe übrigens keinen festen Rhythmus, sondern mache den Wechsel vom Stehen zum Sitzen (oder umgekehrt) von meiner jeweiligen körperlichen Verfassung abhängig. Bei längeren Konferenzen platziere ich mich so, dass ich ab und an mal aufstehen kann, ohne dass es seltsam wirkt. So verfolge ich beispielsweise eine Präsentation stehend, häufig auch an der Wand angelehnt, bevor ich mich wieder hinsetze.

## Sport und Achtsamkeit

Der zweite wichtige Grund, weshalb ich bislang keine OP brauche und meine Schmerzen im Griff habe, sind regelmäßige Bewegung und Sport. Ich gehe zweimal pro Woche draußen laufen und

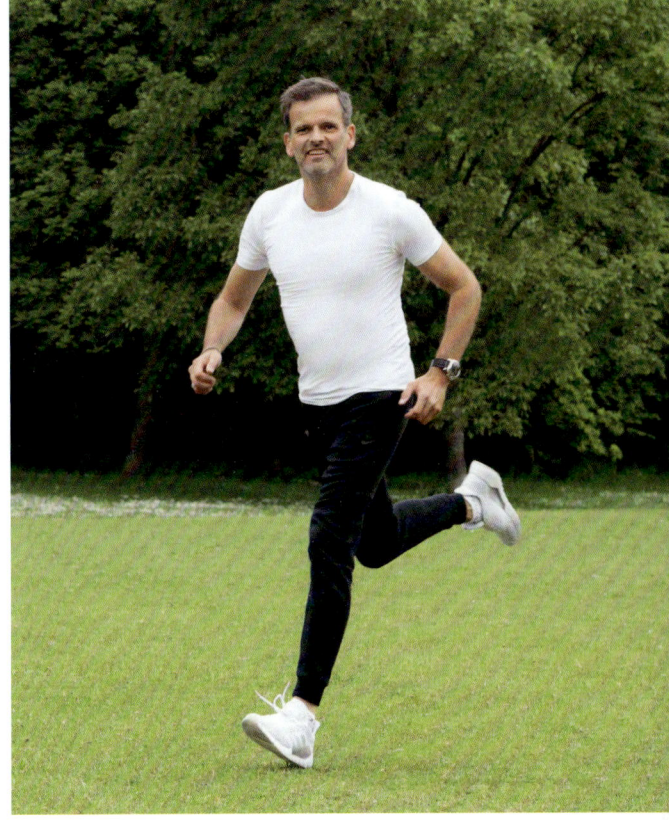

trainiere zu Hause meine Rückenmuskulatur mithilfe gezielter Übungen, die mir mein Krankengymnast empfohlen hat. Darüber hinaus gehe ich seit mehreren Jahren einmal in der Woche ins Studio und trainiere nach dem funktionalen EMS-Ganzkörper-Muskeltraining.

Achtsamkeit ist der dritte Grund, warum es mir heute so gut geht. Darauf bin ich eher zufällig gestoßen – und auch erst, als ich 2010 einen erneuten Bandscheibenvorfall hatte. Mit den bekannten Folgen: Schmerzmittel, Kortisoninjektion, neues MRT. Die Diagnose diesmal: Die Arthrose ist weiter fortgeschritten. Ich hatte schon völlig vergessen, wie es war, abends mit Schmerzen ins Bett zu gehen und morgens mit Schmerzen aufzuwachen. Von meinem ersten Bandscheibenfall wusste ich, wie langwierig es sein kann, aus dem Schmerzkreislauf auszubrechen. Das hat mich zunächst emotional sehr belastet. Ich wollte ja nicht täglich Medikamente einnehmen und eine Operation kam für mich nach wie vor nicht infrage.

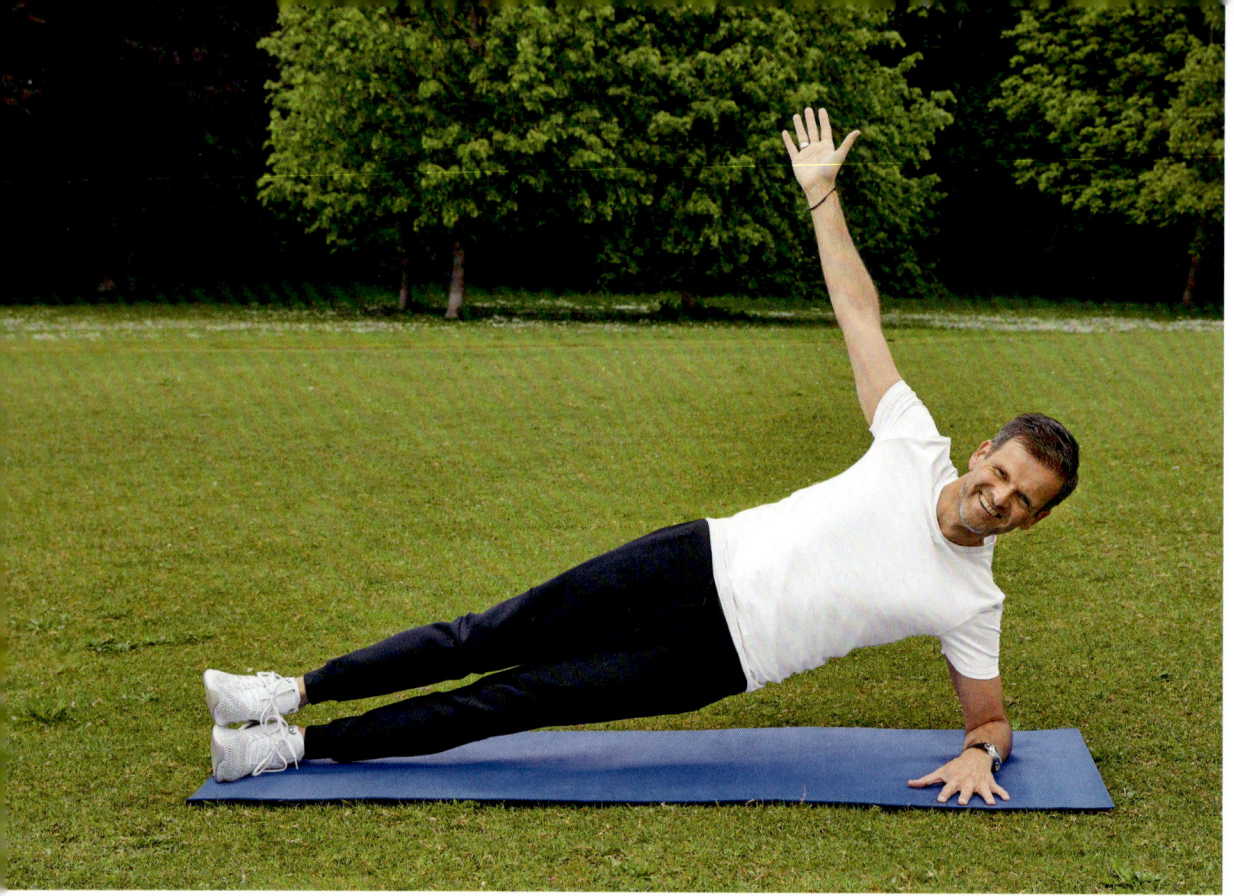

In dieser Phase hörte ich einen Vortrag zum The-ma Achtsamkeit, habe mir aber gar nicht bewusst gemacht, dass das auch mir etwas geben könn-te. Erst als ein befreundeter Orthopäde erzähl-te, dass er meditiert, habe ich mich näher damit befasst: Dabei stieß ich auf die Meditations-App Headspace. Das Tolle an ihr ist, dass man sich immer genau das Thema raussuchen kann, das für einen selbst gerade wichtig ist. Zum Beispiel Schmerzen oder Stress. Man kann auch die Län-ge selbst bestimmen. Perfekt für mich, weil ich so auswählen kann, was in mein Morgenprogramm passt. Ich meditiere seither jeden Morgen und ma-che mit einer App danach noch 15 Minuten Yoga. Zusätzlich stehen noch spezielle Übungen zur Muskelkräftigung auf meinem Morgenprogramm: Meine Lieblingsübungen sind hier der sogenann-te Plank (eine Art Liegestütz auf den Unterarmen) sowie der Seitstütz. Beides mache ich jeweils zehn- bis zwölfmal und wiederhole es dreimal.

Früher fiel es mir schwer, am Ball zu bleiben, aber mit diesem festen Rhythmus klappt es. Ich muss nicht mehr jeden Tag gegen meinen inne-ren Schweinehund angehen. Die Apps habe ich in einem Ordner auf dem Handy gespeichert – und immer wenn ich das Handy in die Hand nehme und zum Beispiel nach dem Wetter gucke, schaue ich auch in den Ordner ,Gesundheit'. Da sehe ich dann, dass ich zum Beispiel im letzten Jahr 25 Stunden meditiert habe und wie viele Stunden Yoga ich gemacht habe. Das motiviert mich jeden Tag aufs Neue. Ich merke auch, dass ich viel aus-geglichener bin und nicht mehr so gehetzt durch den Tag gehe. In meinem Ordner gibt es auch eine App, die Schritte zählt. Wenn ich sehe, dass ich bisher an einem Tag nur 1000 Schritte gegangen bin, weiß ich, dass ich ganz schnell rausgehen und mich bewegen muss. 3000 bis 4000 Schritte pro Tag sind mein Ziel. Die Zahlen zeigen mir immer deutlich, was ich geschafft habe – oder nicht.

## Man muss lernen, die Signale seines Körpers zu erkennen

Ich habe in den letzten Jahren gelernt, auf meinen Körper zu hören. Er gibt dir wichtige Zeichen. Wenn es zwickt, höre hin, anstatt ihn zu überhören oder zu versuchen, das Zwicken zu ignorieren. Klebe keine Schmerzmittel als ,Pflaster' über die rote Warnlampe, die dir dein Körper anzeigt. Das ist mir am Anfang gar nicht so leichtgefallen. Bis mich einmal ein befreundeter Orthopäde gefragt hat, was ich tue, wenn auf der Autobahn am Armaturenbrett die rote Warnlampe fürs Motoröl aufleuchtet. Meine spontane Antwort: ,Ich halte auf dem nächsten Parkplatz an.' Dieses Bild habe ich seitdem stets im Kopf, wenn ich wieder einmal mit Rückenschmerzen vor dem Arzneischrank stehe und überlege, ob ich eine Ibu 800 einwerfe. Das ist für mich der Moment, in dem ich realisiere, dass ich wieder mal zu wenig für mich und meinen Körper getan habe und dass es höchste Zeit wird, wieder diszipliniert und regelmäßig meine Übungen zu machen.

Ich mache regelmäßig Sport. Wenn ich Schmerzen habe und mir Joggen zu anstrengend ist, gehe ich eben entspannt spazieren. In solchen Schmerzphasen nutze ich außerdem immer meine Rückenbandage. Sie hilft mir, Fehlbewegungen zu vermeiden: Ich drehe den Rumpf weniger hin und her und kann Beugebewegungen besser kontrollieren. Zudem erinnert mich die Bandage daran, schwere Dinge (etwa bei der Gartenarbeit oder beim Einkaufen) immer aus der Hocke heraus anzuheben, zu tragen oder abzusetzen.

Natürlich hat sich mein Alltag seit der Diagnose völlig geändert: Ich nehme mir jetzt täglich Zeit für mein Yoga- und Fitnessprogramm. Das war anfangs nicht leicht, ich habe mich besonders auf meinen vielen Reisen schwergetan. Wenn man einen vollen Reisekalender hat, sich vielleicht noch in einer anderen Zeitzone befindet und aus seinem normalen Alltag komplett herausgerissen ist, lässt man die Übungen gerne mal schleifen. Aber die Quittung kommt schnell hinterher und ehe man sich versieht, sind die Schmerzen wieder da.

Auch das Geschenk, das mir ein Freund neulich zum Geburtstag machte, war nicht wirklich gut für meinen Rücken: ein Gutschein zum Wakeboarden. Bei diesem Sport steht man auf einer Art Surfbrett und wird von einem Motorboot übers Wasser gezogen. Klingt eigentlich recht entspannt, allerdings muss man immer wieder sehr abrupte Bewegungen machen, was meinem Rücken nicht wirklich gefiel. Auf solche verrückten Dinge werde ich in Zukunft verzichten. Alles geht eben einfach nicht mehr – aber das meiste kann ich ja noch machen.

Mein Leben ist erfüllt und weitgehend schmerzfrei, dank einer Kombination aus Bewegung, Muskelkräftigung, Dehnung und Achtsamkeit. Es kommt auf die richtige Einstellung an, das richtige Mindset, wie ich gerne sage. Das habe ich im Laufe der letzten Jahre verstanden, denn nur so bin und bleibe ich der Kapitän meiner Gesundheit und habe nach wie vor ein erfülltes Leben."

»Die größte Entdeckung meiner Generation besteht darin, dass der Mensch durch das Ändern seiner inneren Einstellung sein eigenes Leben ändern kann.«

- William James -

# WICKEL, WÄRME, WEIDENRINDE & CO.

**Nicht nur die Schulmedizin hat Medikamente gegen Arthrose. Es gibt auch viele natürliche und altbewährte Hausmittel, um die Krankheit in Schach zu halten oder in akuten Fällen Schmerzen zu lindern – von Wärme- und Kälteanwendungen über Wickel und Tees bis zur Akupunktur. Nicht zu vergessen: die Ernährung.**

## Wärme

Grundsätzlich gilt: Halten Sie abgenutzte Gelenke warm. Tragen Sie im Winter lieber eine Schicht mehr und holen Sie bei unsicherem Wetter lieber eine lange Hose aus dem Schrank statt der kurzen. Denn Wärme sorgt dafür, dass sich die Blutgefäße weiten und mehr Nährstoffe in die betroffenen Bereiche gelangen. Außerdem entspannen sich bei Wärme die Muskeln, Sehnen werden geschmeidiger und Gelenke lockern sich. So können Sie sich besser und leichter bewegen. Genügt Ihnen die Kleidung allein nicht als „Wärmepolster", können Sie auch eine Wärmflasche, eine Wärmelampe oder ein Wärmepflaster verwenden, um Ihre Gelenke warm zu halten. Wärmende Auflagen, Wickel (siehe Seite 41) und wärmespendende Salben sind ebenfalls überaus wohltuend.

## Bäder und Sauna

Wenn Sie keine Herzprobleme haben, dürfen Sie auch ein warmes Bad nehmen oder in die Sauna gehen. Vor allem durch den raschen Warm-kalt-Wechsel beim Saunieren mobilisiert der Körper antientzündliche und schmerzlindernde Stoffe: Das tut Gelenken mit Arthrose gut. Allerdings gilt hier: Sind Ihre Gelenke angeschwollen, meiden Sie lange Saunagänge besser.

Achtung: Wärme sollten Sie nur dann anwenden, wenn Ihre Gelenke nicht geschwollen oder akut gereizt sind. Sie unterstützt diesen Prozess nämlich noch. In diesem Fall ist Kälte besser.

## Kälte

Kälte ist immer dann sinnvoll, wenn Sie Ihre Gelenke intensiv belastet haben und sie deswegen geschwollen oder entzündet sind. Sie wirkt nämlich abschwellend, fährt den Stoffwechsel herunter und verringert die Durchblutung. Das alles wirkt sich positiv auf die Entzündung aus.

Klassiker sind Quarkumschläge oder Quarkwickel, denn die Milchsäurebakterien im Quark hemmen die Entzündungsstoffe. Zudem wirkt Quark schmerzlindernd, kühlend und abschwellend. Für einen Wickel bestreichen Sie ein dünnes Baumwolltuch (beispielsweise ein Geschirrtuch) mittig fingerdick mit zimmerwarmem Magerquark. Dann schlagen Sie die Seiten des Tuchs so darüber, dass der Quark gut bedeckt ist und nichts herausläuft. Legen Sie das „Päckchen" so auf das Gelenk, dass sich nur eine dünne Stoffschicht zwischen Haut und Quark befindet. Fixieren Sie das Ganze, indem Sie ein Handtuch oder einen Schal darumwickeln, und lassen Sie die Packung 30 bis 60 Minuten einwirken, bis der Quark trocken geworden ist.

**Achtung:** Kälteanwendungen sind zwar eine wunderbare Methode, um Schmerzen zu stillen, weil durch die Verminderung des Stoffwechsels die Nervenleitgeschwindigkeit verzögert wird. Das blockiert Schmerzrezeptoren und Schmerzen werden langsamer weitergeleitet. Wenn Sie allerdings zu lange und zu stark kühlen, kann es zu Erfrierungen an der Haut kommen. Legen Sie daher auch Kühlkompressen nie direkt auf die nackte Haut, sondern schlagen Sie sie immer in ein Tuch ein.

## Kältekammern

Das Pendant zur Sauna sind Kältekammern, in denen Temperaturen bis zu minus 110 Grad herrschen – weshalb die Behandlung auch nur wenige Minuten dauert, dann geht es wieder ab in die Wärme. In diesen Eiskammern sollen die Patienten ihre Schmerzen gewissermaßen einfrieren: Der Körper fährt die Durchblutung von Armen, Beinen, Kopf, Nacken und Wirbelsäule zurück, dadurch verengen sich die Blutgefäße, das Blut wird vermehrt in den Rumpf gepumpt. Die Körperrezeptoren melden dem Hirn maximale Kälte und lenken so von den Schmerzen ab. Das geht sehr schnell: Oft spürt der Patient schon nach 30 Sekunden eine deutliche Verbesserung.

Die Ganzkörperkältetherapie wurde bereits in den 1980er-Jahren von einem japanischen Arzt entwickelt und wird heute vor allem bei Rheuma- und Schmerzpatienten angewendet. Es gibt entsprechende Kältekammern in Krankenhäusern, die Reiztherapie darin ist verschreibungspflichtig. Wenn Sie in die Kältekammer eines Privatanbieters gehen wollen, müssen Sie die Kosten dafür in der Regel selbst tragen.

**Achtung:** Wenn Sie Bluthochdruck haben oder herzkrank sind, sind diese Kammern für Sie nicht geeignet. Auch bei akuten Infekten der Atemwege oder des Harntrakts ist davon abzuraten.

## Wickel

Nicht nur Quarkwickel sind seit jeher bewährte Hausmittel. Wickel lindern allgemein Schmerzen und fördern die Durchblutung sowie die Reparaturprozesse im Körper. Zudem sind sie schnell gemacht und kosten nicht die Welt. Wenn Sie Ihren Gelenken mit einem Wickel Gutes tun wollen, brauchen Sie mehrere Tücher, denn typisch ist der Aufbau aus zwei bis drei Schichten: dem Innen-, Zwischen- und Außentuch. Die Tücher sollten aus Leinen oder Baumwolle sein, da synthetische Materialien einen Wärmestau begünstigen. Auch Kompressen mit abgelaufenem Verfallsdatum oder kleinere Stücke eines Mulltuchs eignen sich. Auf das Innentuch geben Sie die entsprechende Tinktur, etwa Retterspitz, Arnika oder Beinwell (siehe Seite 44). Die anderen Tücher wickeln Sie dann drum herum.

Der einzige Wickel, für den Sie kein Tuch brauchen, ist der Kohlwickel: Schneiden Sie aus ein bis drei großen Kohlblättern (Wirsing oder Weißkohl) den dicken Strunk in der Mitte heraus. Dann walzen Sie die Blätter mit einem Nudelholz aus Kunststoff oder einer Flasche platt, bis Saft austritt. Benutzen Sie kein Holz, da dieses den Saft aufnimmt – genau der enthält die heilenden Inhaltsstoffe. Legen Sie die Blätter dachziegelartig auf das schmerzende Gelenk, decken Sie sie mit einem Stück Frischhaltefolie ab und fixieren Sie das Ganze mit einer Binde. So einen Wickel können Sie zweimal täglich anlegen. Lassen Sie ihn möglichst lange, am besten über Nacht, auf dem Gelenk.

## Tee

Weidenrinde wird in der Naturheilkunde schon lange gegen Entzündungen, Schmerzen und Fieber eingesetzt. Sie zählt zu den ältesten Heilmitteln der Menschheit. Das Besondere: Die Rinde enthält verschiedene Wirkstoffe aus der Gruppe der Sali-

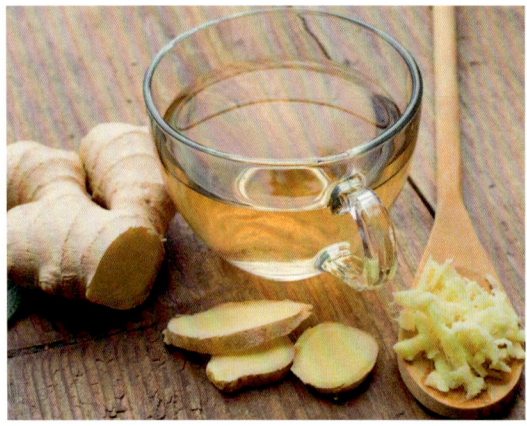

cylalkohole. Je nach Weidenart liegt die Konzentration dieser Substanzen zwischen anderthalb und elf Prozent. Wichtig für die Schmerzbehandlung ist das Salicin, denn dieses wird in der Leber zu Salicylsäure umgewandelt. Eine Substanz, die ähnlich wie der chemische Arzneistoff Acetylsalicylsäure (ASS) wirkt – das bekannteste Schmerzmittel der Welt. Wollen Sie einen Tee zubereiten, übergießen Sie 2 bis 3 g geschnittene oder pulverisierte Weidenrinde mit 200 ml heißem Wasser. Lassen Sie den Tee zugedeckt 15 Minuten ziehen, bevor Sie ihn trinken.

Statt Weidenrindentee können Sie auch einen Ingwertee zubereiten: Schälen Sie ein 2 bis 3 cm großes Stück Ingwer und schneiden Sie es in Scheiben. Übergießen Sie diese mit 200 ml heißem Wasser und lassen Sie den Tee zugedeckt 10 Minuten ziehen. Ingwer wirkt ebenfalls entzündungshemmend und schmerzstillend.

## Akupunktur

Diese Therapie kommt aus der traditionellen chinesischen Medizin: Der Arzt setzt feine Nadeln an bestimmte Punkte auf den sogenannten Leitbahnen oder Meridianen des Körpers. Entlang dieser Bahnen zirkuliert die Lebensenergie, das sogenannte Qi. Man kann sich diese Bahnen wie Autobahnen vorstellen. Wie dort kann es auch auf den Leitungsbahnen zu Staus kommen, weshalb die Energie nicht mehr ungehindert fließen kann. Es kommt zu Schmerzen. Um die Blockaden, „den Stau", zu lösen oder die Flussrichtung zu korrigieren, setzt man die Akupunktur ein. Sie soll den Energiefluss wieder ins Gleichgewicht bringen. Die Berliner Charité führte bei Patienten mit Hüftarthrose eine Studie durch: Sie bekamen zusätzlich zur schulmedizinischen Behandlung auch Akupunktursitzungen. Im Vergleich zu einer Patientengruppe, die ausschließlich schulmedizinisch behandelt wurde, hatte die erste Gruppe nach einem Vierteljahr weniger Schmerzen. Eine Sitzung dauert 20 bis 40 Minuten. So lange bleiben die Nadeln in der Regel im Körper.

Wichtig: Ärzte dürfen Akupunktur nur nach einer speziellen Ausbildung anwenden. Fragen Sie bei Ihrer Krankenkasse nach, ob sie die Kosten für diese Behandlung übernimmt.

## Nahrungsergänzungen

Leider kann ein zerstörter und abgenutzter Gelenkknorpel nicht wieder vollständig aufgebaut werden. Durch bestimmte Nahrungsergänzungen können die Symptome der Arthrose jedoch günstig beeinflusst werden. So sollen die Aminosäuren Glucosamin und Chondroitin, die eine Rolle im Knorpelstoffwechsel spielen, Schmerzen reduzieren. Allerdings ist die Dosis entscheidend: Studien haben gezeigt, dass 1500 mg Glucosamin und 800 mg Chondroitin, über einen Zeitraum von drei Monaten eingenommen, bei Arthrose eine positive Wirkung haben. In vielen im Handel erhältlichen Präparaten sind diese Substanzen zwar enthalten, aber in zu niedrigen Dosierungen. Dafür sind oft viele andere Inhaltsstoffe beigemengt (Vitamine oder Enzyme), deren Wirkung zur Linderung von Arthrose-Schmerzen in keiner Weise wissenschaftlich gesichert ist.

# Gesund essen für die Gelenke

**Zunehmend wird in der Therapie von Arthrose auch die Ernährung berücksichtigt: Übergewicht, das Arthrose begünstigt, soll abgebaut und das Blutfettprofil verbessert werden. Außerdem lassen sich Entzündungsprozesse im Körper eindämmen.**

Manche Lebensmittel haben nachweislich eine entzündungshemmende und schmerzlindernde Wirkung. Als entzündungshemmend gelten beispielsweise Nüsse, Samen (etwa Lein- oder Chiasamen) oder Omega-3-Fettsäuren, die in fettem Fisch oder in Pflanzenölen wie Soja-, Raps- und Leinöl vorkommen. Auch frisches Gemüse, Salat und Kräuter sind empfehlenswert. Beim Obst greifen Sie am besten zu Äpfeln, Bananen, Beeren, Birnen und Weintrauben. Weißmehlprodukte, Fertiggerichte und Fast Food sowie Zucker, Süßigkeiten und Alkohol dagegen sollten Sie meiden. Wer sich gesund und ausgewogen, aber nicht rein pflanzlich ernähren will, setzt Fisch und Geflügel auf seinen Speiseplan und lässt die Finger von fettem Fleisch und Wurstwaren, denn sie enthalten Arachidonsäure, die nicht besonders gelenkfreundlich ist. Wenn Sie Ihren Knochen etwas Gutes tun wollen, sorgen Sie dafür, dass Sie ausreichend Kalzium zu sich nehmen: Das steckt vor allem in fettarmen Milchprodukten wie Naturjoghurt, Quark oder harten Käsesorten und in dunkelgrünem Gemüse, etwa in Brokkoli, Rucola oder Spinat. Inwieweit Vitamin D, Antioxidantien (wie die Vitamine A, B, C und E) und verschiedene Pflanzenextrakte gegen Arthrose helfen können, wird noch diskutiert.

## Vorsicht, Harnsäure

Nachgewiesen ist dagegen bereits, dass erhöhte Harnsäurewerte im Blut für Arthrose-Patienten schlecht sind. Denn sie können dazu beitragen, dass sich abgenutzte Gelenke leichter entzünden und schmerzen. Im schlimmsten Fall führt die Harnsäure zu einem Gichtanfall, der sich in massiven Schmerzen mit Rötung und Schwellung äußern kann – am häufigsten in den Großzehengelenken, aber auch in Knie- oder Hüftgelenken. Die Harnsäurekonzentration kann man in einer Blutuntersuchung leicht nachweisen. Achten Sie darauf, dass Sie immer unter dem Grenzwert bleiben. Das gelingt durch die richtige Ernährung: Verzichten Sie beispielsweise auf Innereien, Schweineschinken, Schweinefilet, Muscheln, Makrelen oder Heringe mit Haut, auf Ölsardinen und Thunfisch in Öl. Diese Lebensmittel steigern die Bildung von Harnsäure.

# Heilende Kräuter und Gewürze gegen Arthrose

**Gegen jede Krankheit ist ein Kraut gewachsen, sagt der Volksmund. Das gilt auch für Arthrose. Es gibt Wurzeln, Pflanzen und Gewürze, die Schmerzen lindern und gegen Entzündungen wirken. Und solche, die die Durchblutung fördern oder dem Knorpel Gutes tun.**

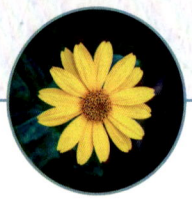

## Arnika

Die gelben Blüten der Gebirgspflanze enthalten neben Ölen und Flavonoiden auch den Entzündungshemmer Helenalin. Er verhindert, dass im Körper Stoffe gebildet werden, die Entzündungen auslösen. Zudem wirkt Arnika antibakteriell, abschwellend und schmerzlindernd. Die Wirkstoffe stecken zum Beispiel in Gel oder Globuli. Arnikatinktur ist ideal, falls Sie Wickel um Ihre Gelenke legen wollen (siehe Seite 41).

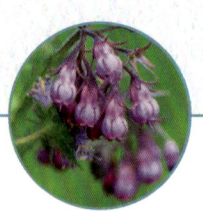

## Beinwell

Die Pflanze aus der Familie der Borretschgewächse wurde schon von dem Arzt und Alchemisten Paracelsus als Heilpflanze geschätzt. Sowohl ihre Blätter als auch die Wurzel wirken abschwellend, schmerzlindernd und entzündungshemmend. Beinwell ist ideal, wenn Sie Ihren Gelenken einen Wickel gönnen wollen (siehe Seite 41). Achtung: Tragen Sie Beinwell nie auf offene Wunden auf. Die Wurzeln enthalten Alkaloide, die leberschädigend sind und über offene Wunden in den Körper gelangen können. Wenn Sie Leberprobleme haben, sollten Sie daher auf dieses Kraut besser verzichten.

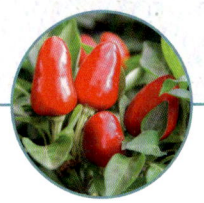

## Chilischoten

Wenn Sie Arthrose haben und Chili mögen, wunderbar! Denn die Schoten enthalten Capsaicin, einen Scharfmacher, der antioxidativ und entzündungshemmend wirkt. Chilischoten sind auch gut gegen Muskelschmerzen und chronische Entzündungen. Wenn Sie nicht gerne scharf essen, können Sie Cremes verwenden, die Capsaicin enthalten, und diese äußerlich auf Hand-, Knie-, Hüft- und Schultergelenke auftragen.

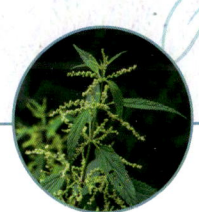

## Brennnessel

Dieses „Unkraut" wirkt leicht wassertreibend und hilft dem Körper, überschüssige Säuren auszuscheiden. Für einen Tee übergießen Sie 2 TL getrocknete Brennnesselblätter mit 500 ml kochendem Wasser. 10 Minuten ziehen lassen und über den Tag verteilt trinken, kurmäßig über 4 Wochen. Im Frühling können Sie täglich 50 g frische Brennnesseln im Salat essen. Oder Sie trinken Brennnesselsaft (aus dem Reformhaus).

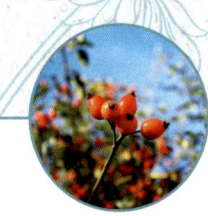

## Hagebuttenpulver

Nein, keine Angst, Sie müssen kein Juckpulver auf die schmerzenden Gelenke streuen. Die Frucht der Heckenrose gibt es als Pulver, das Sie in Joghurt, Müsli oder kaltes Wasser rühren können (5 Gramm täglich, 1 bis 2 Monate lang). Hagebutten enthalten Säuren aus der Stoffklasse der Terpene, die sich bei Arthrose günstig auswirken. Hagebuttenpulver soll den Knorpelabbau hemmen und den Krankheitsverlauf verlangsamen. In Studien konnte gezeigt werden, dass Patienten, die Hagebuttenpulver einnehmen, weniger Schmerzmedikamente benötigen oder sogar ganz auf diese verzichten können.

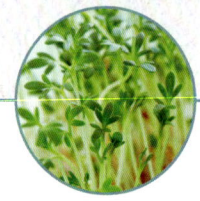

## Kresse

Sie enthält das Senföl Sulfraphan, das knorpelabbauende Enzyme blockiert. So kann die Zerstörung des Gelenkknorpels aufgehalten werden. Das belegt eine Studie der Universität von East Anglia im britischen Norwich. Sulfraphan ist auch in anderem Grünzeug enthalten, zum Beispiel in Rucola, Radieschen, Meerrettich und ganz besonders in Brokkoli. Wer seinen Gelenken etwas Gutes tun möchte, sollte diese Kräuter und Gemüse möglichst oft essen.

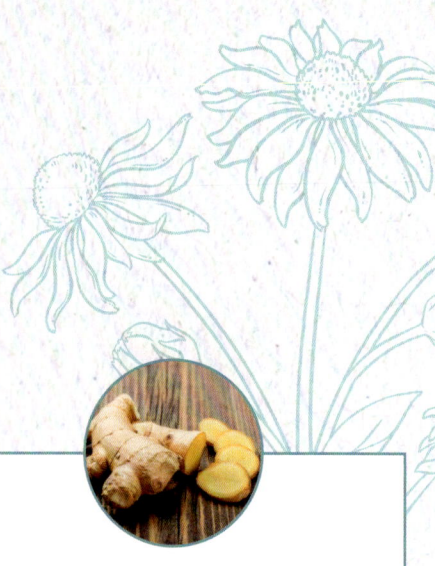

## Ingwer

Die Wurzel enthält ätherische Öle und Scharfstoffe wie Gingerole und Shogaole. Diese sorgen für die Schärfe und machen den Ingwer gleichzeitig so gesund. Die Scharfstoffe lindern Gelenk- und Muskelschmerzen und wirken entzündungshemmend – wie ein natürliches Schmerzmittel. Dabei ist Ingwer aber viel magenschonender als ein Medikament. Zudem hilft er, dass Schwellungen zurückgehen. Sie können Ingwerpulver verwenden oder die Wurzel frisch reiben und Gerichte damit verfeinern oder einen Tee daraus zubereiten (siehe Seite 42).

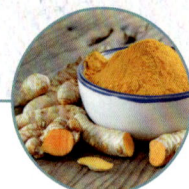

## Kurkuma

Gilt wie Ingwer seit Jahrtausenden in der traditionellen chinesischen Medizin als Heilgewürz. Die Gelbwurzel enthält den Pflanzenstoff Curcumin, der Schmerzen lindert und Entzündungen hemmt; Gelenke schwellen ab und werden beweglicher. Weil Kurkuma nicht wasserlöslich ist, lösen Sie es am besten in warmem Öl oder nehmen es zusammen mit Fetten ein. Angeblich soll Kurkuma sogar dem Abbau des Gelenkknorpels entgegenwirken. Schön wär's, gesichert ist diese Aussage allerdings nicht.

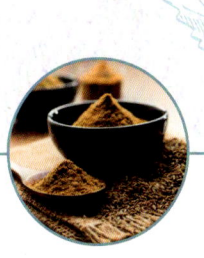

## Kreuzkümmel, Muskatnuss und Koriander

Nach einer Studie des Immanuel Krankenhauses in Berlin wirkt auch eine Mischung aus Kreuzkümmel (Cumin), Muskatnuss und Koriander positiv bei Arthrose: Die scharfen ätherischen Öle dieser Gewürze hemmen nicht nur die Entzündung im Gelenk und lindern Schmerzen. Bei 80 Prozent der untersuchten Patienten verbesserte die Gewürzmischung zudem auch die Durchblutung der Gelenke. Mischen Sie je 1 Messerspitze Kreuzkümmelpulver, geriebene Muskatnuss und Korianderpulver und essen Sie diese 2-mal täglich mit etwas Joghurt.

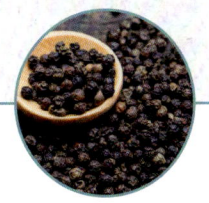

## Pfeffer

Wenn Sie Ihre Arthrose manchmal dahin wünschen, wo der Pfeffer wächst: gut so. Denn Pfefferkörner enthalten Piperin – und dieser Stoff hilft bei Krämpfen und rheumatischen Schmerzen. Mahlen Sie Pfefferkörner am besten immer frisch über das Essen.

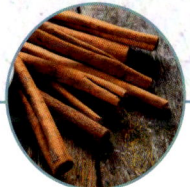

## Zimt

Von diesem Gewürz dürfen Arthrose-Patienten jederzeit essen. Es hat antioxidative Eigenschaften, regt den Kreislauf an, hemmt Entzündungen und lässt geschwollene Gelenke abschwellen. Verrühren Sie einfach 1 TL Zimtpulver mit 1 TL Honig und essen Sie diese Mischung morgens auf nüchternen Magen. Sie können das Zimt-Honig-Gemisch auch in warmem Wasser auflösen und trinken.

# ENTLASTEN STATT BELASTEN

**So wie jemand, der nicht mehr gut sehen kann, eine Brille oder Kontaktlinsen trägt, gibt es auch für Arthrose-Patienten verschiedene Hilfsmittel, die die Gelenke entlasten und Schmerzen lindern. Der Medizintechnik-Experte Frank Bömers gibt einen Überblick.**

## Einlagen, Fersenkissen und Schuhaußenranderhöhungen

Wer eine Arthrose im Knie hat, bei dem ist häufig auch die Beinachse in Richtung X- oder O-Bein-Stellung verändert. Das Kniegelenk ist dann einseitig stärker belastet. Abhängig davon, wie schwer Ihre Gelenkarthrose ist, können Sie Ihrem Knie mit Einlagen, Fersenkissen oder – im Falle einer O-Bein-Stellung – mit einer Schuhaußenranderhöhung etwas Gutes tun. Für eine Schuhaußenranderhöhung fertigt der Orthopädie-Schuhtechniker nach Verordnung des Arztes außen an der Sohle eine keilförmige Erhöhung an, damit diese das Knie entlastet. Entgegenwirken können Sie auch mit Einlagen in den Schuhen. Je nach Art der Arthrose wird die Einlage entweder auf der Außen- oder der Innenseite erhöht, um das Kniegelenk zu entlasten und die Schmerzen zu verringern. Die Einlagen fertigt ein Orthopädietechniker oder -schuhtechniker nach Maß. Allerdings sollten Sie mit den Einlagen nicht sofort Gewaltmärsche unternehmen, sondern Ihre Gehzeit langsam, aber kontinuierlich steigern. Denn Fuß und Bewegungsapparat brauchen Zeit, um sich umzustellen.

Achten Sie auch darauf, dass Sie Schuhe mit weichen Sohlen tragen: Harte Sohlen verstärken die Schmerzen, vor allem, wenn Sie diese den ganzen Tag tragen. Weiche Sohlen müssen nicht zwangsläufig Sportschuhe sein: Es gibt auch Straßenschuhe mit einem speziellen Sohlenaufbau. Die Belastung auf die Gelenke dämpfen können Sie auch, wenn Sie weiche Silikon-Fersenkissen in den Schuh einlegen. All diese Hilfsmittel gibt es im orthopädischen Fachhandel.

## Bandagen

Bandagen sind Hilfsmittel, die das Gelenk von außen umschließen und wärmen. Das fühlt sich angenehm an und kann möglicherweise den Schmerz verringern. Bandagen sind flexibler als Orthesen (siehe Seite 49) und ermöglichen mehr Aktionsfreiheit. Sie sind schlauchförmig und bestehen aus einem elastischen Kompressionsgestrick, das sich der Körperform anpasst. Bandagen können Sie wie einen Strumpf über den Fuß bis zum Knie hochziehen. Allerdings haben Bandagen keinerlei biomechanischen Effekt, das heißt, sie haben keine Entlastungs- oder Stützfunktion. Es handelt sich um einen Placeboeffekt, der durch die Kompression der Weichteile ein subjektives Stabilitätsgefühl vermittelt und das Knie angenehm wärmt. Dennoch scheint dieser Effekt gut zu wirken – schließlich werden jährlich mehrere 100 000 Bandagen verordnet und getragen. Bandagen werden zur konservativen Behandlung verwendet, wenn eine Operation noch nicht notwendig ist.

## Orthesen

Der Begriff „Orthesen" ist den meisten von uns nicht geläufig und manche verwechseln das Wort auch mit Prothesen, womit es allerdings überhaupt nichts zu tun hat. Orthesen und im speziellen Knieorthesen zählen zu den orthopädischen Hilfsmitteln. Im Unterschied zu Bandagen haben Orthesen feste Stabilisierungs- und Rahmenelemente. Sie sollen dafür sorgen, dass die Bewegungen kontrolliert erfolgen können und die Gelenke entlastet werden. Sie verteilen das Körpergewicht gleichmäßig auf andere Körperregionen und wirken somit auch schmerzlindernd. Orthesen werden zur konservativen Behandlung verwendet, sind aber auch für die Behandlung nach einer Operation geeignet.

Orthesen entlasten und stabilisieren das Gelenk nicht nur, sie schützen es auch vor Fehlbewegungen. Daher schränken sie die Bewegungs- und Aktionsfreiheit stärker ein als Bandagen. Häufig werden sie eingesetzt, um Fehlstellungen zu korrigieren und damit Schmerzen zu vermeiden. Man kann sie so einstellen, dass der Träger das Gelenk ganz kontrolliert bis zu einem bestimmten Anschlag beugen und strecken kann. Orthesen werden ebenfalls durch einen Orthopädietechniker vermessen und angelegt.

Als Betroffener müssen Sie diese Orthesen nicht permanent tragen, sondern können Sie dann anlegen, wenn eine besondere Belastung ansteht: etwa beim Bergabgehen während einer Wanderung. Geht es wieder aufwärts, verstauen Sie die Orthese einfach im Rucksack. Sie haben dann den Vorteil, dass Sie aktiv Ihre Haltemuskulatur beim Bergaufgehen stärken. Allerdings sollten Sie sich nicht komplett auf Ihre Orthese verlassen, sondern im Wechsel auch immer wieder den eigenen Körper fordern und die Muskulatur stärken, um die Gelenke zu entlasten. Dazu kann es ratsam sein,

die Orthese auch mal für gewisse Zeit abzulegen, zum Beispiel in Ruhepausen. Dieser Wechsel ist unbedingt zu empfehlen, auch wenn viele aus Angst, der Schmerz könnte wieder stärker werden, ihre Orthese dauerhaft tragen.

Bei Kniegelenkarthrosen liegen Orthesen größtenteils direkt am Kniegelenk an. Sie bauen dort einen Gegendruck zur X- oder O-Bein-Stellung auf und drücken das Bein sanft in die gerade Beinachse zurück. So wird eine einseitige punktuelle Belastung verhindert beziehungsweise vermindert. Es gibt aber auch Modelle wie die Agilium Freestep von Ottobock, die am Fuß ansetzt und das obere Sprunggelenk überbrückt, um hierdurch das Kniegelenk zu entlasten. Die Agilium-Freestep-Orthese beeinflusst das Abrollverhalten des Fußes beim Gehen. Dies bewirkt eine veränderte einleitende Kraft am Kniegelenk und entlastet gezielt den geschädigten Gelenkknorpel. Die Schmerzen im Knie verringern sich in der Regel deutlich. Der Vorteil liegt auf der Hand – das Knie wird nicht eingeengt. Die Orthese ist fest mit dem Fußteil im Schuh verankert und verrutscht nicht. Die Betroffenen können uneingeschränkt die Kleidung tragen, die Sie tragen möchten. Sie werden von ihrer Orthese in vielen Situationen effektiv unterstützt: beim Spazierengehen und Einkaufen, aber auch beim Laufen oder Wandern.

## Individuelle Bedürfnisse

Welche Orthese für Sie die richtige ist, hängt vom Schweregrad Ihrer Arthrose und von der gewünschten Anwendung ab. Sprich: Benötigen Sie eine Entlastung, um beispielsweise ein bis zwei Stunden am Tag mit Ihrem Hund spazieren zu gehen? Oder geht es darum, ein- bis zweimal in der Woche mit Ihren Freunden ohne Schmerzen Sport treiben zu können? Außerdem sollten Sie Aspekte wie den Tragekomfort und das Gewicht der Orthese berücksichtigen oder

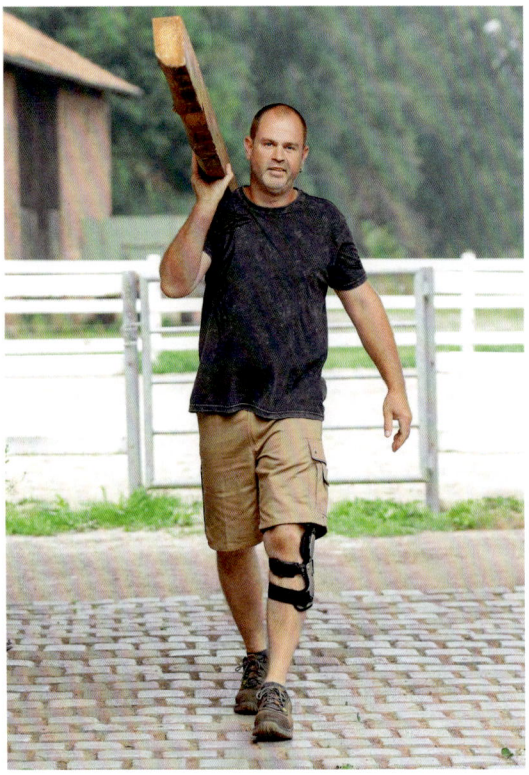

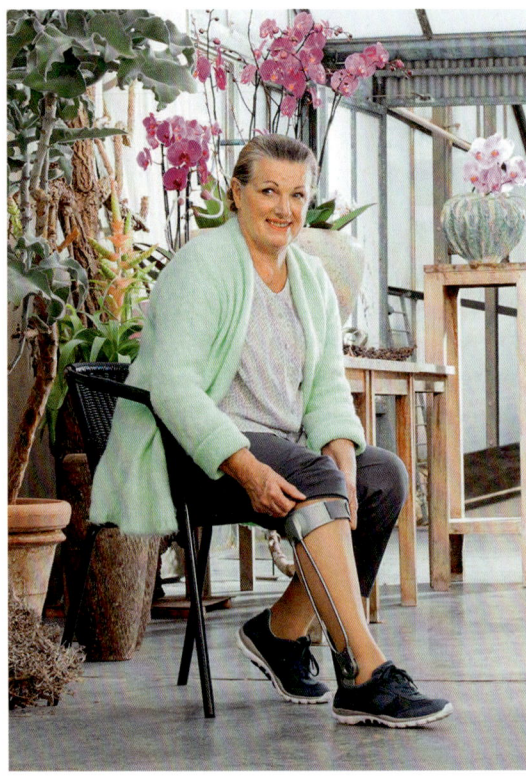

Die meisten Knieorthesen stabilisieren das Gelenk direkt am Knie, so auch die Agilium Reactive.

Die Agilium Freestep entlastet das Knie, indem sie am Fuß ansetzt und das Sprunggelenk überbrückt.

ob Sie diese unter oder über der Kleidung tragen möchten. Auf der Webseite von Ottobock haben Sie die Möglichkeit, innerhalb von wenigen Minuten anhand Ihrer Alltagsaktivitäten und Ihrer Anatomie herauszufinden, welche Orthesen oder Orthesen-Kombinationen Ihnen Entlastung bringen und Ihre Schmerzen lindern können. Die Lösungsvorschläge besprechen Sie im Anschluss am besten mit Ihrem behandelnden Arzt oder Orthopädietechniker (siehe Tipp Seite 51).

## Alternative zu Schmerzmitteln

Wussten Sie übrigens, dass ein Arthrose-Patient, der von regelmäßigen Schmerzen betroffen ist, laut Statistik im Jahr mehr als 1000 Schmerztabletten (NSAR = nicht steoridale Antirheumatika)

einnimmt? Dadurch können auf Dauer Organe wie Magen, Darm, Niere und Leber angegriffen werden. Schmerztabletten sind in Ausnahmefällen und bei akuten Schmerzen sicherlich hilfreich, dürfen aber keine Dauerlösung sein! Eine Orthese dagegen hat so gut wie keine Nebenwirkungen. Sie ist daher eine sinnvolle und effektive Alternative, um Schmerzen vorzubeugen beziehungsweise zu lindern und eine Operation möglichst lange hinauszuzögern.

## Arthrose 2.0: Zukunftsmusik

Als Arthrose-Patient werden Sie künftig auch von der rasanten technischen Entwicklung vor allem im digitalen Bereich profitieren können. Das wird die Prophylaxe ebenso betreffen wie die Nachbehandlung und wird die klassischen Therapie-angebote sinnvoll unterstützen. So, wie es jetzt schon Apps gibt, mit denen Sie Ihr Fitnessver-halten und Ihre Gesundheit checken und ver-bessern können, werden Ihnen dann Apps hel-fen, besser mit Ihrer Arthrose umzugehen. Dafür werden klassische Produkte wie einfache Banda-gen mit winzigen Sensoren ausgestattet, um sie sozusagen „intelligent" zu machen. Diese Senso-ren können dann Ihre Bewegungen messen und die Daten an Ihr Tablet oder Smartphone melden. Auf diese Weise wüssten Sie beispielsweise, wie viel Zeit Sie täglich auf Ihre Übungen verwenden oder ob Sie diese richtig oder falsch durchführen. Dann würde ein Vibrationssignal Alarm schlagen und auf die korrekte Durchführung der Übungen hinweisen. Zugleich könnte die App Ihnen ein ständiges Feedback über Ihren Trainingsfortschritt anzeigen. Solche Rückmeldungen wären sicherlich eine große Motivationshilfe, um am Ball zu blei-ben und weiterzumachen. Nicht zuletzt könnten Sie diese Daten auch Ihrem Physiotherapeuten zeigen und mit ihm besprechen, welche Übungen oder Nachbehandlungen die richtigen für Sie sind.

## Digital Coaches

Das ist noch Zukunftsmusik, aber sie wird schon eifrig komponiert. Derzeit ist man dabei, eine App zu entwickeln, die nicht nur Übungen bewertet, sondern auch einen individuellen Trainingsplan erstellt, der auf den neuesten medizinischen Er-kenntnissen beruht. Sogenannte Digital Coaches können Ihnen auf dem Tablet oder Smartphone Übungen vorschlagen: In einem Video werden Ih-nen dann nicht nur die Anleitungen für die Übun-gen gezeigt. Sie bekommen auch Erläuterungen, wofür genau sie gut sind und wie sie den Arthro-se-Schmerz reduzieren. Das Praktische daran: Mit so einer App können Sie die Übungen dann über-all und jederzeit durchführen, wie es am besten in Ihren Tagesablauf passt.

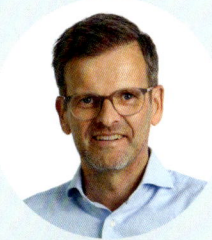

**FRANK BÖMERS**

## Was ist für mich das richtige Hilfsmittel?

„Meiner Erfahrung nach ist es sehr wichtig, dass Sie sich von einem Orthopädietechniker genau unter-suchen und eine Statikanalyse oder eine Videoganganalyse vornehmen lassen. Der Techniker kann fest-stellen, ob und wie das Hilfsmittel bei jedem Patienten individuell wirkt. Außerdem kann er Ihnen erklären, wo das Problem ist und warum und wie eine Orthese oder Bandage helfen kann. Es sollte auch immer ein Hilfsmitteltest erfolgen: Dabei probieren Sie die Orthesen unter realen Bedingun-gen aus, etwa beim Laufen oder beim Treppensteigen. So haben Sie einen Vergleich, womit Sie besser zurechtkommen, und spüren den schmerzlindernden und stabilisie-renden Effekt. Nach vier Wochen sollte es einen Kontrolltermin ge-ben, damit der Orthopädietechni-ker gegebenenfalls Nachjustierun-gen vornehmen und Ihre offenen Fragen beantworten kann."

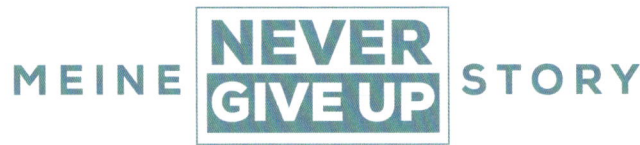

# »Die Berge sind meine Kraftquelle«

**Bei der Heilmasseurin Yvonne Agreiter aus dem österreichischen Patsch wurde vor zwei Jahren eine Arthrose im rechten Knie diagnostiziert. Ihr Orthopäde filmte sie daraufhin beim Gehen. Yvonne Agreiter war schockiert und hat einiges in ihrem Leben verändert.**

„Als ich gesehen habe, wie ich laufe, war das wie eine kalte Dusche für mich. So o-beinig auf einer Seite, ich bin richtig erschrocken. Ich hatte vorher schon auf Fotos bemerkt, dass ich komisch daste-he, mir aber nichts weiter dabei gedacht. Seit ich mit 20 einen Motorradunfall hatte und mir ein Teil des Meniskus rausgeschnitten werden musste, habe ich Probleme mit meinem Knie. Es schmerz-te oft oder war geschwollen. Weil Radfahren gut für die Kniegelenke ist, habe ich damals mit dem Rennradfahren angefangen und auch viele Ren-nen absolviert. Ich war eigentlich ein Halbprofi. Zu einem Arzt bin ich nie gegangen. Warum auch? Ich hatte gelernt, mit meinem Knie zu leben.

## Auch kleine Erfolge motivieren

Vor zwei Jahren aber bin ich beim Wandern im Ötztal blöd weggerutscht, es tat einen Stich im Knie und am nächsten Tag war mein ganzes Bein dick. Da bin ich dann doch zum Arzt, weil ich wusste, da ist mehr kaputt. Akut war zwar ‚nur‘ eine Zyste geplatzt, bei der Untersuchung wurde aber dann auch die Arthrose diagnostiziert. Man hätte mein O-Bein in einer OP gerade stellen können, doch das wäre ein großer Eingriff gewe-

sen und hätte mehrere Wochen Krücken bedeu-tet. Das wollte ich zu diesem Zeitpunkt auf kei-nen Fall. Mein Arzt hat mir dann als Alternative eine spezielle Schiene verordnet, die die abge-nutzte Innenseite meines Knies entlastet und mein O-Bein etwas ausgleicht. Und ich habe be-gonnen, gezielt Muskeln an der Innenseite des rechten Knies aufzubauen. Außerdem habe ich meine Ernährung umgestellt und nehme seitdem Glucosamin-Chondroitin-Kapseln, die den Knor-pelaufbau unterstützen. Jeden Abend sitze ich eine halbe Stunde auf dem Ergometer: ohne Be-lastung, einfach nur, um die Gelenke zu schmieren und Schwellungen abzutransportieren. Den Ergo-meter habe ich vor den Fernseher gestellt, sonst ist das Radeln im Zimmer sehr langweilig. Aber ich merke, dass es mir guttut. Körperlich und mental: Denn ich weiß, dass mir dieses monotone Training hilft, später am Berg durchzuhalten.

Natürlich sieht man nicht von heute auf morgen Erfolge: Man muss sehr konsequent sein, auch wenn man hin und wieder Durchhänger hat. Gera-de anfangs dachte ich manchmal, ich lasse mich doch operieren und haderte zwei, drei Tage. In sol-chen Phasen bin ich noch mehr auf dem Ergome-

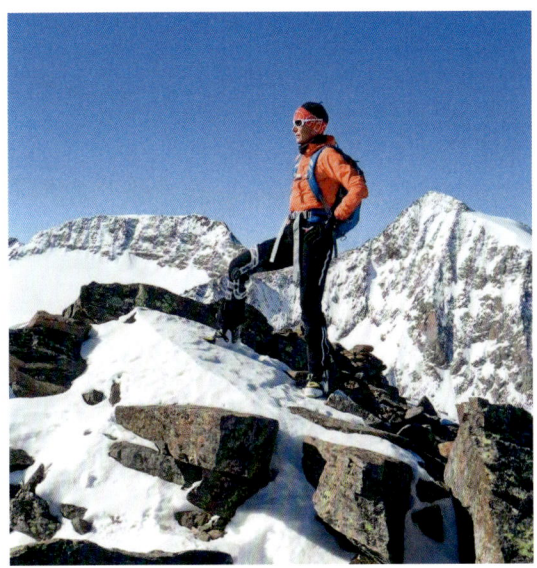

ter gefahren – und dann ging es auch wieder einen Schritt nach vorn. Es sind die kleinen Sachen, an denen man seine Erfolge sieht. Etwa wenn der Orthopädietechniker, der mir die Schiene angepasst hat, sagt: ‚Oh, dein Gangbild hat sich aber gebessert.‘ Das gibt einem Auftrieb.

## In der Natur ins innere Gleichgewicht

Meine Kraftquelle sind die Berge. So habe ich die schwierige Zeit auch ohne Psychologen durchgestanden. Der Wille, mal wieder da oben zu stehen, hat mich aus jedem Tief herausgeholt. Weil ich nur nachmittags arbeite, kann ich jeden Vormittag raus in die Natur. Den Patscherkofel rauf und mit der Bahn runterfahren. Oder Skitouren gehen im Winter. Das klappt ganz gut: Fürs Runterfahren verwende ich die Schiene und die eher x-beinige Haltung der Beine beim Skifahren ist insgesamt recht gut für mein lädiertes Knie. In den letzten zwei Jahren hatte ich so wenig Knieweh wie schon lange nicht mehr. Etwas schlimmer ist der Sommer: Da vereinsame ich manchmal ein bisschen, weil ich keine langen Bergtouren mehr machen kann. Wenn Freunde und Kollegen die schönsten Touren machen und mich fragen, ob ich mitkomme, muss ich immer antworten: ‚Ich kann nicht. Ich komm zwar rauf, aber zum Runterkommen muss ich den Hubschrauber rufen.‘ Das verstehen viele nicht und sagen: ‚Aber du bist doch so fit.‘ Das stimmt ja auch, aber lange bergab geht halt nicht. Ganz selten mache ich trotzdem unvernünftige Wanderungen mit oder gehe mal zum Sonnenaufgang rauf. Dann lege ich zum Runtergehen die Schiene an und belaste vor allem das linke Knie. Ich weiß: Optimal ist das nicht. Aber es gibt mir Energie. Vor allem aber zehre ich auch im Sommer noch von den Touren, die ich im Winter gemacht habe. Die sind wichtig für meinen Kopf. Manchmal sind das wirklich sehr extreme Touren, bei denen wir sechs, sieben Stunden im alpinen Gelände unterwegs sind und 2000 bis 3000 Höhenmeter machen. Das beansprucht mein Knie ziemlich, aber ich bin dankbar, dass es das mitmacht. Man muss immer versuchen, aus jedem Tag das Beste zu machen. Jeder hat seinen Rucksack zu tragen und jeder muss lernen, damit zurechtzukommen. Ich bin ein Kämpfer – aber natürlich beneide ich manchmal die jungen Leute, die einfach so den Berg rauf- und runterlaufen können. Ich würde auch gerne mal wieder Waldläufe machen. Aber das geht halt nicht mehr. Ich orientiere mich lieber an dem, was ich noch kann.

Inzwischen ist mein Gang viel besser geworden, aber wenn ich müde bin, falle ich immer wieder in die alte Position. Wenn ich wieder mehr Schmerzen habe, schreibe ich das auf, damit ich sehe, wo ich es übertrieben habe und welche Belastung zu viel ist. Dann schau ich, dass ich es die nächste Zeit etwas ruhiger angehen lasse. Langsam sollte ich wohl auch über ein E-Bike nachdenken, damit ich wenigstens beim Radfahren weiter mit dabei sein kann. Aber als ehemalige Radsportlerin habe ich da noch eine Hürde im Kopf. Bis ich so weit bin, dauert es wohl noch ein bisschen.“

# WENN EINE OP UNVERMEIDLICH IST

**Sie haben viele konservative Maßnahmen versucht, können aber aufgrund Ihrer Schmerzen nicht so aktiv sein, wie Sie möchten? Sie können nachts nicht mehr schlafen und Ihre Lebensqualität wird mehr und mehr beeinträchtigt? Dann kommt der Zeitpunkt, an dem Sie über das Thema Operation nachdenken sollten.**

Eine Operation ist der letzte Schritt, um Arthrose zu behandeln. Wann er nötig ist, hängt vom Einzelfall ab – genauso, welche Methode dafür die richtige ist. Dabei ist neben dem Schweregrad der Arthrose auch die Erwartungshaltung des Patienten entscheidend. Es gibt Operationen, die das Gelenk erhalten, und solche, die das Gelenk oder Teile des arthrotischen Gelenks ersetzen. Zur ersten Gruppe gehören die Arthroskopie und die Umstellungsosteotomie, zur zweiten die Teil- und die Totalendoprothesen.

## Gelenkerhaltende Eingriffe

Bei der Gelenkspiegelung oder Arthroskopie (von griechisch: arthros = Gelenk, skopein = schauen), wird das Gelenk über zwei kleine Einschnitte (Hautinzisionen) in Augenschein genommen. Dabei können im Kniegelenk auch störende Meniskusteile sowie freie Gelenkkörper und lose Knorpelteile entfernt beziehungsweise geglättet werden. Im Zuge des Eingriffs besteht zudem die Möglichkeit, das Gelenk zu spülen und von abgeriebenem Knorpelmaterial zu reinigen. Bei jüngeren Patienten mit kleineren, begrenzten Knorpeldefekten kommen Verfahren zur Anwendung, mit denen die Bildung von neuem „Ersatzknorpelgewebe" (Faserknorpel) stimuliert beziehungsweise Knorpelmaterial transplantiert wird.

Bei der Mikrofrakturierung wird im Bereich des Defekts die unter dem Knorpel gelegene Knochenlamelle mit spitzen Ahlen oder Bohrdrähten durchbrochen, um eine Blutung aus dem Knochenmark und damit die Ausbildung von Reparaturgewebe aus Faserknorpel zu ermöglichen. Eine andere Möglichkeit ist, bei einem kleineren Knorpelschaden in stark belasteten Gelenkanteilen mithilfe spezieller Stanzen Knorpel-Knochen-Zylinder aus geringer belasteten Gelenkpartien zu entnehmen und in den erkrankten Teil zu transferieren.

Bei einer Knorpelzelltransplantation werden in einem Ersteingriff kleine Knorpelstücke aus dem betroffenen Gelenk entnommen und an ein spezialisiertes Labor gesandt, wo dann Knorpelzellen isoliert und gezüchtet werden. Einige Wochen später wird in einem zweiten Eingriff das neue Gewebe zur Deckung des Knorpelschadens eingesetzt. Die Indikation ist auf kleine Knorpeldefekte bei Patienten unter 50 Jahren beschränkt. Danach ist ein strenges Nachbehandlungsprotokoll einzuhalten, um die Einheilung nicht zu gefährden.

Arthroskopische und minimalinvasive OP-Verfahren werden heute für viele Probleme in großen Gelenken angewendet. Bei ausgeprägten Arthrosen sind die Erfolgsaussichten jedoch eingeschränkt und sollten dem Einzelfall vorbehalten sein.

Die zweite Möglichkeit, gelenkerhaltend zu operieren, ist die Umstellungsosteotomie (von griechisch: ostéon = Knochen und tom = Schnitt). Bei diesem Verfahren wird der Knochen im gelenknahen Abschnitt angesägt, die Beinachse um einen zuvor festgelegten Winkel korrigiert und anschließend mit Platten und Schrauben in dieser Position fixiert. Die Korrektur kann sowohl am Oberschenkel als auch am Unterschenkel erfolgen – durch Auseinanderspreizen der Schnittflächen oder durch die Entfernung eines keilförmigen Knochenstücks. So können moderate Arthrosen, die aufgrund einer Gelenkfehlstellung oder des frühzeitigen Verlusts eines Meniskus entstanden sind und nur einen Teil des Gelenks betreffen (entweder innen- oder außenseitig am Knie), durch die Korrektur des X- oder O-Beins behandelt werden. Es kommt zu einer Druckentlastung im betroffenen Gelenkabschnitt und zu einer geringeren mechanischen Beanspruchung und Linderung der Beschwerden.

Nach der Operation ist es wichtig, dass man die Gelenke vier Wochen lang nur teilbelastet und Gehhilfen verwendet. Sport kann man nach etwa vier Monaten wieder treiben.

## Künstliche Gelenke

Ist die Gelenkabnutzung schon etwas weiter fortgeschritten, beschränkt sich aber auf den inneren oder den äußeren Teil des Kniegelenks, kann ein Teilgelenkersatz (Hemiprothese) erwogen werden. Eine weitere Voraussetzung dafür sind intakte Bandstrukturen, vor allem das vordere Kreuzband muss noch erhalten sein. Die Vorteile der halben Prothese sind neben dem kleineren Eingriff die kürzere Zeit der Rehabilitation, der geringere Schmerz nach der Operation und ein im Vergleich zum Gelenkersatz mit einer Totalendoprothese natürlicherer Bewegungsablauf. Die Haltbarkeit der Hemiprothese ist dabei vergleichbar mit jener des Vollersatzes.

Der Teilgelenkersatz besteht aus einer Oberschenkelkomponente, einem Meniskuseinsatz („Stoßdämpfer") und einer Unterschenkelkomponente. Weil alle Komponenten hohen Belastungen ausgesetzt sind, müssen sie aus sehr widerstandsfähigem Material bestehen. Oberschenkel- und Unterschenkelkomponenten werden aus einer Kobalt-Chrom-Legierung gefertigt. Diese zeichnet sich durch eine hohe Festigkeit aus und ist, ebenso wie der Meniskuseinsatz aus Polyethylen, sehr gut verträglich. Auch andere Teile des Kniegelenks (etwa das Kniescheibengelenk) können durch spezielle Teilprothesen ersetzt werden. Es ist sinnvoll, in der Prothetik mit so wenig Metall wie möglich zu beginnen. Wichtig ist, dass der Entscheidung für eine Teilprothese eine eingehende klinische und radiologische Untersuchung mit Röntgen und eventuell MRT vorangeht. Eine Teilprothese ist dann eine optimale Lösung, wenn dadurch alle Probleme, die die Schmerzen verursachen, behoben werden. Oder anders ausgedrückt: Ein halbes Knie soll keine halbe Lösung der Beschwerden darstellen.

Betrifft die Arthrose bereits große Abschnitte oder das gesamte Gelenk, ist die Voraussetzung für einen totalen Ersatz der Gelenkoberflächen, eine Totalendoprothese, gegeben. In Deutschland werden jährlich etwa 170 000 künstliche Kniegelenke (in Österreich: etwa 17 000) und circa 180 000 neue Hüftgelenke (in Österreich: 19 000) implantiert (Stand: 2016) – Tendenz weiter stark steigend.

### Kniegelenk

Es gibt verschiedene Arten von Knieimplantaten. Abhängig von der Ausprägung der Arthrose, Fehlstellungen und Bandinstabilitäten wählt der Chirurg eine passende Endoprothese aus. Im Zuge des Eingriffs können durch die Arthrose entstandene Achsabweichungen (X- oder O-Beine) korrigiert, Bewegungsdefizite ausgeglichen und eventuelle Bandinsuffizienzen stabilisiert werden.

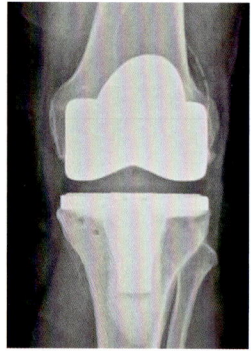
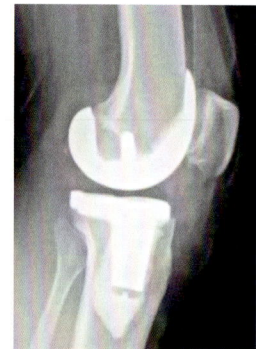
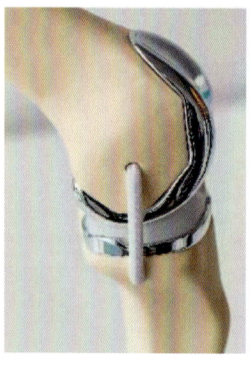
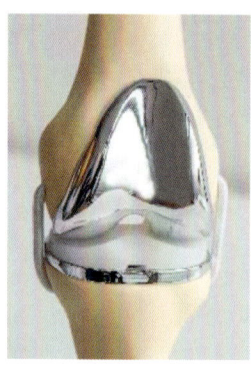

Die Unterseite der Kniescheibe kann ebenso durch ein Kunststoffimplantat ersetzt werden, das ist aber in vielen Fällen nicht unbedingt notwendig.

In den letzten Jahren hat sich im Bereich der Implantatentwicklung viel getan, vor allem was die Präzision des operativen Eingriffs betrifft. Und aufgrund immer exakter werdender präoperativer (dreidimensionaler) Planung, individuell angefertigter Schnittschablonen, Navigation und des in Zukunft möglicherweise verstärkten Einsatzes von Robotertechnologie ist hier auch weiterhin noch einiges an Optimierung zu erwarten.

### Hüfte

Man mag es kaum glauben, aber die ersten Versuche, ein künstliches Hüftgelenk zu implantieren, reichen bereits bis in die erste Hälfte des 19. Jahrhunderts zurück. Seitdem sind die Grundzüge der Hüftendoprothetik zwar gleich geblieben, Fortschritte in den Bereichen Reibungslehre, Materialforschung, Biomechanik und operative Techniken haben aber natürlich zu einer signifikanten Verbesserung der Funktion, Verträglichkeit und Lebensdauer der Implantate geführt. Heute werden bei einer Hüftgelenk-OP nur noch die zerstörten Gelenkanteile entfernt und durch Implantate aus modernen Materialien ersetzt (siehe Abbildungen Seite 57).

Hüftendoprothesen sind heutzutage aus mehreren Komponenten mit unterschiedlichen Werkstoffen aufgebaut. So bestehen der Schaft, der im Oberschenkelknochen eingebracht wird, und die Pfanne, die im Becken verankert wird, meist aus Titan. Der Prothesenkopf dagegen ist vielfach aus Keramik, die Gleiteinlage für die Pfanne, das sogenannte Inlay, aus Polyethylen oder Keramik gefertigt. Das ermöglicht einerseits eine individuelle Anpassung an die Anatomie des Patienten, andererseits wird der Abrieb der Materialien so gering wie möglich gehalten.

Bei einem vollständigen Kniegelenkersatz wird die Oberfläche des Oberschenkelknochens über dem Gelenk durch eine speziell geformte Metallkomponente ersetzt, die der Form des gesunden Gelenks nachempfunden ist. Die Oberfläche des Schienbeins wird in der Regel durch eine flache Metallkomponente ausgetauscht. Die beiden Implantatteile werden mit speziellem Zement fest am jeweiligen Knochen verankert. Zwischen den Metallkomponenten wird dann eine glatte Kunststoffkomponente eingebracht, die anstelle von Meniskus und Knorpel von nun an als „Stoßdämpfer" dient (siehe Abbildungen oben).

Der Knochen wird bei dieser Behandlungsmethode nicht – wie von Patienten häufig fälschlich angenommen – unterhalb und oberhalb des Kniegelenks „abgeschnitten", um anschließend ein neues Ersatzteil einzusetzen. Es werden nur die kaputten Gelenkoberflächen ersetzt.

## Wie lange sind Prothesen haltbar?

Mehrere weltweit ausgeführte Studien zeigen, dass eine prothetische Operation heute äußerst erfolgreich ist und bei ungefähr 90 Prozent der Patienten zu einer schnellen und wesentlichen Verbesserung der Schmerzen, des Funktionsstatus und der allgemeinen gesundheitsbezogenen Lebensqualität führt. Ein künstliches Gelenk bleibt im Normalfall über Jahrzehnte im Körper. Wann genau eine Endoprothese das Ende ihrer Haltbarkeit und Lebensdauer erreicht hat, hängt von verschiedenen individuellen Einflussfaktoren ab, zum Beispiel dem Prothesentyp und der Verankerungsart sowie dem Alter, dem Gewicht und der körperlichen Aktivität des Patienten. Die „Überlebensrate" von Knie- und Hüftendoprothesen beträgt je nach Studie zehn Jahre nach der Operation zwischen 90 und 97 Prozent. Selbst 20 Jahre nach der Operation liegt sie immer noch bei mindestens 85 Prozent.

### Nach der Operation

Die Betreuung nach der Operation ist von enormer Bedeutung für den weiteren Heilungsverlauf, für die Zufriedenheit des Patienten und die Haltbarkeit der Prothese. Entscheidend ist dabei nicht, ob der Patient bereits wenige Stunden nach der Operation ohne Stützkrücken gehen kann oder erst einige Zeit später. Vielmehr ist es wichtig, in jedem Fall individuell auf seine Möglichkeiten und sein Befinden einzugehen und die für ihn passende Geschwindigkeit zu finden. Eine konsequent durchgeführte, zielgerichtete und engagierte Physiotherapie sollte bereits im stationären Bereich begonnen und später ambulant weiterverfolgt werden. Daher empfiehlt es sich, schon vor der Operation einen Physiotherapeuten zu suchen, der einen durch die anstrengenden Wochen nach dem Eingriff begleitet.

Regelmäßige Aktivität hilft auch den künstlichen Gelenken, beweglich zu bleiben, und beugt Verletzungen vor. Allerdings sollte man beim Sport auf eine gleichmäßige Belastung achten und zu viel Lauf- und Sprungbelastung unbedingt meiden.

Wiederholte Kontrollen beim Operateur – zunächst in kürzeren Abschnitten, später jährlich – helfen, mögliche Veränderungen an der Prothese oder am umgebenden Knochen frühzeitig zu erkennen und nötigenfalls darauf reagieren zu können.

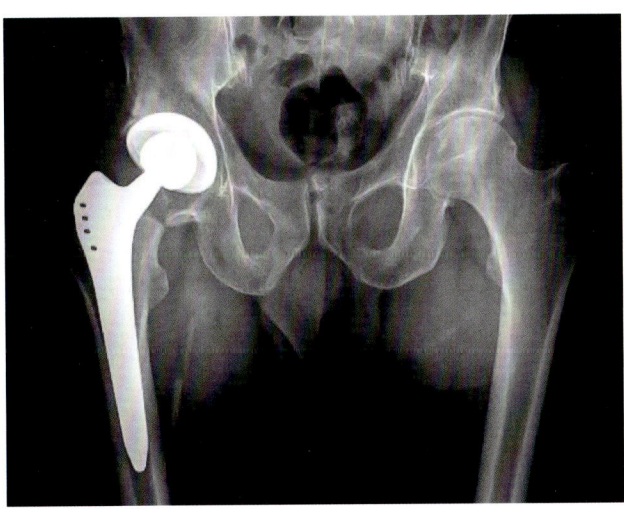

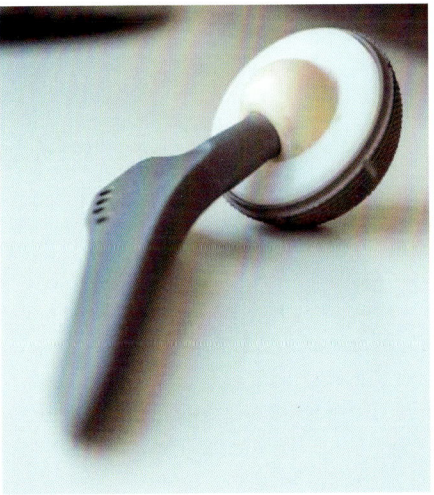

# Selbsttest:
# Muss ich operiert werden?

**Testen Sie selbst, ob ein künstliches Gelenk eine Alternative für Sie sein könnte. Es ist verständlich, wenn Sie vor diesem Schritt zunächst zurückschrecken.**

---

## Wie lange haben Sie bereits Schmerzen?

| | |
|---|---|
| Weniger als einen Monat | 1 |
| Mehrere Monate | 2 |
| Etwa ein Jahr | 3 |
| Mehrere Jahre | 4 |

---

## Seit wann sind Sie in fachorthopädischer Behandlung?

| | |
|---|---|
| Ich war noch nie bei einem Orthopäden: Mein Hausarzt macht alles. | 1 |
| Ich war einmal beim Orthopäden, aber er hat nichts gemacht. | 2 |
| Ich war bei verschiedenen Orthopäden; aber keiner konnte mir helfen. | 3 |
| Ich war bei vielen Orthopäden, einer wollte mich sogar operieren. | 4 |

---

## Welche Therapien wenden Sie bereits erfolgreich an?

| | |
|---|---|
| Schmerztabletten helfen mir, über die Woche zu kommen. | 1 |
| Ich mache Physiotherapie und nehme manchmal eine Schmerztablette. | 2 |
| Mir wurde schon mal etwas ins Gelenk gespritzt. Das hat aber nicht mal ein Jahr geholfen. | 3 |
| Ich habe keine Therapie gefunden, mit der ich meine Schmerzen länger als acht Wochen reduzieren kann. | 4 |

## Wie beweglich ist Ihr arthrosegeschädigtes Gelenk?

| | |
|---|---|
| Ich kann mich noch gut bewegen, die Schmerzen hindern mich nur ein bisschen. | 1 |
| Ich kann mich nicht mehr ohne Schmerzen bewegen. | 2 |
| Ich kann keinen Sport mehr machen, da die Bewegung eingeschränkt ist. | 3 |
| Ich kann mich kaum bewegen, jede Bewegung tut mir weh. | 4 |

## Mit welchem Gefühl denken Sie an eine Operation?

| | |
|---|---|
| Ich habe große Angst vor einer OP. Die Schmerzen kann ich aushalten. | 1 |
| Ich habe Angst vor der OP, auch wenn die Schmerzen sehr schlimm sind; Therapien bringen etwas Linderung. | 2 |
| Ich habe kaum Bedenken, die Schmerzen beeinträchtigen mich sehr. | 3 |
| Ich habe keine Lebensqualität mehr, die OP kann nur eine Besserung bringen. | 4 |

## AUSWERTUNG

### BIS 5 PUNKTE

Sie haben ab und zu Schmerzen im betroffenen Gelenk, eine Operation steht noch nicht im Vordergrund. Denken Sie aber früh an Prophylaxe.

### 6 BIS 10 PUNKTE

Sie haben ein Problem mit dem betroffenen Gelenk. Eine erweiterte Untersuchung, etwa mittels MRT, ist sinnvoll, um den Knorpelstatus zu erheben. Je nach Befund sollten Sie noch einige Alternativen ausprobieren, die Ihnen bestimmt helfen.

### 11 BIS 16 PUNKTE

Sie haben sicherlich bemerkt, dass Sie ein ernsthaftes Problem mit dem betroffenen Gelenk haben. Versuchen Sie, nicht in den Schmerzphasen stecken zu bleiben. Schöpfen Sie alle Möglichkeiten einer konservativen Therapie aus (zum Beispiel physikalische Therapie, Spritzen, Nahrungsergänzungsmittel, Akupunktur). Einen größeren operativen Eingriff können Sie damit eventuell noch gut hinauszögern.

### MEHR ALS 16 PUNKTE

Bestimmt haben Sie schon vor längerer Zeit bemerkt, dass Sie sich im Kreis drehen und den Schmerz nicht so richtig loswerden. Überlegen Sie es sich gut. Die Operation ist sicherlich eine gute Alternative für Sie, um langfristig wieder mehr Lebensqualität zu gewinnen.

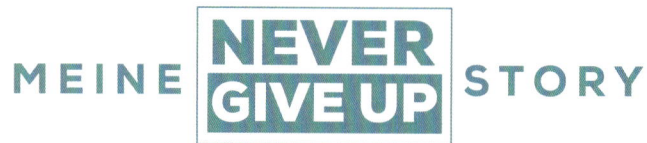
# »Mit meinen neuen Hüften gebe ich Vollgas«

**Der Ex-Weltcupskifahrer Michi Brunner lebt seit mehr als zehn Jahren mit zwei künstlichen Hüften und bietet in seiner Skischule spezielle Kurse für Leute mit künstlichem Gelenk an. Momentan bereitet er eine Gruppe chinesischer Athleten auf Olympia 2022 vor.**

„Wenn du irgendwann deine Schüler bitten musst, dass sie dir die Schnallen am Skischuh zumachen, ist das nicht so toll. Wegen meiner Schmerzen konnte ich mich nicht mehr bücken, nicht mehr aufrecht gehen. Ski fahren ging zwar noch besser als laufen, aber irgendwann konnte ich keinen Pflugbogen mehr fahren, weil ich die Beine einfach nicht auseinandergebracht habe. Trotzdem habe ich das Thema künstliche Hüfte so lange herausgezögert, bis gar nichts mehr ging. Ich wusste ja nicht, ob ich danach meinen Beruf als Ski- und Gleitschirmlehrer noch ausüben kann. Es gibt nämlich zwei Lehrmeinungen, was das Thema Sport und Skifahren mit künstlichem Gelenk betrifft: Die einen sagen, bloß nicht mehr Ski fahren, das ist viel zu gefährlich. Die anderen meinen, du kannst mit einem neuen Knie oder einer künstlichen Hüfte alle Sportarten machen, die du auch vorher gemacht hast. Als Patient hörst du natürlich beide Seiten und bist verunsichert. Deshalb hatte auch ich mich so lange dagegen gewehrt – zumindest bei der ersten Hüfte. Ich habe dann schnell festgestellt, dass sie ein wahrer Segen ist: Die Schmerzen waren weg, ich konnte wieder aufrecht gehen. Das ist auch psychologisch ganz wichtig: Wenn du Schmerzen hast, ver-

krümmst du dich und baust eine Mauer um dich. Du gehst nicht mehr auf Menschen zu – und sie kommen auch nicht mehr auf dich zu. Das drückt man durch seine Körpersprache aus.

Dass ich eine neue Hüfte gebraucht habe, hatte mehrere Gründe: Schon als Kind hatte ich eine Hüftdysplasie. Heute wird so eine Fehlstellung gleich bei den ersten Untersuchungen nach der Geburt entdeckt und mit einem Spreizhöschen behoben, aber damals war das noch nicht üblich. Dazu kam der Hochleistungssport, durch den sich der Verschleiß bei einer zu kleinen Hüftpfanne recht schnell zeigt. Und zu guter Letzt hatte ich dann auch noch einen Unfall: Im Januar 1986 stürzte ich im letzten Abfahrtstraining vor einem Weltcuprennen schwer. Ich hatte eine Hüftluxation – die Hüfte war aus der Pfanne gesprungen – und der Arzt im Garmischer Krankenhaus meinte schon damals: ,Du brauchst mal eine neue Hüfte.' Da war ich 21. Dieser Unfall war dann auch das Ende meiner Karriere, weil man so etwas nie mehr aus dem Kopf kriegt und immer eine Hemmschwelle hat, dass es wieder passieren könnte. Wir hatten damals auch keine Mentaltrainer, sondern waren in solchen Fällen ganz auf uns selbst ge-

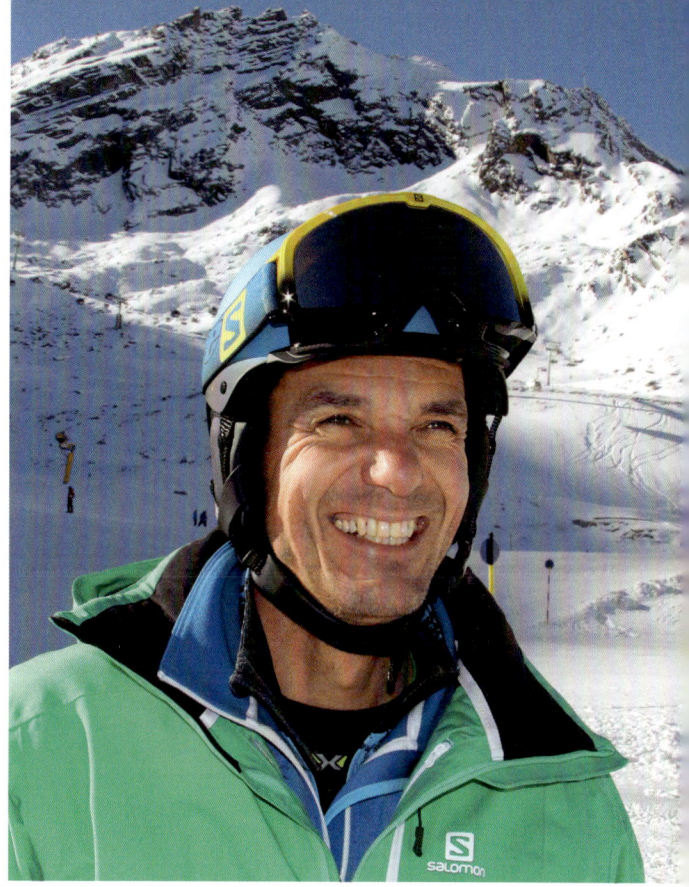

stellt. Natürlich habe ich versucht weiterzufahren, aber ich habe mein Leistungsniveau nie mehr erreicht. In dem Alter musst du schauen, dass du an die Weltspitze kommst.

Als Sportler tust du natürlich alles dafür, dass dein Körper und die Stützfunktion weiterhin erhalten bleiben: Ich habe Muskeltraining gemacht und sogar einen neuen Sport angefangen, das Gleitschirmfliegen. Darin bin ich 1991 im Weltcup Zweiter geworden und bei der Weltmeisterschaft mit der Mannschaft Dritter. Zu dieser Zeit habe ich in Garmisch meine Ski- und Gleitschirmschule eröffnet. Ich wollte Geld verdienen und mir damit ein Medizinstudium finanzieren. Allerdings habe ich bald gemerkt, dass ich bei schönem Wetter und Pulverschnee lieber Ski fahre als im Krankenhaus zu stehen – und das Studium nie begonnen.

## Ski fahren ja, aber mit Gefühl

Als zwei Jahre nach der ersten Hüftoperation die Schmerzen in der zweiten Hüfte begannen, bin ich ins Krankenhaus gegangen und habe gesagt: ‚Ich will eine zweite Hüfte.' Danach kam Christian Fulghum, der neue Chefarzt der endogap Klinik, auf mich zu und schlug vor, dass ich doch Kurse in therapeutischem Skifahren anbieten könnte. Sein Argument: ‚Du bist selbst betroffen und deshalb bist du für die Patienten eine Vertrauensperson.' 2010 habe ich mit diesen Kursen begonnen. Und tatsächlich geht das Gespräch in den Kursen meist so los: ‚Wo hast du deine neue Hüfte?' – ‚Ich hab schon zwei.' – ‚Ach das gibt's ja nicht, dann muss das Skifahren ja doch klappen.' Solche Kurse funktionieren nicht, wenn du denen einen jungen Lehrer hinstellst, der tipptopp aussieht. Da gibt es keine Vertrauensbasis. Allerdings ist das nur ein Teil des Konzepts. Der andere ist, dass ich die Leute beim Aufwärmen mit Übungen beschäftige, die gar nichts mit Skifahren zu tun haben. Stattdessen müssen sie sich auf Zahlen, Farben und Bewe-

gungen konzentrieren. Ich werfe ihnen einen Ball zu und sage: ‚Rechts, drei.' Das heißt, dass sie den Ball mit der rechten Hand fangen müssen und die ‚Drei' steht für eine bestimmte Übung, zum Beispiel den linken Fuß nach vorn bringen oder eine Drehung machen. Jede Zahl steht für eine andere Übung. Das macht den Teilnehmern Spaß und ihr Gehirn wird angeregt. Die Übung ist ein Element der Life Kinetik, eines speziellen Bewegungstrainings, bei dem Gehirnregionen mit kognitiven und visuellen Aufgaben angeregt werden, während man gleichzeitig Bewegungen ausführt.

Diese Technik hatte ich bereits für den Skiclub ins Kinderkonditionstraining eingebaut und gemerkt, dass die Elemente gut sind. Im Laufe des Aufwärmens werden die Aufgaben immer schwieriger – so vergessen die Leute ganz, an ihre künstlichen Gelenke zu denken. Und dann geht's los – auf einen leichten Übungshang oder den

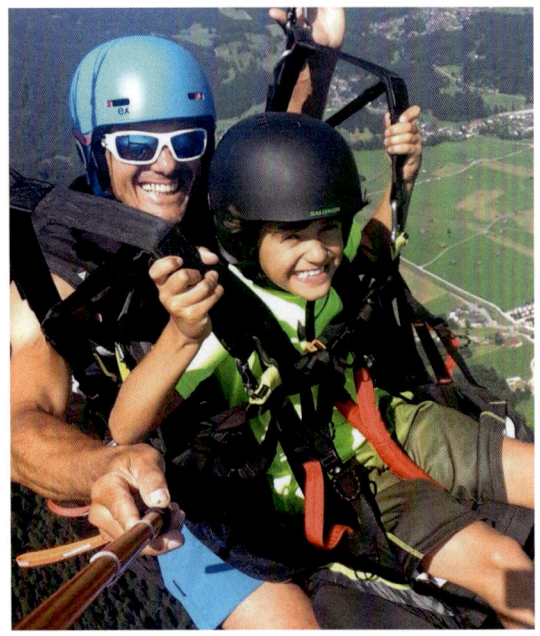

Anfängerhügel. Dort stelle ich den Teilnehmern keine Aufgaben, wie sie fahren müssen, sondern Gefühlsaufgaben. Sie sollen zum Beispiel die Druckempfindung vom Skischuh oder bestimmte Muskeln spüren. So sind die Leute am Arbeiten und denken wieder nicht an ihre Hüfte. Das ist das Spannende. Um zu üben, wie man das Tempo kontrollieren kann, sage ich irgendwann, sie sollen jetzt Schneepflug fahren. Das machen sie dann und sind überrascht, dass sie es können. Wegen der Arthrose konnte das ja keiner mehr. Das weiß ich aus eigener Erfahrung.

## Sicherheit und Vertrauen schaffen

In meinen Kursen habe ich übrigens nicht nur Teilnehmer mit künstlicher Hüfte, sondern auch solche mit künstlichem Knie oder einfach nur Arthrose im Knie, ohne künstliches Gelenk. Bei denen funktioniert das Konzept auch. Allerdings mache ich mit ihnen andere Übungen, weil die Beweglichkeit im Knie einfach nicht mehr so groß ist. Ich arbeite daher mehr mit Ganzkörperbewegungen

und schaue, dass sie die Kurven anders nehmen, also eher um sie rumdriften. Ich hatte auch schon einen Patienten mit zwei unterschiedlich langen Beinen, der deshalb mit der Hüfte Probleme hatte. Zwei waren komplette Anfänger – mit Prothese. Dass auch das funktioniert hat, fand ich besonders interessant.

Im Schnitt sind die Leute, die zu mir kommen, zwischen Mitte 40 und 70. An einen Mann erinnere ich mich besonders: ein ehemaliger Richter. Bei der Einführung am Vorabend war er wirklich skeptisch. Einer der größten Zweifler, die ich jemals hatte. Er konnte sich nicht vorstellen, dass das klappt, und wollte nicht glauben, dass er jemals wieder Ski fahren würde. Er hatte Angst und traute sich einfach nichts mehr zu. Nach dem ersten Tag aber – und es ist nicht einmal ein ganzer Tag, es sind nur drei Stunden – war er hellauf begeistert. Seitdem kommt er jedes Jahr wieder und bucht mich zu Beginn der Saison für ein paar Stunden, damit er wieder Sicherheit bekommt. Danach geht er dann allein Ski fahren.

Wir machen solche Kurse natürlich nicht gerade dann, wenn besonders viel auf den Pisten los ist. Also nicht an Weihnachten, Fasching oder in den Ferien. Wir fangen in ruhigeren Zeiten an. Nach dem ersten Tag ist der Knoten geplatzt und die Leute haben wieder Selbstvertrauen und Selbstbewusstsein. Wenn ich dann nach der ersten Abfahrt über eine blaue Piste frage: ‚So, wer hat ans Gelenk gedacht?', sagen alle: ‚Das haben wir total vergessen.' Spätestens da wird ihnen bewusst, wie leistungsfähig sie sind und welche Lebensqualität sie noch haben. Du siehst ein Leuchten in ihren Augen, wenn sie nach der OP wieder Ski fahren.

Am zweiten Tag besprechen wir dann oft Dinge zum Thema Sicherheit: etwa, was mache ich bei Nebel oder diffusem Licht? Ich erkläre zum Beispiel, dass jeder ein besseres und ein schlechteres Auge hat. Mit dem besseren Auge fällt einem das periphere Sehen leichter, bei dem man das erkennt, was eher außerhalb des Sichtfelds liegt. Deshalb sollte jemand, der rechts besser sieht, auf der Piste immer links fahren. Dann hat man rechts besser im Blick, was um einen herum passiert. Links ist dann normalerweise der Wald, die Absperrung oder die Linie. So etwas schafft Sicherheit – und mein Kurs heißt ja: ‚Sicherheit und Vertrauen schaffen'. Natürlich sollte man normalerweise nicht bei Nebel auf die Piste gehen. Aber es kann ja immer sein, dass das Wetter plötzlich umschlägt. Und daher ist es wichtig, dass wir auch Tipps mitgeben, wie man beim Skifahren seine Sicherheit behält.

Die Teilnehmer erzählen mir immer wieder, dass ihnen die Gefühlsaufgaben am meisten helfen, ihre Sicherheit wiederzuerlangen. Denn wer sicher ist, kann sein Gleichgewicht, die Richtung und das Tempo der Skier besser kontrollieren. Und genau darum geht es – übrigens nicht nur beim therapeutischen Skifahren, sondern auch beim Skirennfahren. Die meisten Kursteilnehmer kommen noch aus der alten Schule, aus der Zeit der langen Skier. Damals haben sie gelernt, intensive Hoch-tief-Bewegungen zu machen. Diese Dynamik gibt es ja so nicht mehr. Jetzt geht es darum, nach vorn zu gehen, um die Skier unter Kontrolle zu haben. So hat das Ganze auch noch einen Nebeneffekt: Die Arthrose-Patienten trauen sich nicht nur, wieder Ski fahren zu gehen, sondern sie werden sogar noch besser.

## Lebensqualität dazugewinnen

Wenn du siehst, wie glücklich die Leute nach so einem Kurs sind, und erlebst, wie dankbar sie dir sind, weil du ihnen wieder ein Stück Lebensqualität gegeben hast, dann ist das nicht mit Geld aufzuwiegen und Motivation genug, das immer wieder zu machen. Genauso wollen manche mei-

ner Skischüler nicht ein ganzes Jahr warten, bis sie wieder so ein Erfolgserlebnis haben. Stattdessen kommen sie einfach schon im Sommer zu mir und buchen einen Tandemflug mit dem Gleitschirm.

Als Sportler ist mir natürlich bewusst, dass die Muskulatur ein wichtiger Stützfaktor ist und ich auch im höheren Alter schauen muss, dass Muskelkraft und Koordination erhalten bleiben. Also versuche ich, jeden Tag um fünf Uhr aufzustehen, trinke meinen Espresso und lese die Zeitung. Dann mache ich Gymnastik: Kräftigungs und Koordinationsübungen. Sit-ups für die Bauch- und Rückenmuskeln. Mit einem Luftkissen und Therabändern mache ich Übungen für meine Hüfte und bewege meine Beine nach vorn, hinten und zur Seite. Das kräftigt sie und ist gut für das Gleichgewicht. Um sieben Uhr gehe ich zu Arbeit. Im Winter fahre ich fast jeden Tag Ski, im Sommer gehe ich bei schlechtem Wetter ins Fitnessstudio, gehe laufen, radeln, schwimmen oder in die Berge. Meine Hüften habe ich jetzt seit über einem Jahrzehnt – und ich gebe bewusst Vollgas. Fahre Buckelpisten und springe, vergesse, dass da was Künstliches in meinem Körper ist. Ich will das Leben nach den Hüft-OPs einfach weiter in vollen Zügen genießen."

»Kurse für Menschen mit künstlichem Knie- oder Hüftgelenk funktionieren nicht, wenn du denen einen jungen Lehrer hinstellst, der tipptopp aussieht. Da entsteht keine Vertrauensbasis.«

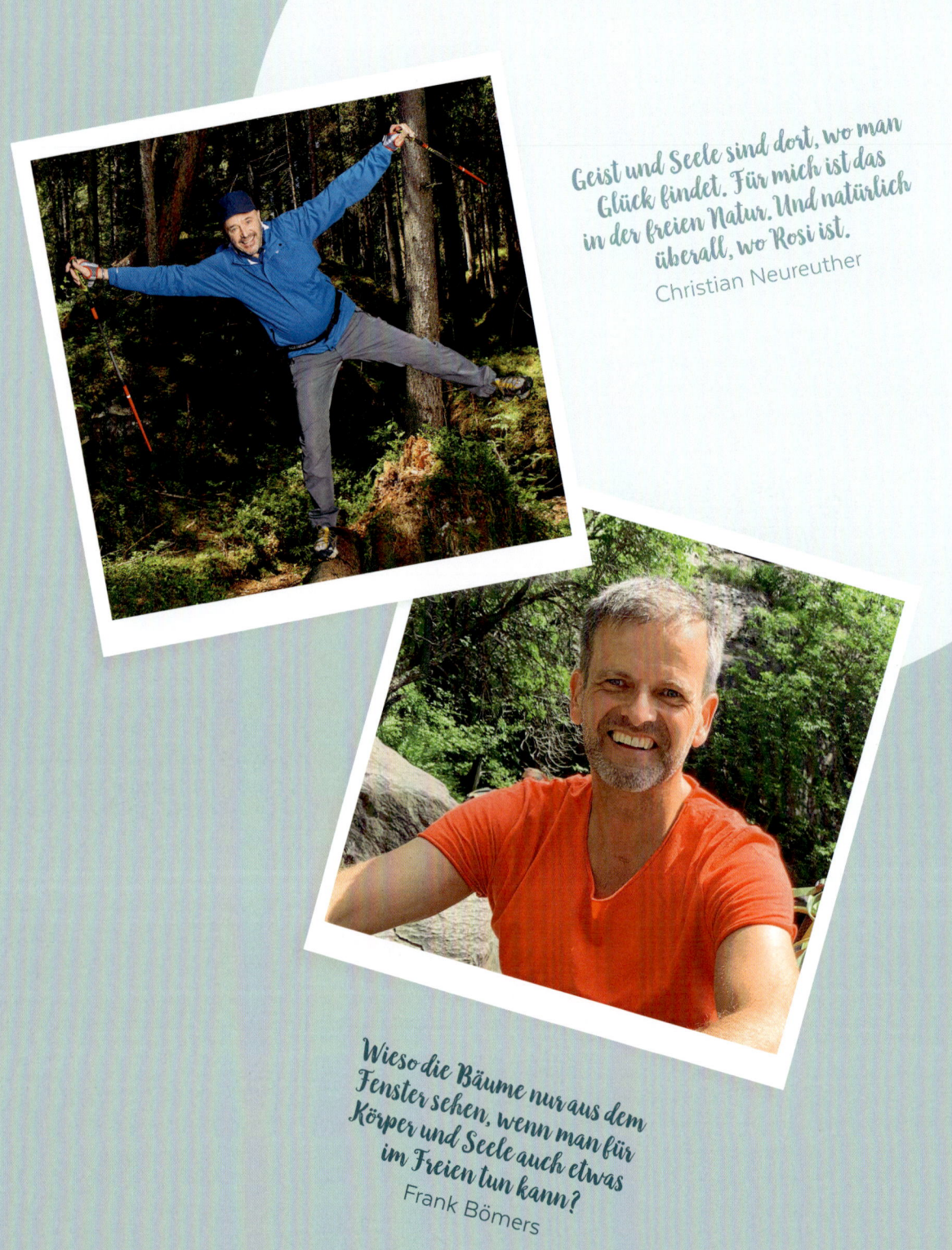

*Geist und Seele sind dort, wo man Glück findet. Für mich ist das in der freien Natur. Und natürlich überall, wo Rosi ist.*
Christian Neureuther

*Wieso die Bäume nur aus dem Fenster sehen, wenn man für Körper und Seele auch etwas im Freien tun kann?*
Frank Bömers

# NUR WER AM BALL BLEIBT, KOMMT WEITER

Dranbleiben, Spaß haben, Erfolge sehen – Motivation ist das A & O, um gut mit der Arthrose umzugehen und trotz allem beweglich zu bleiben. Auf den folgenden Seiten finden Sie jede Menge Tipps, wie Sie Ihren inneren Schweinehund zähmen und Ihre Gedanken positiv beeinflussen können. Getreu dem Motto dieses Buchs: Never give up!

# DER INNERE SCHWEINEHUND

**Es gibt einen Teil in uns, der gerne mehr Sport machen würde, weil er weiß, wie gesund das ist. Leider aber hat dieser Teil einen mächtigen Gegner, der immer wieder dazwischengrätscht und uns davon abhält, unser Leben zu verändern. Mit den richtigen Methoden gelingt es aber, die Oberhand zu behalten.**

Geben Sie es ruhig zu: Er ist auch bei Ihnen zu Hause, der innere Schweinehund. Keine Sorge, Sie sind damit nicht allein. Im Gegenteil! Der innere Schweinehund ist vermutlich das häufigste „Haustier" der Welt. Zwar leben allein in Deutschland sieben Millionen Hunde und noch mehr Katzen. Aber was sind diese Zahlen gegenüber 80 Millionen Schweinehunden?

An manchen Tagen können wir den inneren Schweinehund ohne viel Widerstand einfach links liegen lassen. An anderen fordert er mehr Aufmerksamkeit – und gar nicht so selten sitzt er ständig neben uns und flüstert uns ein: „Das kannst du nicht." „Wer braucht denn so was?" „Wozu soll das alles denn gut sein?" „Auf dem Sofa ist es doch gerade so gemütlich." Hand aufs Herz: An wie vielen von solchen Tagen knurren Sie zurück: „Lass mich, ich kann das"?

Der innere Schweinehund: Er taucht immer dann auf, wenn man zweifelt, wenn man keine Lust hat, das zu tun, was getan werden muss. Die Wohnung putzen („Ach, so dreckig ist sie doch nicht"), einen Gemüseauflauf kochen („Würstl gehen schneller und schmecken auch gut"), zum Laufen gehen („Wirklich? Bei diesem Wetter? Und dann schmerzt wieder das Knie?"). Und schon hören wir auf ihn. Sind dankbar, dass da jemand bestärkt, was man

insgeheim hören möchte – um nicht anfangen zu müssen. Dabei wäre es gut, würde der Schweinehund uns zurufen: „Ja, nimm den Staubsauger in die Hand!", „Schnippel das Gemüse!", „Raus mit dir in den Nieselregen!"

## Der Schweinehund lässt sich zähmen

Im Unterbewussten wissen wir natürlich, dass es besser wäre, der Flüsterei nicht nachzugeben, sondern sich zu überwinden. Aber der Mensch ist ein Gewohnheitstier und was sich über Jahre an Verhaltensmustern eingeprägt hat, lässt sich nicht über Nacht ändern. Aber zähmen lässt sich so ein Schweinehund schon. Versuchen Sie mal, Ihren Schweinehund wirklich wie einen Hund zu behandeln (oder wie ein anderes Haustier, wenn Ihnen Hunde nicht so liegen): Geben Sie ihm einen Namen, reden Sie mit ihm, führen Sie ihn täglich aus und vor allem, zeigen Sie ihm, wer der Herr im Haus ist und wer das Sagen hat. Was das soll? So machen Sie sich bewusst, wann der Schweinehund auftaucht. Und Sie bekommen Antworten auf die Fragen, wovon er Sie abhalten will und warum. Vom gesunden Essen? Von Herausforderungen im Job oder im Privatleben? Vom Sport? Damit sind Sie nicht allein: Gerade im Bereich Gesundheit, Fitness und Bewegung hat der innere Schweinehund besonders leichtes Spiel.

Und dann fragen Sie sich: Warum kann er sich durchsetzen? Weil Sie eigentlich Angst vor Veränderung haben? Oder weil Sie sich scheuen, große Projekte in Angriff zu nehmen und lieber in kleinen Schritten denken? Weil Sie ein Pessimist sind und denken, das hat eh alles keinen Sinn? Weil Sie sich zu schnell ablenken lassen?

Wenn Sie Ihren Schweinehund kennengelernt haben, zeigen Sie ihm, wo es langgeht. Dazu müssen Sie sich aber zunächst mit ein paar Fragen auseinandersetzen: Warum wollen Sie in Bewegung bleiben und Sport machen? Warum wollen Sie sich gesund ernähren? Was ist Ihr Ziel? Damit Sie um eine Knie-OP herumkommen? Damit Sie mit Ihren Schmerzen besser zurechtkommen und weniger Schmerzmittel brauchen? Damit Sie mit den Enkelkindern auf den Spielplatz gehen können?

Natürlich wird der Schweinehund auf jede Antwort einen Einwand haben. „Du glaubst doch selbst nicht, dass du dich dazu jede Woche überwinden kannst." „Du hast doch sowieso keine Zeit, wie willst du das noch unterbringen?" „Was meinst du, wie dein Rücken danach schmerzt?" „Im Sportverein wirst du dich blamieren, alle anderen sind viel fitter als du." „Willst du wirklich dein bequemes Leben verändern?" Aber Hindernisse und Gegenargumente lassen Sie nicht gelten. Sie präsentieren dem Schweinehund eine Lösung. Schließlich müssen Sie jetzt mit seiner Erziehung beginnen: „Wenn ich jeden Tag weniger auf dem Sofa liege, klappt das schon." „Am Anfang sind die Schmerzen vielleicht stark, aber auf lange Sicht werde ich immer fitter." „Ach was, dann gehe ich halt nicht in den Sportverein, sondern fange allein oder mit Freunden damit an." „Ist doch schön, wenn ich künftig mehr unter Leute komme und Gleichgesinnte treffe, statt allein auf dem Sofa zu sitzen." Und dann beginnen Sie am besten sofort, Ihr Vorhaben in die Tat umzusetzen. Geht nicht? Doch! Und hier erfahren Sie, wie.

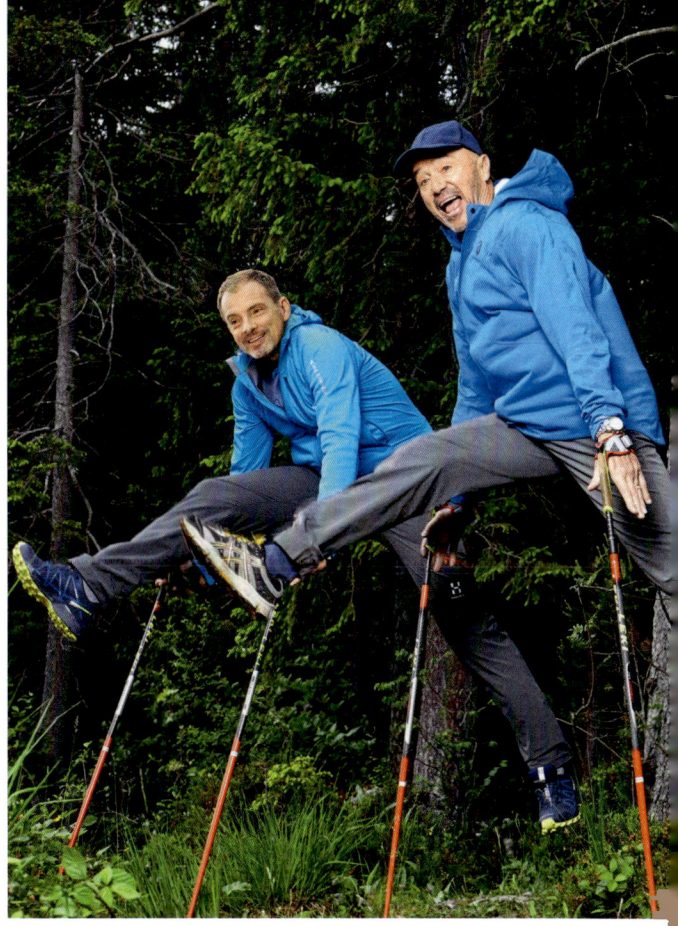

## 1. Visualieren

„Ich würde gern mehr Sport treiben": Dieses Argument lockt die wenigsten hinter dem Ofen hervor. Man kommt viel leichter in Bewegung, wenn man sich vorstellt, was man damit erreichen will, zum Beispiel: „Ich möchte fünf Kilo abnehmen." „Ich will weniger schnell außer Atem kommen." „Ich möchte, dass mein Gelenk nicht mehr (so) wehtut." Stellen Sie sich vor, wie gut Sie sich in der neuen Hose fühlen werden, wie Sie ganz locker die Treppenstufen in den vierten Stock nehmen oder ohne Schmerzen im Knie mit Ihrer Familie spazieren gehen. Versuchen Sie, die positive Energie, die von diesen Bildern ausgeht, zu speichern. Wenn die Motivation mal zu wünschen übrig lässt, hilft es, das „Kopfkino" zum Laufen zu bringen und sich in Erinnerung zu rufen, worauf man eigentlich hinarbeitet.

## 2. Ziele stecken

Von null auf hundert? Das geht an die Substanz. Wer bisher gar nichts gemacht hat und gleich eine Stunde laufen will, kommt selten weit. Denn Erschöpfung und Schmerzen ersticken jeden Funken Motivation im Keim. Fangen Sie besser mit kleinen Zielen an: beispielsweise täglich zehn Minuten an die frische Luft, zu Fuß, mit dem Rad, beim Nordic Walking. Wenn Sie ein Instrument neu lernen, beginnen Sie ja auch erst mit einzelnen Tönen und Griffen und nicht gleich mit einer ganzen Sonate. Steigern Sie sich langsam, bis es am Ende mit einer halben Stunde klappt. Oder mit 45 Minuten.

Versuchen Sie parallel, so oft es geht, kleine Bewegungseinheiten in Ihren Alltag einzubauen. Das klingt belanglos, ist aber extrem effektiv. Schon 2500 Meter Spazierengehen am Tag reichen aus, um das Risiko für koronare Herzerkrankungen nahezu zu halbieren. Damit klappt's:

→ Ob zur Arbeit oder zum Einkaufen – kleine Etappen zu Fuß gehen oder aufs Fahrrad steigen, statt den Bus oder das Auto nehmen.

→ Die Muskeln dehnen, wenn Sie am Computer oder im Theater sitzen.

→ Im Gehen telefonieren statt im Sitzen.

→ Die Treppe nehmen statt den Lift.

→ Sich vom Smartphone ab und zu daran erinnern lassen, dass es wieder Zeit ist fürs Mini-Fitnessprogramm.

Sie müssen keine Rekorde mehr brechen. Fit zu sein, sich wohlzufühlen und keine Schmerzen zu haben, ist schließlich Belohnung genug.

## 3. Spaß haben

Suchen Sie sich eine Sportart, die Ihnen Spaß macht. Wenn nur der Kalorienverbrauch im Fokus steht, bleibt kaum einer dauerhaft am Ball. Wer will, dass Bewegung ein fester Bestandteil seines Lebenstils wird, darf sie nicht als lästige Pflicht sehen, die man nur „abarbeitet", sondern als Vergnügen. Sport soll Ihr Leben bereichern und Ihnen viele neue Facetten davon zeigen – und auch neue Seiten an Ihnen selbst.

Sie wissen nicht, was Ihnen gefällt? Dann probieren Sie einfach erst mal jede Woche eine andere Sportart aus, bis Sie die richtige gefunden haben. Überlegen Sie auch, ob Sie lieber allein trainieren oder in der Gruppe. Wenn eher Letzteres der Fall ist, erkundigen Sie sich bei Sportvereinen oder in der Volkshochschule nach passenden Angeboten. Fragen Sie Ihren Arzt oder Physiotherapeuten, ob er eine Gruppe kennt, der Sie sich anschließen können. Oder rufen Sie selbst eine ins Leben.

## 4. Verbündete suchen

Fast noch schwieriger, als überhaupt einmal anzufangen, ist das Duchhalten. Denn nach der ersten Anfangseuphorie will sich der Schweinehund bald sein Terrain zurückerobern. Gerade wenn das Wetter schlecht ist, flüstert er los. Gut, wenn man dann jemanden hat, der einen „antreibt": Zu zweit ist man nicht nur weniger allein, man fühlt sich dem anderen auch in gewisser Weise verpflichtet. Schließlich hat man eine Verabredung und kann den anderen nicht hängen lassen. Vielleicht gibt es eine Freundin/einen Freund oder eine Nachbarin/ einen Nachbarn, die/der mitmacht?

Überlegen Sie, wer Sie bei Ihrem Vorhaben mental unterstützen kann. Weihen Sie Freunde und Verwandte in Ihr Vorhaben ein. Die werden dann nämlich sicher immer mal wieder nachfragen, wie weit Sie mittlerweile sind. Und wer will dann gerne jedes Mal zugeben, dass er doch lieber auf dem Sofa seinen Schweinehund gekrault hat. Die Motivation, sich mehr zu bewegen, sollte zwar vor allem aus Ihnen selbst kommen. Die Wissenschaft nennt das intrinsische Motivation – im Gegensatz zur extrinsischen, bei der man etwas vor allem deshalb macht, um anderen zu gefallen. Die ist deutlich weniger intensiv und nachhaltig. Aber ein bisschen positive Verstärkung von außen kann trotzdem nicht schaden.

## 5. Erfolge festhalten

Halten Sie schriftlich fest, was Sie schon erreicht haben, zum Beispiel in einem Trainingstagebuch. Oder kreuzen Sie jeden Tag, an dem Sie Sport gemacht haben, mit einem dicken Filzstift im Kalender an. So sehen Sie immer, was Sie schon alles erreicht haben. Das macht stolz, bringt Sie wieder auf Touren und verweist den Schweinehund auf seinen Platz.

Seien Sie stolz auf Ihre Ziele: Hängen Sie Fotos auf oder verschicken Sie welche an Freunde und Familie. Notieren Sie motivierende Erlebnisse und erreichte Ziele. Schreiben Sie nach ein paar Tagen und Wochen auf, was Ihnen jetzt alles leichterfällt, wo Sie schon fitter geworden sind – beim Treppensteigen, Radfahren, Walken. Loben Sie sich. Es ist ein Trugschluss, dass Eigenlob stinkt. Wir schätzen – im Gegenteil – viel zu selten wert, was wir tagtäglich so leisten.

Belohnen Sie sich ruhig einmal ganz „klassisch", wenn Sie eines Ihrer festgelegten Ziele erreicht haben, egal, ob das ein Kilo ist, das Sie abgenommen haben, oder eine bestimmte Strecke, die Sie mittlerweile in 30 Minuten walken. Gönnen Sie sich ein tolles Sport- und Massageöl, einen Nachmittag in der Sauna oder ein lang ersehntes Kleidungsstück.

## 6. Nicht aufgeben

Flüstert Ihr Schweinehund Ihnen trotzdem noch manchmal ins Ohr: „Nichts überstürzen. Es reicht auch, wenn du nächste Woche weitermachst"? Dann ist es Zeit, dass Sie ihm Ihre Motivation ganz subtil vor Augen halten: Wenn Sie auf Diät sind, werden Sie auch keine Chips auf dem Couchtisch stehen haben, sondern lieber eine Schale Obst. Ähnlich machen Sie es mit dem Sport: Legen Sie sich eine Sportzeitschrift oder einen Wanderführer auf den Küchentisch oder aufs Sofa, stöbern Sie auf Instagram nach Bergbildern, Impressionen von Stränden oder Waldlichtungen. Gönnen Sie sich schöne neue Sportschuhe. Erlaubt ist, was Lust auf das neue Hobby macht.

Sie haben es tatsächlich mal ein paar Tage, eine Woche oder sogar noch länger schleifen lassen? Werfen Sie jetzt nur nicht alles hin. Wie heißt es so schön: Jeder kann einmal hinfallen, er muss nur wieder aufstehen. Sagen Sie also nicht: „Es hat doch keinen Sinn, ich lass es lieber." Fangen Sie einfach wieder an – nicht morgen, sondern gleich.

»Sport soll Ihr Leben bereichern, nicht einschränken. Betrachten Sie ihn als Hobby, das nicht nur Spaß macht, sondern durch das Sie auch neue Leute kennenlernen und ganz neue Seiten an sich entdecken.«

# Typgerechte Tipps und Tricks

**Damit Sie Ihrem inneren Schweinhund zeigen können, wer der Herr im Haus ist, sollten Sie sich selbst gut kennen: Welcher Typ Mensch sind Sie? Sind Sie eher ziel- und leistungsorientiert? Eher bequem? Durchorganisiert? Pflichtbewusst? Gesellig?**

Wenn Sie Ihre persönlichen Eigenheiten kennen, wissen Sie auch, wo Sie ansetzen können, um den inneren Schweinehund in seine Schranken zu weisen. Sie müssen dann nur noch das richtige Hilfsmittel finden und er ist so gut wie gezähmt:

→ Der **Leistungsmensch** schätzt es, wenn ihm eine App oder ein Ranking jeden Tag sagt, was er geschafft hat: Wie viele Schritte man gelaufen ist, welche Muskeln man beim Yoga trainiert hat oder wie viele Höhenmeter man geschafft hat.

→ Der **Couch-Potato** braucht eine Belohnung, wenn er seine tägliche Bewegungseinheit absolviert hat. Zum Beispiel ein entspannendes Bad oder eine Fußmassage vom Partner.

→ Dem **Durchorganisierten** hilft ein Plan, auf dem der Sport ebenso eingetragen ist wie der Arzttermin und den er am Abend abhaken kann.

→ Der **Pflichtbewusste** setzt Sport auf seine tägliche To-do-Liste.

→ Der **Gesellige** freut sich, wenn er jeden Tag unter Leute kommt, neue Menschen kennenlernt und gemeinsam statt einsam unterwegs ist.

Wenn Sie herausgefunden haben, welches Mittel zum Zweck Ihnen weiterhilft, gehen Sie ins Detail:

→ Welche Art der Bewegung würde Ihnen Spaß machen?

→ Sind Sie eher der Hallen- oder der Outdoor-Typ?

→ Wann würden Sie am liebsten was für Ihre Fitness tun, morgens oder abends?

Je nachdem, wie die Antwort ausfällt, hinterfragen Sie dann den Sport, den Sie gerade treiben oder mit dem Sie loslegen wollten: Ist er überhaupt der richtige für mich? Wenn nicht, wählen Sie aus der breiten Palette der Sportarten diejenige aus, die besser zu Ihren Vorlieben und Ihrem Alltag passt. Ein Nuss-Allergiker wird auch nicht plötzlich Nüsse essen, nur weil Nüsse gesund sind. Stattdessen wird er vielleicht Karotten wählen. Genauso ist es auch mit dem Sport. Wenn Sie lieber draußen sind als in der Sporthalle, dann wählen Sie Radfahren, Skilanglauf oder Bergwandern. Für schlechtes, also wirklich schlechtes Wetter gibt es immer noch Heimtrainer und Hanteln. Oder Sie gehen einfach mal tanzen. Sehen Sie Sport als neues Hobby, das Ihr Leben bereichert. Und gehen Sie es gemächlich an, sonst wird aus der neuen Herausforderung schnell Überforderung und Sie sind frustriert.

## Die Macht der Gewohnheit

Wie gesagt: Der Mensch ist ein Gewohnheitstier. Umso mehr lohnt es sich dranzubleiben, auch wenn das am Anfang vielleicht schwerfällt. Aber wenn Sie erst einmal ein paar Wochen durchgehalten haben, merkt Ihr Körper recht schnell, wenn Sie mal längere Zeit nichts tun, und meldet sich genauso zuverlässig wie jetzt Ihr innerer Schweinehund: „Hey, mir fehlt was. Lass uns rausgehen." Sie werden dann ganz automatisch Ihre Sportschuhe schnüren, einfach weil Sie das gute Gefühl danach gar nicht mehr missen möchten.

Überhaupt: Je selbstverständlicher Sport und Bewegung zu Ihrem Alltag gehören, desto seltener wird sich Ihr Schweinehund blicken lassen beziehungsweise zu Wort melden. Und wenn er dann doch wieder da hockt und flüstert, Ihr Schweinehund, dann fragen Sie sich und ihn: „Warum willst du mich ablenken?" Und statt ihm wieder mehr Aufmerksamkeit zu schenken, erinnern Sie sich daran, wie oft Sie ihn schon überwunden haben. Und was für ein Gefühl das war. Ein Großartiges? Na, sehen Sie!

### NUR FÜNF MINUTEN!

Zum Schluss noch ein kleiner, aber überaus wirkungsvoller Trick, wenn Sie sich trotz allem einmal so gar nicht überwinden können. Sagen Sie sich: „Okay, fünf Minuten." Fünf Minuten Radfahren. Oder fünf Minuten Gymnastik. Sie werden sich wundern, wie oft Sie diese fünf Minuten überziehen, wenn Sie erst einmal angefangen haben. Denn sobald der Körper in Bewegung ist, „erinnert" er sich daran, dass er genau dafür gemacht ist. Menschen sind nun mal von Natur aus Bewegungstiere, keine Stubenhocker.

Übrigens: Der Fünf-Minuten-Trick hilft gegen innere Schweinehunde aller Art, nicht nur gegen den Sportmuffel in uns. Probieren Sie es!

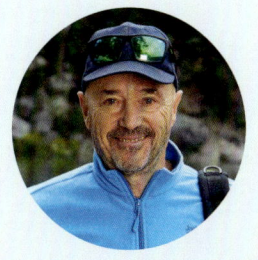

CHRISTIAN NEUREUTHER

»Ich habe von unserem Wohnzimmer aus die Berge immer im Blick. Jedes Mal, wenn ich rausschaue, erinnere ich mich daran, wie gern ich dort unterwegs bin und wie gut es mir dort draußen geht. Wenn Sie keinen so fantastischen Ausblick haben, können Sie sich ein Foto auf den Schreibtisch stellen oder an den Kühlschrank pinnen, zum Beispiel von einer besonders schönen Nordic-Walking-Strecke oder Ihrem Lieblingsskihang. Ein Blick darauf genügt – und schon hat man wieder Lust, etwas zu unternehmen.«

# MEINE NEVER GIVE UP STORY

## STECKBRIEF

**Name:** Dr. Klaus Gürtler, Jahrgang 1942
**Beruf:** Rechtsanwalt, seit 2007 in Pension
**Wohnort:** Rinn bei Innsbruck
**Arthrose:** mehr als zehn Jahre
**Operation:** Ein OP-Termin war für Mitte 2010 vereinbart, wurde aber nicht wahrgenommen

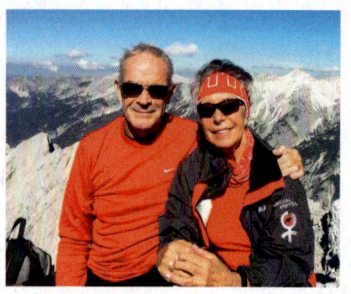

„Mein Orthopäde sagt, ich hätte vom Röntgen her ein wirklich kaputtes Knie. Das ist kein Wunder, ich bin geprüfter Bergführer und war mein Leben lang zwei-, dreimal pro Woche auf dem Berg. Die vielen Höhenmeter des Abstiegs mit schwerem Gepäck sind für die Kniegelenke eine ziemliche Belastung. Mehr als zehn Jahre habe ich mein Knie gespürt, aber nie etwas Besonderes dagegen unternommen. Ich hab nach dem Wandern ein Schmerzmittel eingeworfen, das war's. Ich habe mich nicht besonders ernährt, keine Übungen gemacht. Na ja, Rad gefahren bin ich viel, das soll gegen Kniearthrose ja gut sein.

Heute weiß ich gar nicht mehr, in welchem Knie ich die Arthrose eigentlich habe. Ich glaube links. Ich spüre überhaupt keine Schmerzen mehr. Ich hatte vor Jahren, als ich plötzlich massive Schmerzen hatte, schon einen OP-Termin für ein künstliches Kniegelenk ausgemacht und bin dann mit Freunden zwei Monate mit dem Auto in und durch die Mongolei gefahren. Zwei Monate habe ich nichts gemacht, bin auf keinen Berg gestiegen, nur Auto gefahren. Als ich zurückkam, waren die Schmerzen deutlich besser. Ich habe den OP-Termin verscho-

ben und dann ganz abgesagt. Jahre später bin ich noch immer ziemlich schmerzfrei. Selbst wenn ich 500 Höhenmeter bergab gehe, macht mir das gar nichts. Was damals passiert ist, weiß ich nicht. Mein Arzt hat gemeint, dass er sicher ‚kein Röntgenbild‘ operiert. Oft passen die Beschwerden einfach nicht zum Befund. Solange es mir so gut geht, werden wir nichts Chirurgisches machen.

Im Jahr 2011 war ich mit meiner Frau in Tibet: Wir sind um den Kailash, den Heiligen Berg, gewandert, da geht es schon mal auf 5600 Höhenmeter rauf. Aber ich hatte keine Probleme. Und im Herbst 2017 sind wir rund um die Annapurna in Nepal gewandert. Den Abstieg vom Thorong La nach Muktinath (immerhin 1700 Höhenmeter) habe ich ohne Knieprobleme in vier Stunden absolviert. Als Pensionist bin ich heute wieder drei-, viermal pro Woche in den Bergen unterwegs. Ich weiß, dass es irgendwann bestimmt wieder einen Einbruch geben wird. Deshalb übertreibe ich nichts und nehme runterwärts auch oft die Gondel. Aber ich genieße die Zeit, die ich schmerzfrei wandern kann. Das ist für mich ein Geschenk Gottes."

**Mein Motto: „Bewegung ist alles!"**

# MEINE NEVER GIVE UP STORY

## STECKBRIEF

**Name:** Dr. Burkhardt Bittrich, Jahrgang 1947
**Beruf:** Arzt, gab mit 56 Jahren aus gesundheitlichen Gründen seine Arbeit in der Klinik auf
**Wohnort:** Göttingen
**Arthrose:** 1999 in beiden Hüften diagnostiziert, 2003 in beiden Knien
**Operation:** nein

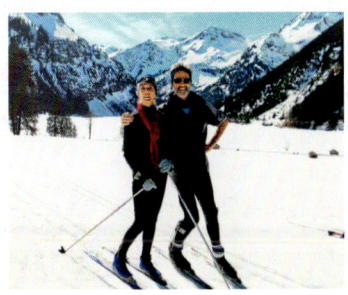

„Jeden Morgen machen meine Frau und ich schon im Bett Gymnastik. Manchmal baue ich auch Elemente aus Yoga oder Thai-Chi ein. Ich mache das nicht systematisch, sondern nach Gefühl. Ich befasse mich sehr stark mit meinem Körper, das hängt wohl mit meiner Krankengeschichte zusammen. Ich wurde von Ärzten als chronischer Schmerzpatient eingestuft: Seit meinem 41., 42. Lebensjahr habe ich Schmerzen in der Rücken-, Hals- und Lendenwirbelsäule sowie im Iliosakralgelenk. Dann kamen Arthrosen in beiden Hüftgelenken dazu und mit den Jahren auch Arthrose in den Knien.

Ich habe mich mein Leben lang bewegt: Weil ich als Kleinkind Rachitis, einen Knick-, Spreiz- und Senkfuß und eine Trichterbrust hatte, begann ich schon als Zehnjähriger, intensiv zu turnen, zu schwimmen, und habe mit Leichtatlethik angefangen. Als Student kam noch Tennis dazu, außerdem Joggen, Langlauf, Alpinskifahren, Radfahren, Wandern und 2006 dann das Krafttraining. Ein Leben ohne Sport und Bewegung konnte ich mir nicht vorstellen – und kann es auch heute nicht, trotz aller Einschränkungen. Wenn ich drei Tage nichts gemacht habe, fehlt mir etwas und ich fühle mich nicht wohl.

Heute treibe ich all diese Sportarten einfach etwas moderater: Statt zu joggen, gehe ich zum Nordic Walking, auf Tennispunktspiele verzichte ich. Außerdem trage ich beim Sport genauso wie bei längeren Spaziergängen oder Stadtbesichtigungen seit über zehn Jahren Orthesen – inzwischen an beiden Knien. Sie haben mir wirklich sehr geholfen. Ohne sie hätte ich nicht bis heute längere Bergwanderungen machen können und Tennis spielen, das ich so liebe.

Zu meinem Leben mit Arthrose gehören seit ein paar Jahren auch Nahrungsergänzungsmittel mit Kollagen und Hyaluronsäure. Wenn mal wieder ein neuer Arthrose-Schub kommt, nehme ich auch Schmerzmittel, aber nicht lange. Als Arzt weiß ich ja um die Nebenwirkungen. Was auch hilft: Wenn ich mein Knie in solchen Phasen tape und kühle. Natürlich fällt es mir manchmal schwer, mich zum Sport zu motivieren. Es tut ja fast immer etwas weh. Aber spätestens seit ich 2011 einen Herzinfarkt hatte, weiß ich: Ausdauersport ist für mich überlebenswichtig. Das ist Motivation genug."

**Mein Motto:**
„Fordere deinen Körper, mäßig, aber regelmäßig."

# DIE KUNST DER MOTIVATION

**Wer mit einer Erkrankung richtig umgehen will, braucht neben viel Disziplin vor allem eine gehörige Portion Motivation. Wie das gelingen kann, weiß Dr. Christopher Willis. Der Tiroler ist Sportpsychologe und betreut unter anderem Spitzensportler, Mitglieder von polizeilichen und militärischen Spezialeinheiten und Künstler.**

**Herr Dr. Willis, Sie bilden Sportpsychologen und Mentaltrainer aus und betreuen selbst Sport- und Gesundheitsprogramme für Erwachsene und Jugendliche. Wie geht man mit der Diagnose Arthrose um?**

Diese Diagnose sollte unbedingt ein Weckruf sein, den Lebensstil zu ändern: die Ernährung umzustellen, regelmäßig Bewegung in den Alltag einzubauen und die chronische Stressbelastung zu reduzieren. Dadurch stellt sich quasi automatisch eine gewisse Lebenszufriedenheit ein. Man hat mehr Tatkraft, mehr Spaß und ist wieder aktiver. Man hat Erfolgserlebnisse und erweitert dadurch auch oft seine sozialen Netzwerke.

**Das klingt leichter gesagt als getan. Kann das wirklich jeder schaffen?**

Die besten Chancen haben Menschen, die eine aktive und selbstbewusste Patientenrolle einnehmen können. Sie hinterfragen die Diagnose, holen eine Zweit- und Drittmeinung ein – das ist ein großer Startvorteil für den Behandlungsprozess. Wer sich informiert, kann seine Krankheit verstehen und erkennt, welche Möglichkeiten er hat, selbst am Heilungsprozess mitzuwirken. Der oder die Betroffene kann zu Informationsabenden gehen, Bücher lesen, im Internet recherchieren,

sich Selbsthilfegruppen suchen. Wichtig ist: Niemand muss es allein schaffen. Suchen Sie sich ein Netzwerk, das Sie unterstützt.

**Wie sollte so ein Netzwerk aussehen?**

Dazu gehört als Erstes ein Arzt, der einen modernen Betreuungsansatz vertritt und den Patienten aufmuntert, aktiv zu sein, statt passiv alles über sich ergehen zu lassen. Eventuell auch ein Psychologe, der einen coacht, motiviert und entsprechende Trainingstechniken zeigt. Hilfreich ist auch ein Sporttrainer, der den richtigen Umgang mit der jeweiligen Sportart erklärt – und natürlich ein Ernährungsexperte. Wer solche Helfer sucht, findet sie beispielsweise im Netzwerk Sportpsychologie (www.ausbildungsportpsychologie.de).

**Nun hat man ein Netzwerk, weiß, was zu tun ist, aber trotzdem klappt es nicht mit der Motivation. Woran liegt das?**

Seinen Lebensstil kann man nur dann verändern, wenn man das Selbstbewusstsein und die innere Überzeugung hat, dass man es selbst schaffen kann, sich gesund zu ernähren und genügend zu bewegen. Nur dann bringt man die nötige Motivation auf. Dazu muss man sich als Allererstes selbst kennenlernen.

### Wie funktioniert das?

Hier muss man drei wichtige Punkte beachten: Man sollte erstens wissen, was für einen selbst der Sinn des Lebens ist, was man unter einem glücklichen Leben versteht, welche Ziele man verfolgt. Zweitens: Man sollte in der Lage sein, sich auf die positiven Aspekte des Lebens zu fokussieren und ein positives Bild vom Leben im Alter entwickeln. Und drittens sollte man sich vor Einsamkeit schützen und ein gut funktionierendes soziales Umfeld aufbauen.

### Oft ist es doch so: Der Kopf weiß, was zu tun ist, aber es siegt die Macht der Gewohnheit.

Das ist leider nur sehr menschlich. Verhaltensänderungen fallen den meisten Menschen schwer. Denken Sie an die Neujahrsvorsätze wie „Ab morgen höre ich auf zu rauchen" oder „Von nun an trinke ich weniger Alkohol". Die werden bereits nach wenigen Tagen und Wochen nicht mehr umgesetzt, obwohl viele Menschen gerne ihr Leben ändern würden. Selbst Patienten, die lebensbedrohliche Erkrankungen erfahren, wie zum Beispiel einen Herzinfarkt, sind oft nur kurzfristig motiviert und schon bald kaum mehr dazu fähig, sich von ungesunden Lebensgewohnheiten zu lösen. Langfristig sind sie so leider nicht in der Lage, ihre Risikofaktoren zu reduzieren.

### Woran liegt das?

Vor allem in der Persönlichkeit des Patienten und am persönlichen Umfeld: Wer mitten in der Großstadt lebt, tut sich vermutlich schwerer, schnell raus in die Natur zu gehen, als jemand, der in den Bergen lebt. Aber es liegt auch an der jeweiligen Lebensphase und Lebenssituation, dem Bildungsstand und den finanziellen Möglichkeiten. Außerdem ist Verhalten ja meist jahrzehntelang eingelernt. Ganz typisch ist, dass man die ersten

paar Tage motiviert ist, an der Veränderung zu arbeiten. Nach einiger Zeit aber fällt man dann doch wieder in alte, „antrainierte" Gewohnheiten zurück und greift einfach zu Schmerzmitteln. Zudem fehlt vielen Patienten schlichtweg auch oft das Wissen, mit welchen Strategien und Methoden sie ihr Verhalten gezielt ändern können.

### Wie könnten solche Methoden aussehen?

Wenn es um die Ernährung geht, kann beispielsweise ein erstes Ziel sein, dass Sie jeden Tag eine Portion Salat essen. Als nächstes Zwischenziel legen Sie dann vielleicht drei zuckerfreie Tage pro Woche ein oder verzichten abends auf Brot, Nudeln, Reis, Kartoffeln und andere Kohlenhydrate.

**Was hilft, sich zu motivieren und vor allem am Ball zu bleiben?**

Das Wichtigste ist, dass Sie sich eine Vision von Ihrer Zukunft erarbeiten. Wer keine Vision hat, hat weniger Chancen, sich langfristig zu motivieren. Stellen Sie sich vor, was passiert, wenn Sie Ihr Netzwerk erweitern, wenn Sie die Ernährung umstellen, mehr Sport machen. Überlegen Sie, was Sie noch erreichen wollen, welche Urlaube oder Reisen? Vielleicht wollen Sie auch eine neue Ausbildung beginnen? Und dann brechen Sie diese Vision herunter, teilen Ihr großes Ziel, Ihre Vision in kleine Schritte – immer mit dem Fokus auf (erreichbare!) konkrete Zwischenziele.

Wer mehr Sport machen will, kann zum Beispiel damit anfangen, dreimal in der Woche spazieren zu gehen oder zu Hause ein leichtes Muskelaufbautraining zu machen. Was viele auch vergessen: Natürlich ist es wichtig, dass die Sportart, die Sie wählen, im Sinne der Therapie ist. Sie sollte Ihnen aber auch unbedingt Spaß machen. Sonst bleiben Sie kaum dauerhaft dabei. Eine weitere wichtige Stütze sind Trainingspläne. Jede Umstellung kostet Überwindung, ganz besonders, wenn es um Sport geht. Wenn man dann einen klaren Plan abarbeiten kann, tut man sich leichter. Und der Erfolg, das gesteigerte Selbstwertgefühl und der Stolz darüber, dass man seine Vision und die Ziele, die man sich gesetzt hat, erreicht, wiegen die Anstrengung und Überwindung immer auf.

### Wie geht man damit um, dass für den Partner und die Freunde Krankheit oder Schmerzen kein Thema sind?

Wichtig ist, dass man überhaupt darüber spricht. Oft kommen Konflikte daher, dass es bestimmte Erwartungshaltungen gibt, über die nie geredet wird. Dann sollte man überlegen, was man weiterhin gemeinsam unternehmen kann – und was nicht. Oder ob es Kompromisse gibt: Wenn gemeinsame Bergtouren nicht mehr möglich sind, dann macht der gesunde Partner die lange Tour eben allein oder mit Freunden und gemeinsam entscheidet man sich für eine kleinere Wanderung. Für Radtouren kann sich der erkrankte Partner ein E-Bike leihen. Oder man fährt zwischendurch einfach mal ein Stück mit der Bahn. Machen Sie die Krankheit nicht ständig zum Thema, sondern suchen Sie bewusst auch andere Gesprächsthemen. Und wenn es permanent knirscht und Freunde gar kein Verständnis aufbringen, kann es auch mal besser sein, sich voneinander zu lösen.

### Also erst mal klein anfangen?

Ja. Erstellen Sie einen Plan, was Sie in einem Monat schaffen wollen, in drei Monaten, in sechs Monaten. Alle Ziele sollten realistisch und an Ihre persönliche Lebenssituation angepasst sein. Genauso dürfen Sie sich gerne jedes Mal belohnen, wenn Sie wieder eine Stufe genommen haben.

### Helfen Rituale und Tagebücher?

Ja. Bauen Sie so viele Routinen wie möglich in Ihren Alltag ein. Bevor Sie aufstehen, fragen Sie sich, wie Sie mit dem Tag umgehen wollen, welche Ziele Sie sich setzen, was Sie tun, um Ihrer Vision näher zu kommen. Führen Sie Tagebuch, schauen Sie Motivationsvideos, verwenden Sie Fitness-Apps wie Runtastic oder Polar und andere Trainingshilfsmittel (wie einen Schrittzähler oder eine Pulsuhr). Auch religiöse Rituale können helfen.

### Was, wenn es mal nicht klappt?

Das ist kein Problem, solange Sie Rückschläge einplanen. Es ist normal, dass man ein paar zuckerfreie Tage durchhält und dann plötzlich an einem Abend zwei Packungen Chips isst. Oder sich fünf Tage gar nicht zum Sport aufraffen kann. Man fällt immer wieder in die alten Verhaltensmuster zurück. Wer das einplant, kann besser damit umgehen und die Motivation bleibt erhalten. Ein Rückfall ist kein persönliches Versagen, sondern nur ein (manchmal notwendiger) Zwischenschritt.

## Wie können Freunde und Angehörige motivieren und unterstützen?

Sie können Empathie zeigen oder feiern, wenn man sich weiterentwickelt hat. Sie können selbst mitmachen beim zuckerfreien Tag oder beim täglichen Sportprogramm. Sie können Kurse bezahlen oder Freiräume schaffen, etwa indem sie Alltagstätigkeiten abnehmen wie einkaufen, putzen oder im Garten helfen. Das sind kleine Gesten, die aber sehr viel bewirken.

## Wann sollte man sich eingestehen, dass es mit der Motivation nicht klappt?

Wenn sich laufend Misserfolge und Enttäuschungen einstellen, was meist an einer unrealistischen Zielsetzung liegt. Man darf übrigens auch ruhig Rat bei einem Experten suchen.

## Wie können Experten (etwa Coaches oder Psychologen) unterstützen?

Ein Coach kann Ihnen Entspannungs- und Meditationstechniken beibringen, die helfen, Stress zu reduzieren oder besser mit Schmerz umzugehen. Etwa die Scheinwerfertechnik: Mit ihr lernen Sie, worauf Sie Ihren Fokus lenken. Ob Sie sich in die Opferrolle begeben oder aktiv werden.

## Wie lange dauert es, bis sich Erfolg einstellt und man sein Verhalten ändert?

Wir wissen aufgrund unserer Erfahrungen, dass sich bereits nach acht bis zwölf Wochen täglichen mentalen Trainings erste stabile Effekte zeigen. Auf jeden Fall stellen Verhaltensänderungen eine lebenslange und dynamische Aufgabe dar und Rückschläge sind normal. Das ist ja auch das Schöne am Leben, dass man fast immer die Möglichkeit hat, sich selbst zu unterstützen und an sich zu arbeiten.

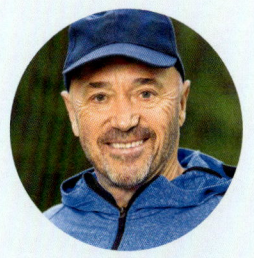

**CHRISTIAN NEUREUTHER**

**Motivierende Zitate sind für mich persönlich das Zünglein an der Waage. Hier meine drei Favoriten, wenn Sie sich mal wieder nicht zum Sport aufraffen können.**

### Immer dranbleiben
Schon Konfuzius wusste: „Wenn du die Absicht hast, dich zu erneuern, tu es jeden Tag." Das gilt auch in Sachen Bewegung.

### Geht nicht, gibt's nicht
„Suche nicht nach Fehlern, suche nach Lösungen." Getreu diesem Motto von Henry Ford sollten Sie nicht lange mit sich hadern, wenn Sie es mal nicht geschafft haben, laufen zu gehen. Stattdessen schnüren Sie einfach am nächsten Tag wieder Ihre Schuhe.

### Gegen Aufschieberitis
Der beste Motivationsspruch, den ich kenne? „Einfach machen!" Denn wenn man immer nur alles auf morgen verschiebt, kommt man nie dazu.

# MEINE 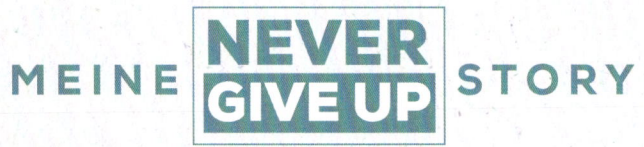 STORY

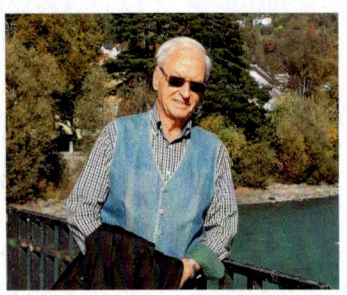

## STECKBRIEF

**Name:** Arno Tautermann, Jahrgang 1940
**Beruf:** Pensionist, davor Makler
**Wohnort:** Rum bei Innsbruck
**Arthrose:** seit 2009, erst im rechten Knie,
später im linken Knie
**Operation:** ja, seit 2014 links eine Knieprothese

„Warum ich trotz Schmerzen im Knie das Bergwandern und Radfahren nicht aufgebe? Gute Frage. Das wollte meine Frau auch mal wissen. Aber ich möchte nicht damit aufhören. Beides gehört seit meinem 14. Lebensjahr zu meinem Leben – auch wenn das viele Wandern wohl meine Knie kaputt gemacht hat. Aber der Sport, die Berge, das Schwimmen, all das baut mich auf. Außerdem habe ich seit 30 Jahren eine Bergsteigerrunde, mit der ich regelmäßig zum Wandern gehe; die möchte ich nicht missen. Zudem sind meine Schmerzen erträglich.

Ich hatte 2009 im rechten Knie eine Knorpeltransplantation, aber die war für die Katz. Danach war zwar das rechte Knie besser, aber dafür war das linke mehr belastet. Als dort die Schmerzen so unerträglich waren, dass ich nachts nicht mehr schlafen konnte, musste ich mir eine Prothese einbauen lassen. Das war 2014. Im Nachhinein frage ich mich: ‚Warum habe ich das nicht schon früher gemacht?‘ Seither bin ich links schmerzfrei. Natürlich kann es sein, dass einem bei so einer OP ein Keim ins Knie kommt. Aber an solche Dinge denke ich nicht. Den einen erwischt's, den anderen nicht.

Wenn ich rechts auch eine Prothese hätte, hätte ich keine Schmerzen mehr. Aber dann müsste ich mich entscheiden: Was soll ich ausfallen lassen? Die Bergsaison? Oder die Skisaison? So schiebe ich die Entscheidung stets bis Oktober raus. Und wenn ich die Bergsaison halbwegs überstanden habe, probiere ich noch die Skisaison. So mache ich das seit drei Jahren. Mal sehen, wie ich mich in diesem Jahr entscheide.

Im Alltag mache ich nicht viel gegen die Arthrose: Ich setze mich alle zwei, drei Tage auf mein Standfahrrad und schaue dabei die Nachrichten. Manchmal wickle ich mir eine Bandage ums Knie oder verwende eine Schmerzsalbe. Tabletten nehme ich höchstens drei Stück im Monat. Meine Frau hat Arthrose in den Schultern, aber nach 53 Jahren Ehe gibt man dem anderen keine Ratschläge mehr, was er tun soll: Man versucht, ohne Worte zu helfen. Mal den Rucksack abnehmen, mal langsamer gehen. Sich helfen und trösten, dann passt es schon."

**Mein Motto:**
„Nicht unterkriegen lassen.
Immer den Kopf hoch!"

# MEINE NEVER GIVE UP STORY

## STECKBRIEF

**Name:** Karin Vinke-Brandscheidt, Jahrgang 1946
**Beruf:** Rentnerin, gelernte Kauffrau mit eigenem Sanitätshaus
**Wohnort:** Diepholz
**Arthrose:** seit Anfang der 1990er-Jahre im rechten Knie, jetzt auch links und in den Händen
**Operation:** nein

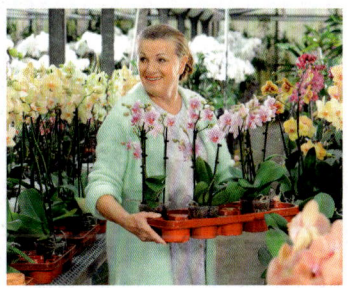

„Ich bin recht reiselustig und war in den letzten Jahren in Papua-Neuguinea, Australien, Neuseeland und kürzlich in Peru. Ich wollte unbedingt Machu Picchu sehen. Die Stadt war mit den vielen Stufen eine echte Herausforderung. Nicht nur wegen meiner Arthrose, sondern weil ich auch schwer herzkrank bin. Ich habe vor Ort gesagt: ‚Ich habe Probleme mit den Knien. Gibt es auch einen Weg für Behinderte?‘ Natürlich gab es einen mit weniger Anstiegen. Und plötzlich schlossen sich mir acht weitere Leute aus der Reisegruppe an. Man muss einfach sagen, was los ist!

Es sind diese kleinen Dinge, die einem das Leben mit Arthrose leichtermachen: Wenn ich mich setzen will, wähle ich den Stuhl mit den Armlehnen, da komme ich leichter wieder hoch. Beim Treppensteigen, das bei mir nur step by step geht, steige ich immer mit dem gesunden Bein zuerst und ziehe das andere hinterher. Wegen meines Herzens (ich habe mehrere Stents und Bypässe) kann ich nicht viel Sport machen, aber ich weiß, dass Bewegung sehr wichtig ist. Rad fahren geht gut. Ich habe mir extra ein Fahrrad mit niedrigem Einstieg und Elektromotor gekauft. Weil ich jahrelang ein eigenes Sanitätshaus hatte, weiß ich in vielem besser Bescheid als andere und habe mich früh gegen eine Knieoperation entschieden. Denn damals kamen all diejenigen zu mir in den Laden, bei denen eine Operation nicht den gewünschten Erfolg hatte. Zudem galt in den 1990er-Jahren noch die Lehrmeinung, man müsse ein operiertes Knie alle 15 Jahre erneuern. Da sagte ich mir: ‚Die ersten 15 Jahre sitze ich aus.‘

Dank meines Berufs konnte ich ganz früh sofort jedes Hilfsmittel ausprobieren. Ich habe von Anfang an Bandagen getragen, nicht erst ab dann, wo es nicht mehr anders ging. Damit fangen meiner Erfahrung nach viele zu spät an. Zudem habe ich eine Orthese von Ottobock, mit der ich besser und schmerzfreier laufen kann. Die Freestep-Orthese sitzt am Unterschenkel und steckt im Schuh, sie kann problemlos unter der Hose getragen werden. Der einzige Haken ist, dass ich dann Schuhe tragen muss – ich laufe eigentlich lieber barfuß. Ich habe gelernt, mit meiner Arthrose zu leben. Auf Reisen hilft mir, dass ich abgelenkt bin. Ich fahre doch weg, um etwas zu erleben, nicht, um mir leidzutun, dass mein Knie schmerzt!"

**Mein Motto:**
„Immer neugierig bleiben!"

# COACH
# YOUR MIND

Ist es mal wieder so weit und Sie geraten wegen Ihrer schmerzenden Hüfte oder der angeschwollenen Knie ins Grübeln? Sie zweifeln, ob all die Bewegung und die Physiotherapie etwas bringen? Das ist normal und natürlich. Wichtig ist, dass Sie Ihr Gedankenkarussell stoppen und dass Sie lernen, Ihre Zweifel und negativen Gedanken in positive Ziele umzuwandeln. Das gelingt mit diesen Tricks:

## Think positive!
### ODER: DAS BERÜHMTE HALB VOLLE GLAS WASSER

Was denken Sie, wenn Sie ein halb volles Glas Wasser sehen? „Oh, das ist ja schon halb leer" oder „Das ist ja noch halb voll"? Hören Sie mal ein, zwei Tage lang in sich hinein: Welche Gedanken treiben Sie um? „Oh je, schon wieder nicht zum Walken aufgerafft." „Warum kann ich die Treppen nicht mehr so flott steigen?" „Und täglich grüßt das Knie." Vielleicht schreiben Sie sich diese Gedanken sogar auf. Und dann streichen Sie sie durch und notieren sich darunter oder daneben das positive Gegenbeispiel. Also etwa: „Montag, Mittwoch und Sonntag spazieren gegangen und auf dem Ergometer gesessen!" „Es geht zwar langsamer, aber immerhin komme ich die Treppen überhaupt noch hinauf!" „Hallo, Knie! Schön, dass nur du schmerzt, und nicht auch noch die Hüfte!" Positives Deken können Sie trainieren und irgendwann wird es sich automatisch einstellen. Und dann ist das halb volle Wasserglas für Sie nie mehr halb leer.

# Change your Mind

## ODER: DAMIT IHRE FREUNDE AUCH MORGEN NOCH GERNE MIT IHNEN ZUSAMMEN SIND

Überlegen Sie, was das vorherrschende Gesprächsthema ist, wenn Sie Ihre Freunde treffen. Krankengeschichten? Schmerzen? Absagen, weil Sie wegen Ihrer Arthrose an gemeinsamen Aktivitäten nicht mehr teilnehmen können oder wollen? Und jetzt versetzen Sie sich in die Lage Ihrer Freunde und Bekannten: Wenn diese von Ihnen immer nur Gejammer oder ein „Nein, ich kann nicht" zu hören bekommen, werden sie sich über kurz oder lang immer seltener bei Ihnen melden. Also überlegen Sie, was Sie selbst ändern können. Machen Sie von sich aus den ersten Schritt und schlagen Sie Dinge vor, die Sie gut machen können. Überlegen Sie sich, welche Anekdoten Sie zu einem Gespräch beitragen, von welchen Erlebnissen Sie erzählen können.

# Never give up!

## ODER: WIE SINNSPRÜCHE DIE SINNE BEEINFLUSSEN

Welche Sprüche tragen Sie seit Ihrer Kindheit mit sich herum? „Erst die Arbeit, dann das Vergnügen." „Ohne Fleiß kein Preis." „Von nichts kommt nichts." „Unter jedem Dach wohnt ein Ach." „Was mich nicht umbringt, macht mich stark." Streichen Sie alles, was nach Druck und Zwang klingt, aus Ihrem Zitateschatz und ersetzen Sie diese Glaubensgrundsätze durch aufbauende Sprüche. Sie können sich einen Kalender mit motivierenden Sprüchen in die Wohnung stellen oder sich von Freunden immer wieder solche Sätze schicken lassen. Vielleicht kennen Sie aus Ihrer Kindheit noch diesen Poesiealbumspruch: „Schmerzt dich in tiefer Brust das harte Wort ‚Du musst', so sag zu dir nur still das kleine Wort: ‚Ich will'. So eine Streicheleinheit jeden Tag stärkt Ihr Inneres.

# Grow up!

## ODER: FÜR NEUES IST MAN NIE ZU ALT

Sie haben Sorge, was andere sagen, wenn Sie sich plötzlich ins Sportleroutfit werfen und täglich eine Runde drehen? Sie meinen, eine Orthese passt nicht zu Ihrem Image? Sie fühlen sich allein schon bei dem Gedanken alt, einer Arthrose-Selbsthilfegruppe beizutreten?

Fragen Sie sich: Warum eigentlich? Was ist das Schlimmste, das passieren könnte? Und was passiert im besten Fall? Im Outdoorlook macht das Walken gleich viel mehr Spaß und sie fühlen sich sofort ganz sportlich? Die Orthese ist ein Hingucker und Sie kommen locker mit fremden Leuten ins Gespräch? In der Selbsthilfegruppe gibt's ganz nette und auch jüngere Zeitgenossen? Na also! Dann gehen Sie doch mal vom Idealfall aus und wagen Sie etwas Neues. So schlimm wird es schon nicht werden. Wie heißt es so schön? „Wer wagt, gewinnt!"

# Keep calm!

## ODER: MORGEN IST AUCH NOCH EIN TAG…

Nein, nicht immer gilt: „Was du heute kannst besorgen, das verschiebe nicht auf morgen!" Stress macht krank – Entspannung dagegen fördert die Heilung. Auch bei Arthrose-Patienten. Wenn Sie also merken, dass Ihre innere Ruhe zu einer inneren Unruhe wird, dann sammeln Sie sich und atmen Sie ein paar Mal tief durch. Am besten mit dieser **Atemtechnik:** Schließen Sie die Augen und zählen Sie beim Einatmen bis zwei, beim Ausatmen bis vier. Das machen Sie mehrere Male hintereinander. Eine andere Übung: Halten Sie beim Einatmen das rechte Nasenloch zu und atmen Sie nur durch das linke Nasenloch ein. Dann halten Sie das linke zu und atmen durch das rechte Nasenloch aus. Jetzt durch das rechte Nasenloch einatmen, dann das rechte zuhalten und über das linke Nasenloch ausatmen. Das machen Sie etwa zehnmal hintereinander.

# Be happy!

## ODER: SAMMELN SIE GLÜCKSMOMENTE

Schreiben Sie jeden Tag einen besonderen Augenblick auf. „Heute einen Regenbogen gesehen." „Im Radio ein Lied aus jungen Jahren gehört." „Ein Kompliment bekommen." So gewöhnen Sie sich an, mit offenen Augen durch den Tag zu gehen, und entdecken das Besondere im Alltäglichen. Das zaubert Ihnen nicht nur ein Lächeln ins Gesicht und hebt die Stimmung, sondern zugleich schüttet das Gehirn „Glückshormone" aus. Und das wiederum wirkt sich positiv auf die Gesundheit aus.

# Just now!

## ODER: DER MOMENT IST JETZT

Das kennen Sie: Je länger Sie eine Entscheidung hinauszögern, desto höher und unüberwindbarer werden die Hürden, die sich vor Ihrem geistigen Auge auftun. Und manchmal werden auch die Konsequenzen schlimmer: Die Krankheit schreitet weiter voran, die Kosten für einen Kurs sind gestiegen oder er ist ausgebucht. Also packen Sie es jetzt an. Falsche Entscheidungen gibt es nicht – höchstens **lehrreiche Erfahrungen.**

# WE NEVER GIVE UP

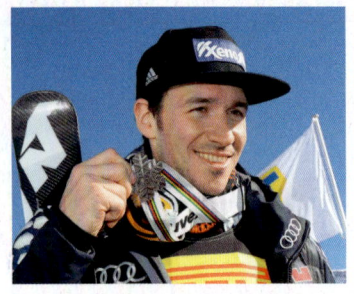

## Servus Felix, servus Aksel

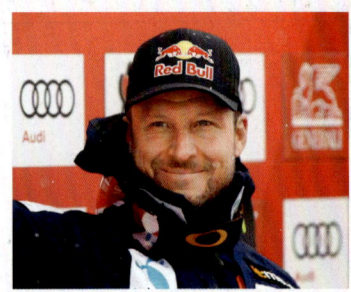

**Die beiden ehemaligen Skirennläufer Felix Neureuther und Aksel Lund Svindal aus Norwegen sind eng befreundet. Klar, dass man da nicht nur die Erfolge des anderen kennt, sondern auch von den jeweiligen Verletzungen des anderen weiß. Und sich gegenseitig motiviert.**

**Felix:** Wie geht's dir, was macht das Knie?

**Aksel:** Mir geht's gut, ich bin viel unterwegs. Ich habe mich nach meinem Rücktritt ein paar Wochen ein bisschen hängen lassen. Aber jetzt bin ich wieder voll motiviert und bereite mich auf meinen nächsten Lebensabschnitt vor. Der hat sicher auch mit meinen Knien zu tun. Wie geht es dir?

**Felix:** Ganz gut eigentlich. Ich weiß aber genau wie du, dass der Fight mit meinem lädierten Körper noch nicht vorbei ist.

**Aksel:** Nimm's positiv, wir brauchen ja keine Rennen mehr zu gewinnen. Aber ich möchte mir meine Lebensqualität erhalten und auch noch Träume erfüllen. Deshalb werde ich alles dafür tun, dass Knie und Rücken halten. Das Schlimmste wäre, sich auszuruhen.

**Felix:** Das war früher ja auch deine Stärke. Ich glaube, mit deinen Knien hätte jeder andere die Skier schon längst in den Keller gesperrt. Ich habe dich zum Schluss mehr humpeln als Ski fahren gesehen. Und trotzdem bist du noch Olympiasieger geworden. Dafür bewundere ich dich.

**Aksel:** Du musst grad reden. Solche Tiefschläge, und trotzdem hast du dich immer wieder rausgezogen. Du könntest auch ein „Elch" sein.

**Felix:** Haha. Man darf halt nie aufgeben! Aber wir hatten auch tolle Mediziner und Physiotherapeuten, die uns immer ermutigt haben.

**Aksel:** Und nicht vergessen: die hübschen, netten Krankenschwestern, die sich nach einer Operation so gut um uns gekümmert haben. :-)

**Felix:** Als Sportler hat man das große Glück, das wirklich jeder versucht, einen so schnell wie möglich wieder zurück auf die Piste zu bringen.

**Aksel:** Es gilt sowieso im Leben: niemals aufgeben! Also, wann gehen wir beiden „Rentner" endlich wieder Ski fahren?

# WE NEVER GIVE UP

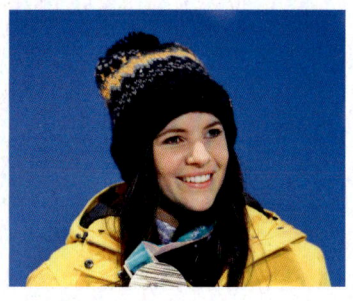

## Hallo Tina, hallo Hanni

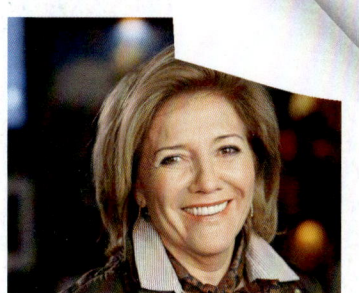

**Die ehemalige Skirennläuferin Hanni Wenzel-Weirather aus Liechtenstein gewann 33 Weltcuprennen. Ihre Tochter Tina Weirather holte 2018 bei den Olympischen Winterspielen in Pyeongchang die Bronzemedaille im Super-G. Ein Gespräch über das Wiederaufstehen nach Verletzungen.**

**Tina:** Mama, wie war das eigentlich bei dir, wenn du verletzt warst?

**Hanni:** Irgendwann weiß man: Je schneller es einem gelingt, sich wieder aufzurappeln, desto schneller wird man wieder gesund. Man muss sich in dem Moment neue Ziele setzen. Ich gebe zu, dass es mir immer leichtergefallen ist, mit meinen eigenen Verletzungen umzugehen als mit deinen.

**Tina:** Wirklich? Das wusste ich nicht. Warum?

**Hanni:** Weil man Mitleid hat, vor allem als Mutter, und weil ich genau weiß, wie schwer der Weg ist. Reha, Physiotherapie und all das, das ist viel anstrengender als das Training.

**Tina:** Hast du manchmal gedacht, jetzt ist deine Karriere vorbei?

**Hanni:** Nein. Nach jeder Verletzung kommt man stärker zurück, weil man durch ein Tief durchmusste. Das braucht seine Zeit – aber am Ende war jede Verletzung für irgendetwas gut.

**Tina:** Trotzdem ist es ärgerlich, wenn einem das im letzten Trainingslauf bei Olympia passiert, so wie mir 2014 in Sotschi.

**Hanni:** Ja, und ich wusste auch, dass du in dieser Situation keine guten Ratschläge brauchen kannst. Wir haben überlegt, was dich auf andere Gedanken bringt: eine Wohnung kaufen und einrichten. Da warst du beschäftigt – und das war gut.

**Tina:** Ganz nach dem Motto: hinfallen, aufstehen, Krone richten, weitergehen.

**Hanni:** Ja. Das soll heißen: Löse die Sache, die ansteht, und lauf nicht dem nach, was es nicht mehr gibt. Schließlich passiert es jeden Tag, dass eine Sache nicht klappt wie geplant.

**Tina:** Ohne so eine positive Einstellung kommt man als Sportler nicht weit.

**Hanni:** Genau. Deshalb sage ich vor den Rennen auch nie zu dir: „Pass auf, fahr vorsichtig." Sondern: „Das wird schon. Glaub an dich!"

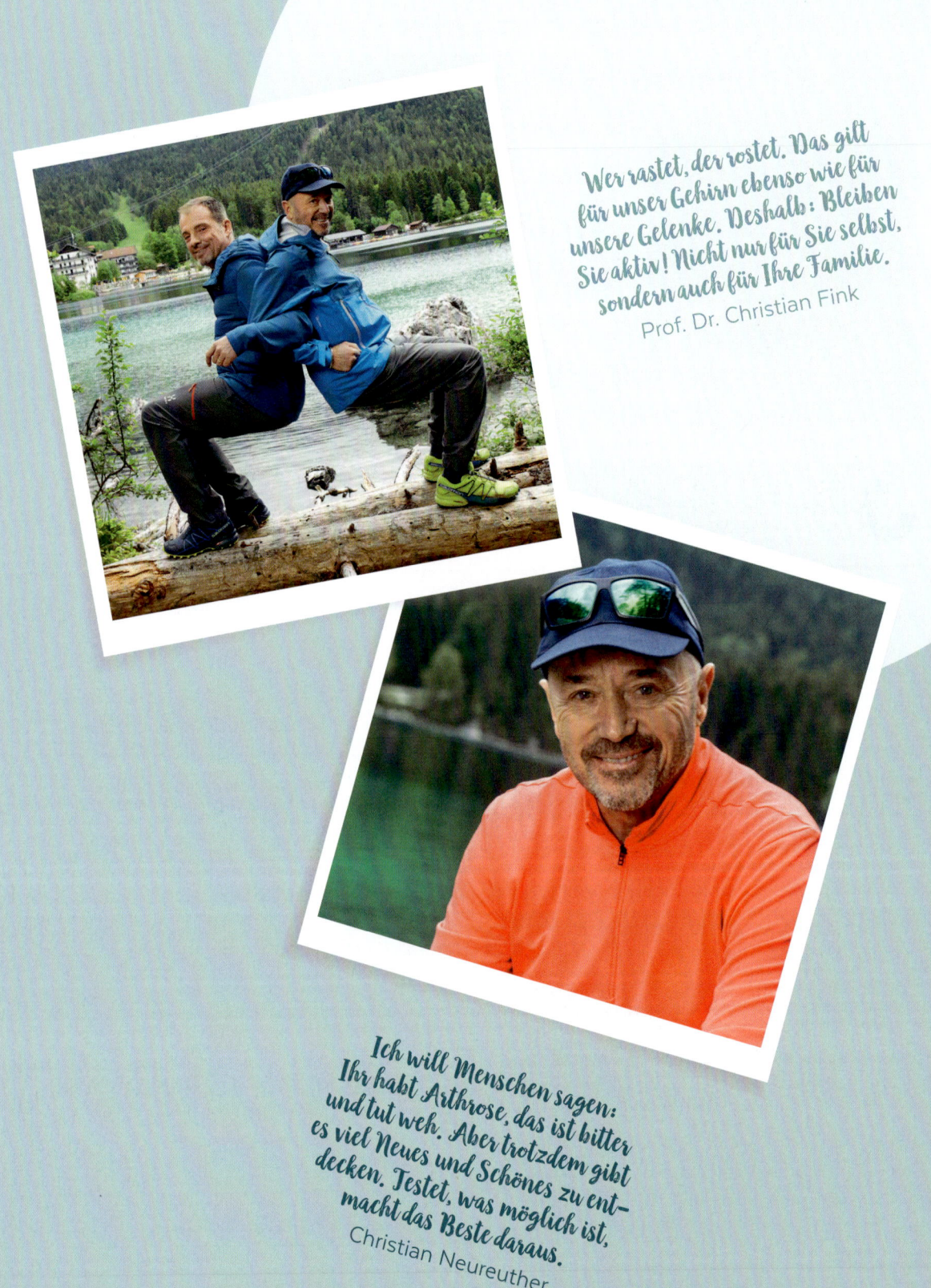

Wer rastet, der rostet. Das gilt für unser Gehirn ebenso wie für unsere Gelenke. Deshalb: Bleiben Sie aktiv! Nicht nur für Sie selbst, sondern auch für Ihre Familie.

Prof. Dr. Christian Fink

Ich will Menschen sagen: Ihr habt Arthrose, das ist bitter und tut weh. Aber trotzdem gibt es viel Neues und Schönes zu entdecken. Testet, was möglich ist, macht das Beste daraus.

Christian Neureuther

# BEWEGUNG TUT GUT:
# JETZT ERST RECHT

Sport ist gesund! Und zum Glück müssen Sie auf ihn auch nicht verzichten, wenn Sie Arthrose haben. Im Gegenteil: Bewegung »schmiert« die Gelenke und versorgt den Knorpel mit Nährstoffen. Schonung ist bei Arthrose also pures Gift. Nur ganz so wild wie früher sollten Sie es nicht mehr angehen. Stimmen Sie das Training lieber auf Ihre Bedürfnisse ab. So haben Sie weiterhin Spaß und Ihr Körper profitiert auch davon.

# DIE HEILKRAFT DES SPORTS

**Der Mensch hat einen großen Bewegungsdrang – von Geburt an. Kleinkinder sind den ganzen Tag auf den Beinen. Doch im Laufe der Jahre wird der Mensch immer träger. Gesund ist das nicht: Unzählige wissenschaftliche Studien belegen, wie wichtig Sport für das körperliche und geistige Wohlbefinden ist.**

Sie treiben schon Sport? Gratulation! Etwas Besseres können Sie für Ihre Gesundheit gar nicht tun. Wissenschaftler und Mediziner wissen längst, dass Bewegung nicht nur das „Sahnehäubchen" auf einem gesunden Lebensstil ist, sondern einer der wichtigsten Bausteine, um körperlich und geistig lange gesund und fit und bis ins hohe Alter selbstständig und mobil zu bleiben.

## Bewegung ist überlebenswichtig

Seit Jahrtausenden ist unser Körper auf Bewegung eingestellt. Zu Beginn der Menschheitsgeschichte, als unsere Ahnen noch Jäger und Sammler waren, legten Männer auf der Suche nach Nahrung täglich 20 bis 25 Kilometer zurück, Frauen etwa zehn bis zwölf Kilometer.

Davon sind wir heute weit entfernt. Denn im Laufe der Evolution ist der Mensch im wahrsten Sinne „sesshaft" geworden. Heute wenden wir fürs Jagen und Sammeln, also Einkaufen, maximal zwei bis vier Kilometer auf. Und von denen legen wir das meiste sogar auf vier Rädern zurück. Der Rest unseres Alltags ist auch ziemlich bequem geworden: Wir fahren mit dem Auto, dem Bus oder der U-Bahn in die Arbeit, „fliegen" in Aufzügen die Bürotürme hinauf, wo wir dann den Großteil des Tages auf mehr oder weniger ergonomisch ge-

formten Stühlen verbringen. MIttags geht es im Lift wieder runter in die Kantine. Wenn die Sonne scheint, läuft man vielleicht auch mal ans Eck zum Imbiss. Das muss aber schnell gehen, die Pause dauert schließlich nicht ewig. Am Abend fahren wir zurück nach Hause und machen es uns auf der Couch bequem. Oder wir treffen uns mit Freunden im Kino oder in der Kneipe ... Ehe man sich versieht, ist es spät und man geht schlafen. Manchmal denkt man dann im Bett noch: „Ach, eigentlich wollte ich heute ja mal wieder ein bisschen Sport machen. Aber was soll's? Morgen ist ja auch noch ein Tag."

Sitzen ist das neue Rauchen, heißt es bereits. Und da ist tatsächlich was dran. Das bequeme Leben hat nämlich erhebliche Folgen für die Gesundheit: Es hemmt den Stoffwechsel und bringt im ganzen Körper biochemische Abläufe ins Stocken. Es fördert den Abbau der Muskulatur, schwächt die Knochen und versetzt alle Zellen in einen Ausnahmezustand. Denn im Gegensatz zu unserem inneren Schweinehund, der sich ganz schnell mit dem Komfort angefreundet hat, den der moderne Lebensstil mit sich bringt, kann unser Organismus mit dieser Entwicklung nicht Schritt halten. Unsere genetische Ausstattung ist nach wie vor auf Steinzeit gepolt. Kein Wunder also, dass der Körper irgendwann kapituliert und wir krank werden.

Sport und Bewegung sind also nicht nur eine Modeerscheinung oder ein angesagtes Hobby. Sie bilden eine ganz wichtige existenzielle Grundlage für die Gesundheit. Viele Körperfunktionen werden nur dann „am Laufen gehalten", wenn sich der Mensch bewegt. Die Redensart „Wer rastet, der rostet" ist somit durchaus wörtlich zu nehmen: Wer aktiv ist, stabilisiert und verdichtet die Knochen, verbessert seine Haltung und ist beweglicher. Zudem kurbelt Sport den Stoffwechsel an – und das fördert die Entwicklung von Muskeln und Organen. Auch der Hormonhaushalt ist viel harmonischer, wenn wir uns regelmäßig bewegen. Wer dagegen nicht aktiv ist, bei dem sinkt ab dem 30. Lebensjahr die Muskelkraft in jedem Jahrzehnt um bis zu fünf Prozent.

## Krankheiten vorbeugen

Wer sich regelmäßig bewegt, beugt vielen Krankheiten vor. Übergewicht zum Beispiel: Fast zwei Drittel der Männer (59 Prozent) und über ein Drittel der Frauen (37 Prozent) sind nach Angaben der Deutschen Gesellschaft für Ernährung übergewichtig. Das ist nicht nur unschön, sondern auch Ursache für viele Folgekrankheiten. Als Arthrose-Patient wissen Sie ja vermutlich schon, dass Übergewicht Arthrose begünstigt: Die überzähligen Kilos drücken auf die Gelenke, weshalb diese sich schneller abnutzen. Bereits fünf Kilo zu viel auf den Rippen können das Arthrose-Risiko um bis zu 50 Prozent erhöhen. Deshalb hat Bewegung in diesem Fall gleich zwei Vorteile: Erstens senkt sie das Gewicht. Denn wer Sport macht und in Bewegung bleibt, verbrennt mehr Energie, vor allem bei ausdauernden Belastungen mit viel Muskeleinsatz wie etwa beim Laufen, Nordic Walking oder Radfahren. Wer gleichzeitig durch ein moderates Krafttraining Muskeln aufbaut, der steigert zusätzlich seinen Energieumsatz. Denn Muskelzellen verbrauchen mehr Energie als Fettzellen. Auch noch nach dem Sport.

Zweitens versorgt die Bewegung bei jedem Schritt die Gelenkknorpel durch Be- und Entlastung mit Nährstoffen. Deshalb ist genau diese Be- und Entlastung auch wichtig, wenn Ihre Knorpel schon geschädigt sind, da sie sonst noch weiter abbauen. Schonung ist bei Arthrose also pures Gift. Ganz abgesehen davon, dass durch ausreichend Bewegung auch die Knochendichte stabil bleibt und das Risiko sinkt, an Osteoporose zu erkranken.

**Wie viel Bewegung ist gesund?**
Das Bundesgesundheitsministerium hat mit einer Reihe von Wissenschaftlern ermittelt, wie viel Sport und Bewegung Kinder, Jugendliche, Erwachsene und Menschen mit chronischen Erkrankungen in ihren Alltag einbauen sollten. Demnach sollten vier- bis sechsjährige Kinder täglich 180 Minuten körperlich aktiv sein, Sechs- bis Elfjährige und Jugendliche ab zwölf Jahren immer noch 90 Minuten pro Tag. Erwachsenen wird empfohlen, jede Woche mindestens 150 Minuten Zeit für eine moderate körperliche Aktivität zu finden: beispielsweise fünfmal pro Woche 30 Minuten spazieren gehen oder Rad fahren. Alternativ reichen auch 75 Minuten intensivere Aktivität. Zusätzlich sollten Erwachsene an zwei Tagen pro Woche körperliche Aktivitäten durchführen, die die Muskeln kräftigen. Das muss nicht zwangsläufig Sport sein: Gartenarbeit beispielsweise ist genauso wirksam.

Aber nicht nur Knochen und Gelenken tut der Sport gut, auch dem Rücken. Rückenschmerzen gelten unter Erwachsenen schon lange als Volkskrankheit Nummer eins. Beinahe jeder dritte Erwachsene hat nach Angaben des Onlineportals Statista öfter oder ständig Rückenbeschwerden. Wer sich zu wenig bewegt, bei dem verkümmern Bauch- und Rückenmuskulatur. Dadurch ist die Wirbelsäule schlecht stabilisiert und der Rücken schmerzt. Es ist dann kaum zu glauben, dass schon nach ein paar Tagen Rückentraining die Schmerzen nachlassen. Tatsächlich ließe sich mit gezieltem Muskeltraining so manche Operation vermeiden.

Herz-Kreislauf-Erkrankungen stehen bei den Zivilisationskrankheiten ebenfalls weit vorn und führen schon seit Jahren die Liste der häufigsten Todesursachen an. Meist ist eine Veränderung der Herzkranzgefäße (Koronararterien) der Grund. Das Gefährliche daran ist, dass der Prozess meist lange Zeit unbemerkt verläuft: Fettpartikel lagern sich an den Gefäßwänden an (Plaques), wodurch diese immer enger werden und der lebensnotwendige Sauerstoff nicht mehr ungehindert zum Herzen transportiert werden kann. Im schlimmsten Fall können die Plaques ein Gefäß sogar ganz verschließen und es kommt zum Infarkt. Die beste Prophylaxe ist auch hier sanfter Ausdauersport. Bergwandern, Laufen, Nordic Walking oder Radfahren zum Beispiel wirken sich positiv auf den Fettstoffwechsel aus und verhindern somit die Plaquesbildung. Gleichzeitig regulieren sie den Blutdruck, der das Risiko für gefährliche Ablagerungen ebenfalls erhöht.

Auch Diabetes lässt sich mit ausreichend Bewegung effektiv vorbeugen, auch wenn die „Zuckerkrankheit" vor allem Folge einer falschen Ernährung ist: Viele Menschen essen heute deutlich mehr Zucker, als ihr Körper verarbeiten kann (und damit sind nicht nur Süßigkeiten gemeint, sondern jede Form von schnell verwertbaren Kohlenhydraten, wie zum Beispiel Weißbrot, Nudeln oder Fast Food). Um den Zucker in die Zellen zu transportieren, wo er zu Energie verbrannt wird, benötigt der Körper Insulin. Dieses Hormon wird in der Bauchspeicheldrüse gebildet. Wenn man viel Zucker zu sich nimmt, kommt die Insulinproduktion so gut wie nie zur Ruhe. Auf Dauer kann die Bauchspeicheldrüse dieser Belastung nicht standhalten und schüttet immer kleinere Mengen Insulin aus, bis sie die Produktion schließlich ganz einstellt. Gleichzeitig reagieren die Zellen immer weniger auf das Hormon (Insulinresistenz). Die Folge: Der Zucker schwimmt weiterhin im Blutkreislauf und das hat massive Folgen für die Gesundheit, bis hin zu Nierenschäden und Schlaganfall. Regelmäßiger Ausdauersport hilft, den Zuckerstoffwechsel im Gleichgewicht zu halten. Denn der Körper bildet auch eigene Zuckerdepots, die beim Sport geleert werden. Zudem macht Bewegung die Zellen wieder empfindlicher für das Insulin – und kann so einen Typ-2-Diabetes sogar wieder rückgängig machen. Besonders Erfolg versprechend sind die Aussichten darauf, wenn der Patient oder die Patientin gleichzeitig an Gewicht verliert. Aber auch dabei hilft der Sport ja.

Wie Rückenschmerzen sind auch Muskelverspannungen und Nackenschmerzen häufig Folgen von mangelnder Bewegung, gerade wenn man gleichzeitig noch sehr viel am Computer sitzt. Weil man dabei gern eine „Schildkrötenhaltung" einnimmt, werden noch dazu Kopfschmerzen und Migräneattacken begünstigt. Wer regelmäßig spazieren geht oder mehrmals in der Woche ein sanftes Ausdauertraining betreibt, kann dem jedoch sehr gut gegensteuern.

Die Verdauung klappt bei regelmäßiger Bewegung auch besser. Schließlich aktiviert diese nicht nur die Muskeln des Bewegungsapparats, sondern auch die des Verdauungstrakts.

## Sport heilt

Aber Sport wirkt nicht nur präventiv, also vorbeugend. Wie Krebs- und Demenzforscher, Kardiologen und Orthopäden erkannt haben, hat er auch auf viele Krankheitsbilder einen heilenden Einfluss. Der Rat, dass sich Kranke konsequent schonen sollen, gilt in vielen Fällen als überholt. Stattdessen weiß man, dass Bewegung die Selbstheilungskräfte des Körpers mobilisiert. Wer regelmäßig trainiert und Muskeln und Ausdauer auf Trab hält, aktiviert nämlich sein körpereigenes Abwehrsystem. Und ein intaktes Abwehrsystem kann nicht nur Bakterien und Viren besser aus dem Weg räumen, sondern auch freie Radikale. Das sind hochreaktive Stoffe, die körpereigene Strukturen schädigen können und beispielsweise die Entwicklung von Tumoren fördern. Vor allem das Risiko für Brustkrebs und Dickdarmkrebs kann durch Sport deutlich verringert werden.

Wollen Sie noch mehr Gründe hören, warum Sport so gesund ist? Bitte sehr: Sport schmeichelt der Seele, denn aktive Menschen produzieren mehr „Glückshormone" als Couch-Potatos. Eines davon ist das Serotonin, ein Botenstoff, der Depressionen und Panikattacken vorbeugt. Außerdem senkt Ausdauersport den Spiegel des Stresshormons Kortisol. Laufen Sie also doch dem Stress das nächste Mal einfach davon, wenn der Druck wieder zu groß wird. Wem das immer noch nicht genügt: Intelligenz und Selbstbewusstsein fördert Sport auch. Bewegung ist nämlich auch für die kognitiven Fähigkeiten wichtig, denn das Kleinhirn, unser Bewegungszentrum, ist auch am Lernen beteiligt. Zudem sprießen neue Nervenzellen, wenn man körperlich aktiv ist. Und das beugt Alzheimer und Demenz vor. Zur körperlichen Fitness kommt also auch noch die geistige dazu. Nicht zuletzt macht Sport selbstbewusst: Wer sich regelmäßig bewegt, wird in seiner Disziplin immer besser. Und wenn das nicht motivierend ist, was dann?

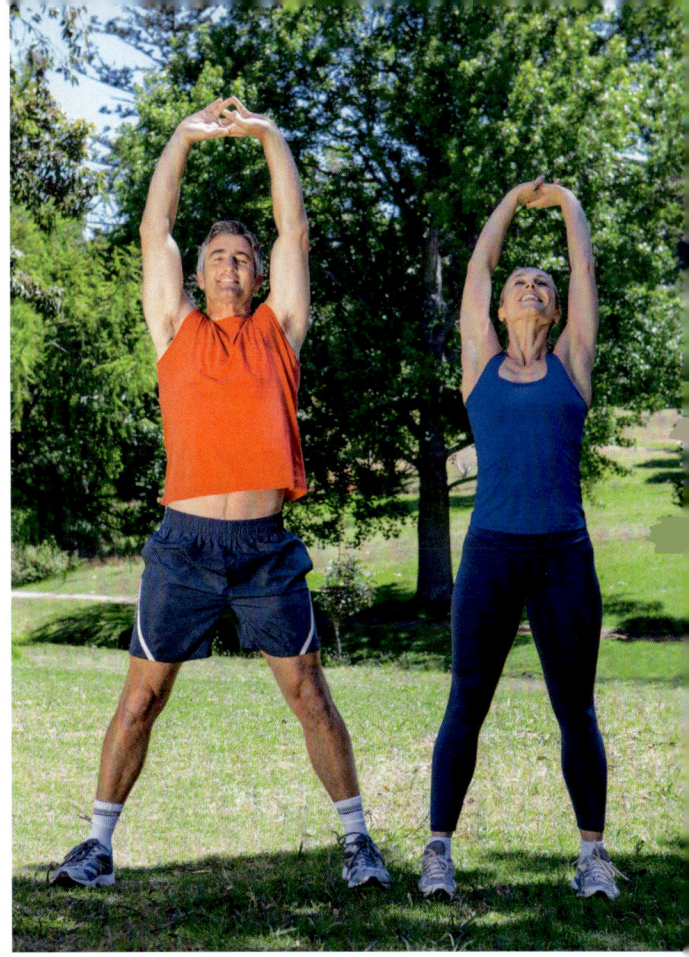

## Es ist nie zu spät

Wer von früher Jugend an Sport treibt, der kann eigentlich gar nicht ohne Bewegung leben und merkt schon nach ein paar bewegungslosen Tagen, dass ihm etwas fehlt. Das Tolle am Sport ist aber, dass er nicht nur einer kleinen Zahl „Auserwählter" vorbehalten ist. Jeder kann an ihm teilhaben und man kann immer einsteigen – egal, wie alt man ist. Jeder hat es selbst in der Hand, möglichst lange gesund und aktiv zu bleiben. Und der einfachste Weg dorthin ist Bewegung. Das gilt erst recht für Arthrose-Patienten, die damit einen großen Teil ihrer früheren Lebensqualität zurückgewinnen können. Durch Sport, der an die individuellen Fähigkeiten und Bedürfnisse angepasst ist, lässt sich die biologische Uhr locker um ein paar Jahre zurückdrehen.

# BEWEGUNG HÄLT GESUND

Sehen Sie hier auf einen Blick, welche weitreichende Wirkung Sport auf unseren Organismus hat und weshalb Körper, Geist und Seele so nachhaltig von regelmäßiger Bewegung profitieren.

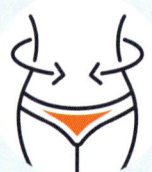

**BAUCHFETT:**

Wer Sport macht, reduziert das gefährliche Fett im Bauchinneren (viszerales Fett), das viele entzündungsfördernde Botenstoffe und Hormone ins Blut abgibt.

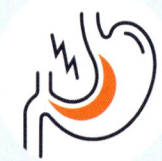

**DARM UND DARMFLORA:**

Bei sportlich Aktiven nimmt die Zahl der Laktobazillen im Darm zu, die Darmflora wird vielfältiger. Dadurch bleibt nicht nur der Darm aktiv und rege, auch die Immunabwehr wird gestärkt. Das Darmkrebsrisiko kann durch Sport ebenfalls gesenkt werden: um 20 bis 30 Prozent.

**BAUCHSPEICHELDRÜSE:**

Hier wird das Hormon Insulin produziert, das den Blutzuckerspiegel reguliert. Dazu kommuniziert das Insulin mit den Muskelzellen. Je trainierter diese sind, umso besser: Das wirkt Diabetes Typ 2 entgegen. Geringere Blutzuckerwerte beugen auch Herz-Kreislauf-Erkrankungen vor.

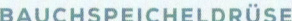
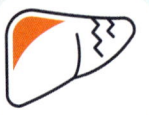

**GEFÄSSE:**

Bewegung, vor allem Gehen, beugt arteriellen Verschlusskrankheiten vor. Die Aorta (Hauptschlagader) bleibt elastischer, wodurch das Risiko für Schlaganfall oder Herzinfarkt sinkt.

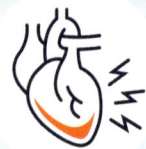

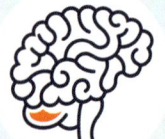

**GEHIRN:**

Durch das Ausschütten von Hormonen und Botenstoffen werden verschiedene Hirnbereiche stimuliert. Das steigert Reaktionsbereitschaft, Konzentration, Gedächtnis- und Rechenleistung. Demenz kann verzögert werden.

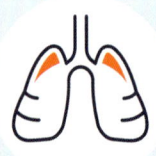

**BRONCHIEN UND LUNGE:**

Wer trainierte Atemmuskeln hat, kann mehr Sauerstoff aufnehmen. Atemnot kann verringert werden.

**PSYCHE:**

Bei Bewegung werden die „Glückshormone" Serotonin und Dopamin ausgeschüttet. Das beugt Depressionen vor, lässt Ängste schwinden und die Laune steigen. Ausdauersport senkt den Spiegel des Stresshormons Kortisol.

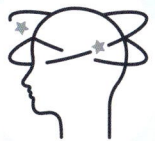

**GENE:**

Sport hält jung, weil er die Zellalterung bremst. Das Enzym Telomerase verhindert, dass sich die Schutzkappen der Chromosomen verkürzen und so den Alterungsprozess anschubsen.

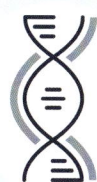

**HERZ:**

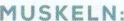

Bewegung stärkt Herz und Kreislauf. Wenn das Herz besser durchblutet ist, beugt das einem Herzinfarkt vor. Auch Herzmuskelschwächen sind seltener.

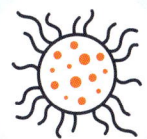

**IMMUNSYSTEM:**

Bewegung stärkt die Abwehrkräfte. Bei körperlicher Belastung schüttet der Körper Adrenalin aus: Die Abwehrzellen werden aktiver und vermehren sich.

**MUSKELN:**

Sportler bauen Muskeln auf. In deren Zellen entstehen unzählige Botenstoffe, die vor Krankheiten schützen.

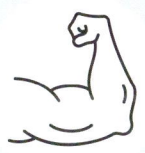

**KNOCHEN UND GELENKE:**

Durch sportliche Belastung nimmt die Knochendichte zu; im Alter wirkt sie dem Knochenabbau (Osteoporose) entgegen. Gelenkknorpel, diese wichtigen „Stoßdämpfer", brauchen regelmäßige Belastung, um optimal ernährt und widerstandsfähig zu bleiben.

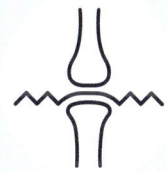

## Körperliche Aktivität: die optimale Verteilung

Die Mischung macht's: Experten haben herausgefunden, dass es besser ist, nicht nur auf eine Methode zu setzen, sondern Kraft- und Ausdauertraining zu kombinieren – am besten im Verhältnis 1:3.

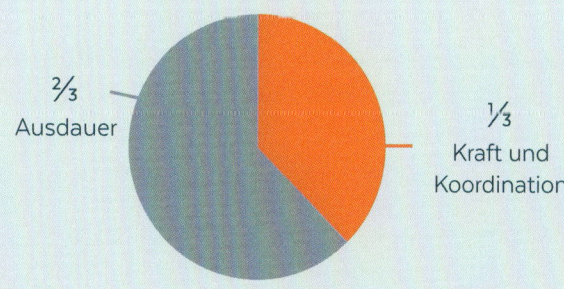

⅔ Ausdauer

⅓ Kraft und Koordination

# BAUSTEINE DER BEWEGUNG

**Sie müssen wegen Arthrose nicht gleich die Sportflinte ins Korn werfen. Im Gegenteil, Sie sollten erst recht weitermachen. Der Sporttherapeut Dr. Josef Wiesauer erklärt hier, was Bewegung ausmacht und worauf man als Arthrose-Patient beim Training achten sollte.**

Für alle Aktivitäten sind die motorischen Grundfähigkeiten nötig: Ausdauer, Kraft, Geschicklichkeit, Beweglichkeit und Schnelligkeit. Diese Bausteine sind wichtig, um abwechslungsreich und effektiv zu trainieren. Ihren Gelenken zuliebe sollten Sie besser sanft walken und cruisen, statt wie früher nach Bestzeiten zu streben.

## Ausdauer

Ausdauer ist das, was gemeinhin als Kondition bezeichnet wird – und wichtig, damit wir beim Sport und natürlich auch im Alltag nicht so schnell schlappmachen. Deshalb liegt beim Ausdauertraining der Schwerpunkt auf Bewegungen, die Herz und Lunge fordern und fördern. Der Herzmuskel wird größer, besser durchblutet und muss weniger oft pumpen, um dieselbe Menge Blut zu transportieren. Der Blutdruck sinkt und es werden mehr rote Blutkörperchen gebildet, die Sauerstoff transportieren. Die Lunge wird ebenfalls besser durchblutet, die Atmung kräftiger. Ganz nebenbei hilft Ausdauertraining beim Abnehmen. Das ist super, weil jedes Pfund weniger die Gelenke entlastet. Außerdem macht Sport einfach viel mehr Spaß, wenn man nicht schon nach ein paar Minuten völlig außer Atem ist. Die „Universalwährung" des Ausdauertrainings schlechthin, das Laufen, scheidet für Arthrose-Patienten leider oft

aus, weil die Stoßwirkung auf die Gelenke zu groß ist. Schonende Alternativen sind neben Nordic Walking (siehe ab Seite 130) auch Bergwandern (siehe ab Seite 116) und Radfahren (siehe ab Seite 138). Schwimmen (siehe ab Seite 144) dagegen bringt nur etwas, wenn man die Technik richtig beherrscht und im Wasser freie Bahn hat. Alles andere ist Baden. Und das ist zwar gut für die Gelenke, weil im Wasser kein Druck auf ihnen lastet, für die Ausdauer aber leider wirkungslos. Tipp: Wählen Sie beim Ausdauersport die Intensität immer so, dass Sie während des Trainings sprechen können. Es tötet niemals die Strecke, sondern das Tempo.

## Kraft

Genauso wie man Ausdauer nicht nur beim Sporteln, sondern zum Beispiel auch beim Mit-den-Enkeln-Herumtoben braucht, ist Kraft nicht nur für Bodybuilder wichtig, sondern für alle. Sie brauchen zum Beispiel Kraft in den Armen, um Getränkekisten zu heben. Sie brauchen Kraft im Rücken, wenn Sie den ganzen Tag am Computer sitzen, und Kraft in den Beinen beim Treppensteigen. Diese Kraft kommt aus unseren Muskeln, die übrigens auch der beste Schutz für den Bewegungs- und Halteapparat sind. Die Muskeln halten und stützen Bänder, Sehnen und Gelenke und entlasten sie dadurch immens.

Dass die Kraft mit den Jahren abnimmt, ist ein ganz natürlicher Prozess. Wenn wir nichts tun, verkümmert sie sogar rapide. Umso wichtiger ist es dagegenzuhalten. Das Gute: Man kann jederzeit (auch im hohen Alter!) damit anfangen und so den Prozess nicht nur aufhalten, sondern sogar rückgängig machen. Wichtig ist, die richtige Übungsauswahl zu treffen, um nicht einseitig zu trainieren. Denn das belastet die Gelenke und ist bei Arthrose absolut kontraproduktiv. Und ja: Krafttraining ist anstrengend! Mit dem inflationären Tipp: „Machen Sie mehr Wiederholungen mit weniger Gewicht", verlässt man diskret den Bereich des Krafttrainings. Die Kunst ist, so an den Schrauben zu drehen, dass der relevante Faktor für den Kraftzuwachs erhalten bleibt. Die Faustregel: Wählen Sie das Gewicht so, dass Sie 8 bis 15 Wiederholungen sauber ausführen können, aber nicht mehr!

## Geschicklichkeit

Geschicklichkeit oder Koordination ist die Fähigkeit, komplexe Bewegungen und Bewegungsabfolgen effizient und sicher zu bewältigen. Klingt theoretisch, ist aber genau das, was wir im Alltag ständig machen. Etwa wenn wir beim Radfahren einem Schlagloch ausweichen: Wir sehen das Loch, das Auge gibt die Information an das Gehirn weiter, das daraufhin entsprechende Impulse an die Skelettmuskulatur schickt, damit diese die Bewegungsabläufe daran anpasst und wir einen Bogen fahren. Geschicklichkeit ist also die gelungene Kommunikation zwischen Sinnesorganen, Nervensystem und Skelettmuskulatur. Sie regelmäßig zu trainieren, beugt auch Stürzen und Verletzungen vor, vor allem im Alter. Der Leitsatz für ein effektives Geschicklichkeitstraining lautet: wiederholen ohne Wiederholung! Mehr Desselben ist kein adäquater Reiz für die Weiterentwicklung. Sportspiele bieten ein Arsenal an neuen Bewegungsaufgaben. Das monotone Wiederholen der automatisierten Vorhand beim Tennis ist dagegen kein adäquater Reiz – ganz nach dem Motto: „If you always do, what you ever did, you always get, what you ever got."

## Beweglichkeit

Der Bewegungsspielraum unseres Körpers ist von Natur aus vorgegeben. Der Ellbogen zum Beispiel lässt sich nur in eine Richtung beugen. Aber wenn man nicht übt, verkümmern die Muskeln, Sehnen und Bänder und die Faszien verkleben. Dadurch wird der Radius immer kleiner und jede Bewegung, die darüber hinausgeht, schmerzt höllisch. Zum Schluss kann man nicht einmal mehr beim Autofahren über die Schulter blicken. Das uns verfügbare Bewegungsausmaß ist der permanente Lackmustest für Fitness und biologisches Alter. Kleine Bewegungsamplitude = alt, große Bewegungsamplitude = jung und fit. Als Arthrose-Patienten merken wir leider besonders, dass die Beweglichkeit im Alter immer mehr nachlässt. Umso wichtiger ist es, diesem Prozess aktiv entgegenzuwirken, etwa mit regelmäßigem Dehnen.

## Schnelligkeit

Die Bedeutung von Schnelligkeit im Alltag wird oft verkannt. Auch ein kräftiger Muskel kann ein Gelenk nur schützen, wenn er rechtzeitig kontrahiert. Schnelligkeitstraining spielt sich bei hoher und höchster Intensität ab, weshalb das Verletzungsrisiko groß ist. Die Auswahl an Übungsformen ist daher mit zunehmendem Alter enden wollend. Aber auch als Arthrose-Patient können Sie noch Übungen machen, um flink zu bleiben. Einbeinige Sprünge mit Landung auf dem gesunden Bein, beidbeinige Sprünge mit erhöhter Landung und Dippings sind die Geheimwaffen beim altersgerechten Schnelligkeitstraining, denn nicht das Springen ist das Problem, sondern die Landung. Und die wird ausgetrickst. Schnelligkeit korreliert mit dem biologischen Alter und hält uns schlau.

# IST KRAFTTRAINING GUT FÜR MICH?

**Mit welcher Sportart kann ich als Arthrose-Patient am besten abnehmen? Was ist erlaubt und was hilft gegen Schmerzen? Und bedeutet ein künstliches Gelenk eigentlich den endgültigen Abschied von jeder sportlichen Aktivität? Hier beantwortet Prof. Dr. Christian Fink die häufigsten Patientenfragen zum Thema Arthrose und Sport.**

>> **Mein Arzt hat bei mir eine Kniearthrose festgestellt. Er meinte, ein Muskeltraining wäre gut für mich. Wie gehe ich das an?** «

Da die Muskeln einen wesentlichen „Stoßdämpfer" für unsere Gelenke darstellen, wäre Krafttraining für Sie durchaus sinnvoll. Allerdings müssen Sie bei Arthrose im Kniegelenk sehr behutsam vorgehen. Sobald Sie Schmerzen verspüren, ist der Trainingseffekt nahezu verloren. Nicht immer ist dabei die Gewichtsbelastung das Problem. Ein bestimmter Belastungsreiz muss sein, damit Sie Muskulatur aufbauen können. Mit dem gewählten Gewicht sollten Sie nicht mehr als 8 bis 15 Wiederholungen bewältigen können. Wenn Sie Schmerzen haben, ist es besser, nicht immer gleich das Gewicht zu reduzieren, sondern zuerst einmal mit dem Bewegungsumfang zurückzugehen. Wenn Sie also beispielsweise mit einer Beinpresse Ihre Oberschenkelmuskulatur trainieren, reichen 20 bis 30 Grad Bewegungsumfang. Suchen Sie sich einen Bereich, in dem Sie keine Schmerzen verspüren. Das ist besser als 50 Wie-

derholungen mit minimalem Gewicht über den ganzen Bewegungsumfang. Für das Knie sind die streckungsnahen Bereiche (bis circa 60 bis 70 Grad Kniebeugung) meist die weniger belastenden. Bei Kniearthrose ist es zudem sinnvoll, auch die Muskulatur der benachbarten Gelenke zu trainieren, vor allem die Hüft- und Wadenmuskulatur. Ein Physiotherapeut oder Fitnesstrainer mit entsprechender Erfahrung kann Ihnen helfen, ein geeignetes Trainingsprogramm zusammenzustellen. Und: Vergessen Sie bitte nicht, sich vor dem Krafttraining immer gut aufzuwärmen.

>> **Skifahren ist mein Lieblingssport. Seit diesem Jahr habe ich aber zunehmend Probleme und das Knie schwillt nach jedem Skitag stark an. Wie soll ich mich verhalten?** «

Schwellung ist immer ein Warnsignal. Wenn sie unter Belastung auftritt, ist ein mechanischer Reiz die Ursache: Der Gelenkknorpel ist nicht mehr so glatt oder ein Teil eines Meniskus kann

„reiben". Durch diesen „Abrieb" wird die Gelenkhaut gereizt und produziert vermehrt Flüssigkeit. Die Schwellung verursacht dann nicht nur eine Bewegungseinschränkung, sondern ist auch mit diffusen Schmerzen verbunden. Wenn Sie keinen Sturz hatten, ist meist eine Abnutzungserscheinung oder ein Verschleißproblem die Ursache für die Schwellung. Um dies abzuklären, sollten Sie zum Arzt gehen. Er kann feststellen, wo der Schmerz liegt und durch eine Röntgen- und/oder MRT-Untersuchung auch die genaue Ursache feststellen.

Beim Skifahren ist die Gelenkbelastung an der Außenseite des Kniegelenks am größten. Je härter die Pistenverhältnisse und je höher die Geschwindigkeit, desto größer sind diese Belastungen. Sind Ihre Abnutzungserscheinungen vor allem an der Außenseite des Kniegelenks vorhanden, kann das zu diesen Problemen führen. Deshalb müssen Sie das Skifahren aber nicht aufgeben. Sie sollten jedoch ein paar Dinge beachten: Reduzieren Sie das Tagespensum, achten Sie auf gute Bedingungen, legen Sie im Skiurlaub einen Ruhetag ein und setzen Sie sich nach dem Skifahren 20 Minuten auf einen Fahrradergometer und radeln Sie mit wenig Widerstand.

> **»** **Ich will ein paar Kilos verlieren, habe aber in den Hüften eine beginnende Arthrose. Welche Sportarten würden Sie empfehlen? «**

Hier eignen sich Ausdauersportarten am besten. Was würde Ihnen am meisten Freude bereiten? Radfahren, Gehen, Wandern, Laufen, Schwimmen? Langfristig werden Sie nur Erfolg beim Abnehmen

haben, wenn Sie Freude an der Bewegung bekommen. Radfahren auf dem Ergometer ist zweifelsohne gesund für die Gelenke und man kann dabei auch abnehmen, aber der „Spaßfaktor" ist eher überschaubar. Vor allem längere Trainingseinheiten über eine Stunde sind für die wenigsten wirklich auszuhalten. Wenn Ausdauerbelastung nur auf den Kalorienverbrauch reduziert wird, ist es schwer, sich dazu anhaltend zu motivieren.

Ausdauersport sollte sich am besten im Freien abspielen. Lassen Sie sich nicht vom Wetter abschrecken: Ein Training im Regen kann belebend sein und Sie werden sich danach umso zufriedener mit sich selbst fühlen. Je nach Trainingszustand kann regelmäßiges, längeres Spazierengehen bereits ein guter Start sein. Eine Bekannte hat mir kürzlich erzählt, dass sie seit mehreren Monaten zu Fuß zur Arbeit geht. Eine Stunde hin und meist auch zurück, bei jedem Wetter. Was sie anfangs Überwindung kostete, ist jetzt zur Routine geworden, die sie nicht mehr missen will. So ganz nebenbei hat sie in den drei Monaten zehn Kilo verloren.

Gleich mit dem Laufen zu beginnen, ist meist nicht sinnvoll. Gerade bei Übergewicht wird die Belastung auf die Gelenke schnell zu groß und bei Schmerzen sinkt die Motivation entsprechend rasch. Eine gute Alternative ist Nordic Walking. Dabei belasten Sie Ihre Gelenke deutlich weniger und Sie können auch die Geschwindigkeit gut dosieren (siehe ab Seite 130). Wandern ist ebenfalls eine sehr gute Möglichkeit, sich an der frischen Luft zu bewegen und dabei auch noch ein paar Pfunde loszuwerden (siehe ab Seite 116). Dasselbe gilt für Radfahren und Schwimmen, wenn Sie es richtig machen (siehe auch ab Seiten 138 und 144).

Am besten, Sie stellen sich aus all diesen Sportarten eine Mischung nach Ihren Vorlieben zusammen, die an Ihren Wohnort und Ihre Möglichkeiten angepasst ist. Beginnen Sie langsam und setzen

Sie sich kleine erreichbare Ziele. Planen Sie einen Urlaub so, dass Sie Ihr Training auch dort weiterführen können. Wie wäre es, mal für einen Wanderurlaub in die Berge zu fahren, statt wie sonst am Strand zu liegen?

> » Ich träume davon, einmal einen Marathon zu laufen. Ich bin jedoch schon 50 Jahre alt und habe durch einen Skiunfall eine leichte Arthrose im Kniegelenk. Ist ein Marathon da überhaupt noch möglich? «

Bei einer leichten Arthrose steht der Erfüllung Ihres Traums möglicherweise nichts im Weg. Wenn Sie Ihr Leben lang ein begeisterter Läufer waren und die Beschwerden noch nicht allzu lang bestehen, ist es realistisch, dass Sie die Strecke schaffen. Wenn Sie dagegen als leicht übergewichtiger Endvierziger mit Kniearthrose zu Silvester beschlossen haben, Ihr Leben zu verändern und sich für den Wien-Marathon im darauffolgenden April eingeschrieben haben, würde ich Ihnen dringend davon abraten.

Bitte besorgen Sie sich aber auch als erfahrener Läufer auf keinen Fall ein herkömmliches Marathontrainingsbuch, um sich danach vorzubreiten. Das wird definitiv nicht gehen. Denn mit Laufen allein werden Sie den notwendigen Trainingsumfang, der es Ihnen erlaubt, einen Marathon trotz Gelenkarthrose gut zu überstehen, nicht bewältigen können. Das ist selbst für gesunde Gelenke eine Herausforderung. Stattdessen muss Ihr Trainingsprogramm sehr gut geplant sein und aus einer Mischung von mehreren gelenkschonenden Ausdauerbelastungen bestehen: Radfahren,

Schwimmen, Bergauflaufen und eventuell Training auf einem Speziallaufband (AlterG), das es ermöglicht, die Gewichtsbelastung zu reduzieren. Dieses Ausdauertraining muss unbedingt noch durch Krafttraining ergänzt werden. Eine perfekte Laufanalyse, die zum angepassten Schuhwerk führt, ist außerdem wichtig – ebenso wie regenerative Maßnahmen (Physiotherapie, Massagen).

Ich rate dringend davon ab, sich mit Schmerzmitteln über die Marathonvorbereitung zu „retten". Und Sie müssen auch wissen, dass Sie Ihren Gelenken auf Dauer nicht unbedingt etwas Gutes tun. Ein Marathon ist schon für „gesunde" Gelenke belastend und erst recht für „kranke". Wenn Sie sich dessen bewusst sind, kann das Projekt trotzdem sinnvoll sein. Denn ein solches Ziel vor Augen zu haben, es schaffen zu wollen und die vernünftige Vorbereitung darauf haben auch viel Positives. Sie werden bewusst auf die Ernährung und Ihr Körpergewicht achten, wahrscheinlich nicht rauchen und auch wenig Alkohol konsumieren. Wie so oft ist auch hier der Weg das Ziel. Oder wie ein guter Freund immer sagt: „Ohne das Ziel wäre ich diesen Weg nie gegangen."

> » Ich hatte bis vor zwei Wochen noch nie Beschwerden in den Gelenken. Seit einer längeren Bergtour schmerzt jedoch mein rechtes Knie und ich kann es nicht mehr vollständig beugen? Was kann ich machen und wann sollte ich zum Arzt? «

Sie müssen nicht gleich zum Arzt gehen. Mit großer Wahrscheinlichkeit war die Bergtour einfach zu viel für Ihr Knie. Vielleicht sind Sie zu lange und zu schnell bergab gegangen? Machen Sie regelmäßig Bergtouren oder war diese Tour eine Ausnahme? Wenn die Beschwerden innerhalb von ein paar Tagen wieder verschwinden, müssen Sie sich normalerweise keine Sorgen machen. Machen Sie ein paar kühlende Umschläge, setzen Sie sich täglich für circa 20 Minuten auf ein (Stand-)Fahrrad. Beim Radfahren mit geringem Widerstand verschwinden leichte Gelenkschwellungen schnell. Auch ein entzündungshemmendes Medikament (beispielsweise ein bis zwei Tabletten Ibuprofen oder Naproxen) kann einmal sinnvoll sein.

Wichtig ist, dass Sie aus dieser Erfahrung lernen. Machen Sie künftig eine längere Pause zwischen größeren Touren, reduzieren Sie den Umfang oder gehen Sie beim nächsten Mal lieber etwas langsamer bergab beziehungsweise nehmen Sie besser die Seilbahn. Sollten Ihre Beschwerden trotz der Schonung und der empfohlenen Maßnahmen nicht innerhalb von ein bis zwei Wochen verschwunden sein, ist allerdings eine genauere Abklärung beim Arzt sinnvoll.

> **Ich habe eine schwere Arthrose im linken Knie. Immer wenn ich etwas Sportliches machen will, habe ich Schmerzen: beim Wandern, beim Langlaufen und jetzt auch schon gelegentlich in der Nacht. Wann ist eigentlich der richtige Zeitpunkt für ein künstliches Kniegelenk?** «

Ein künstliches Knie- oder Hüftgelenk ist sicher die letzte Stufe der Behandlung und wann der richtige Zeitpunkt dafür gekommen ist, ist immer eine sehr individuelle Entscheidung des Patienten – nicht unbedingt des Arztes. Schmerzen sind nämlich sehr unterschiedlich. Das gleiche Röntgenbild einer Kniearthrose kann dem einen Patienten nur gelegentlich ein Problem bereiten, während ein anderer Patient mit gleichem Befund vielleicht Tag und Nacht Schmerzen hat. Ein Röntgenbild oder auch ein MRT-Bild sagt uns nur, was man machen kann, wenn die Beschwerden nicht mehr aufhören. Sie geben uns aber keinen Hinweis darauf, wann der beste Zeitpunkt für eine Operation wäre.

Meine Empfehlung für ein künstliches Gelenk ist deshalb: Wenn trotz Ausschöpfen aller konservativen Maßnahmen (wie etwa Physiotherapie, Nahrungsergänzungsmittel und Spritzen) die gewünschte Aktivität eines Patienten massiv beeinträchtigt ist oder wenn bereits Nachtschmerzen bestehen, ist der Zeitpunkt gekommen, sich ernsthaft Gedanken über eine Operation zu machen. Allerdings bedeutet „gewünschte Aktivität" für jeden Patienten etwas anderes. Sie sollten aber wissen, dass ein künstliches Gelenk nicht das Ende jeder sportlichen Betätigung bedeutet. Im Gegenteil! Gerade Sportarten wie Skifahren, Langlaufen, Wandern und Radfahren lassen sich auch mit künstlichen Gelenken sehr gut vereinbaren. In den Untersuchungen unserer eigenen Patienten haben wir gesehen, dass die Aktivitäten mit einer Knieprothese im Vergleich zu den Aktivitäten vor der Operation sogar deutlich zugenommen haben.

Gerade mit fortschreitendem Alter ist es besonders wichtig, aktiv zu bleiben. Wenn Sie regelmäßig Sport treiben, halten Sie Ihren Bewegungsapparat, aber auch das Herz-Kreislauf-System in Schwung. Inaktivität dagegen ist mit vielen Problemen verbunden, wie beispielsweise Übergewicht oder Diabetes. Bevor Sie wegen Gelenkbeschwerden also immer öfter zu Hause sitzen, nicht mehr mit Freunden ausgehen, nicht mehr reisen oder Sport treiben, sollten Sie sich für ein künstliches Gelenk entscheiden.

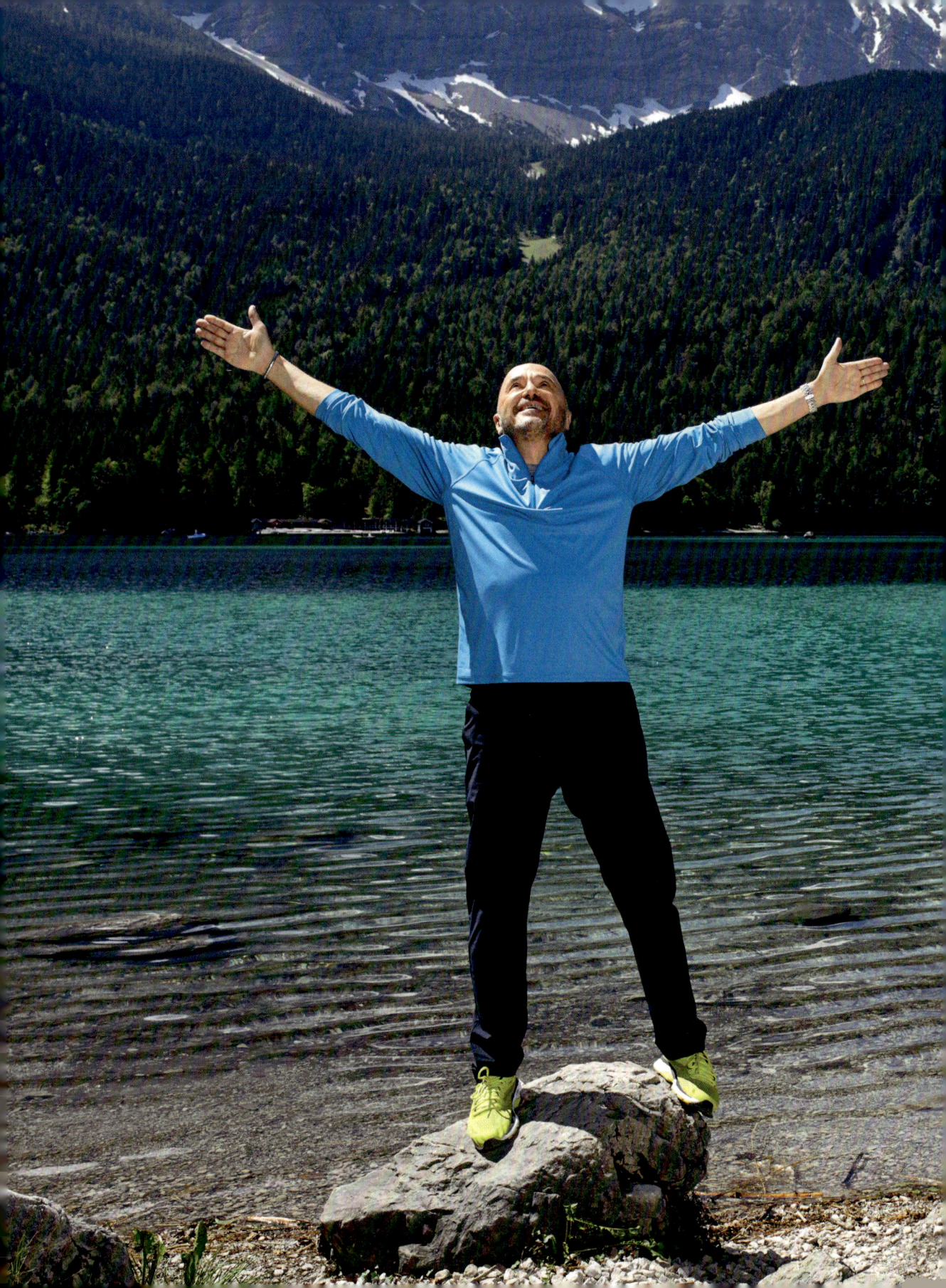

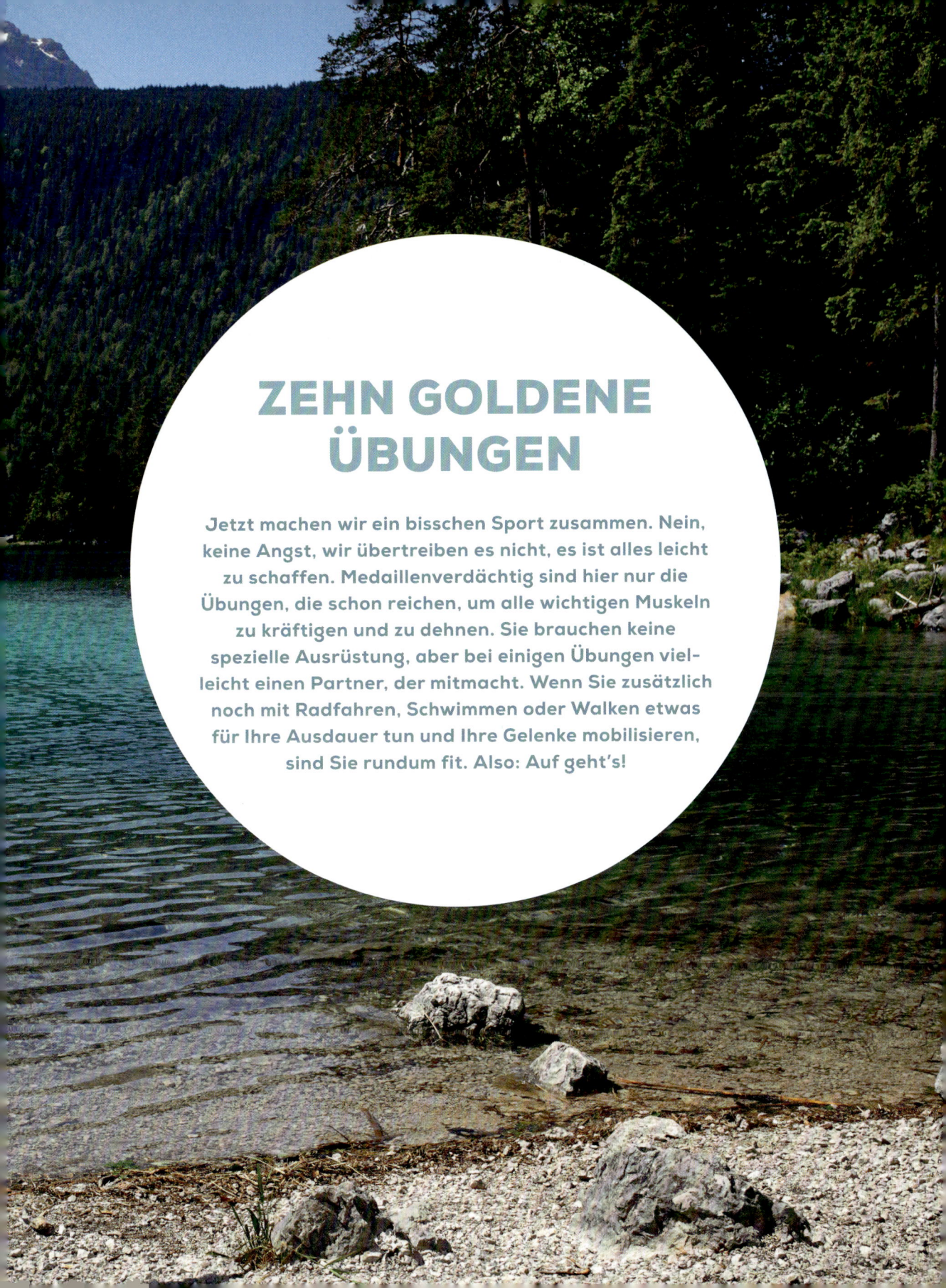

# ZEHN GOLDENE ÜBUNGEN

Jetzt machen wir ein bisschen Sport zusammen. Nein, keine Angst, wir übertreiben es nicht, es ist alles leicht zu schaffen. Medaillenverdächtig sind hier nur die Übungen, die schon reichen, um alle wichtigen Muskeln zu kräftigen und zu dehnen. Sie brauchen keine spezielle Ausrüstung, aber bei einigen Übungen vielleicht einen Partner, der mitmacht. Wenn Sie zusätzlich noch mit Radfahren, Schwimmen oder Walken etwas für Ihre Ausdauer tun und Ihre Gelenke mobilisieren, sind Sie rundum fit. Also: Auf geht's!

# KRÄFTIGUNG

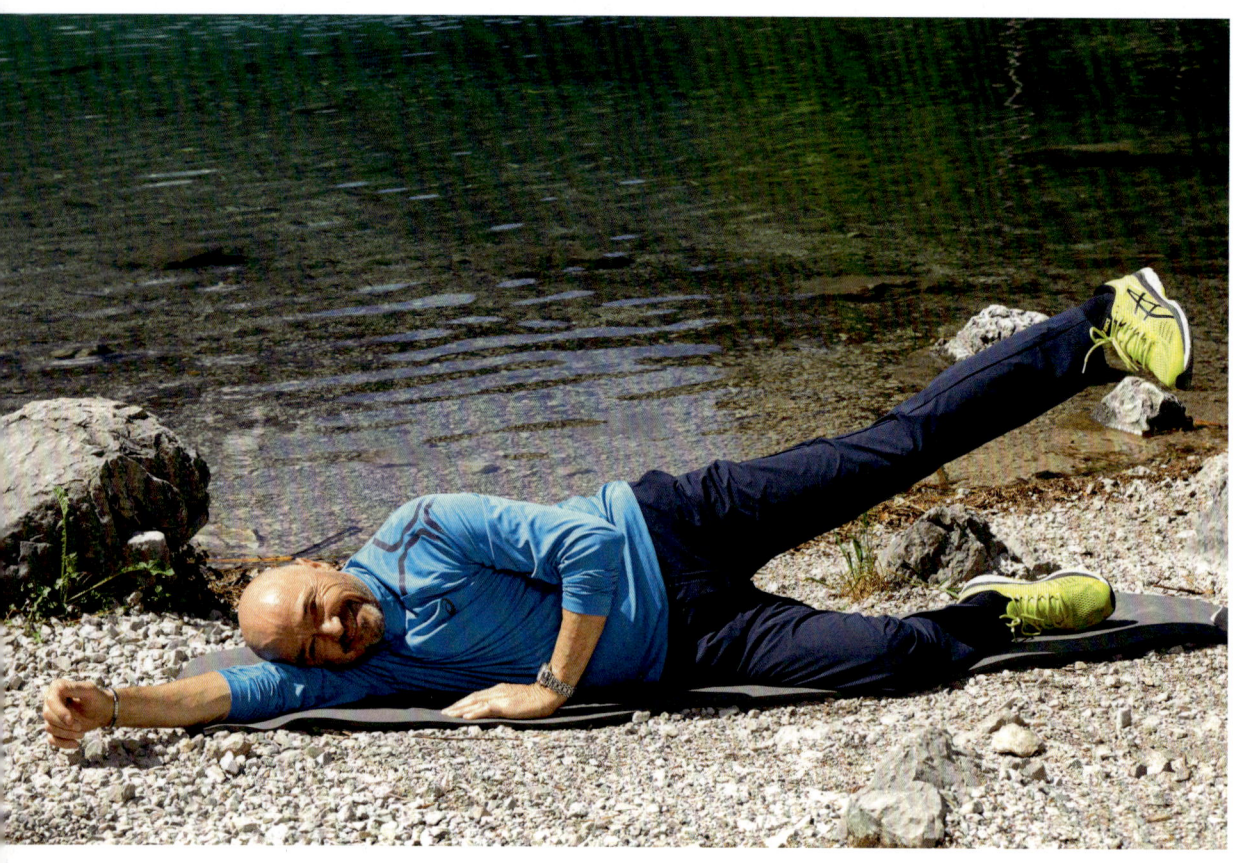

Das sagt der Sport-
therapeut Dr. Josef
Wiesauer dazu:
**Mit dieser Übung
trainieren Sie Ihre
Hüftabduktoren, die
im Alltag wenig ge-
fordert sind. Sie sind
wichtig, um die Hüfte
zu stabilisieren.**

### BEINHEBEN IN SEITLAGE

Damit es anfangs bequem ist, beginnen wir im Liegen. Legen Sie sich wie
ich auf die Seite. Den Arm, der auf dem Boden liegt, strecken Sie gerade aus,
Sie können Ihren Kopf darauf ablegen, wenn Sie mögen. Den anderen Arm
nehmen Sie auf Brusthöhe vor Ihren Körper. Sie können sich damit auch
abstützen, dann fällt es leichter, das Gleichgewicht zu halten. Mir zumindest.
Jetzt winkeln wir das untere Bein leicht an und heben das obere, gestreckte
Bein, so weit es geht. Die Ferse sollte immer der höchste Punkt sein, die
obere Hüfte sollte vor der unteren bleiben. Wenn Sie die Wirkung spüren,
machen Sie noch zwei Wiederholungen – und das zweimal auf jeder Seite.

### EINBEINIGER BEUGERLIFT

Wir liegen immer noch auf dem Boden, jetzt aber auf dem Rücken. Sie brauchen noch einen erhöhten Gegenstand wie einen Wasserkasten oder einen Hocker. Falls Sie die Übung wie ich draußen machen, tut es auch ein Baumstumpf oder ein größerer Stein. Und jetzt machen Sie es mir einfach nach: Sie stellen die Füße auf den Kasten/Hocker/Baumstumpf/Stein. Jetzt lösen Sie ein Bein und strecken es aus. Mit dem anderen Bein heben Sie das Becken. Die Arme liegen dabei flach neben dem Körper auf dem Boden. Sie halten die Position kurz und wiederholen die Übung. Wenn Sie eine Wirkung spüren, setzen Sie noch zwei Wiederholungen drauf. Dann wechseln Sie die Seite. Das Ganze machen Sie wieder zweimal auf jeder Seite.

Das sagt der Sporttherapeut Dr. Josef Wiesauer dazu:
Diese Übung ist eine echte Allzweckwaffe: Sie kräftigt Rücken, Bauch und hintere Oberschenkelmuskulatur in einem.

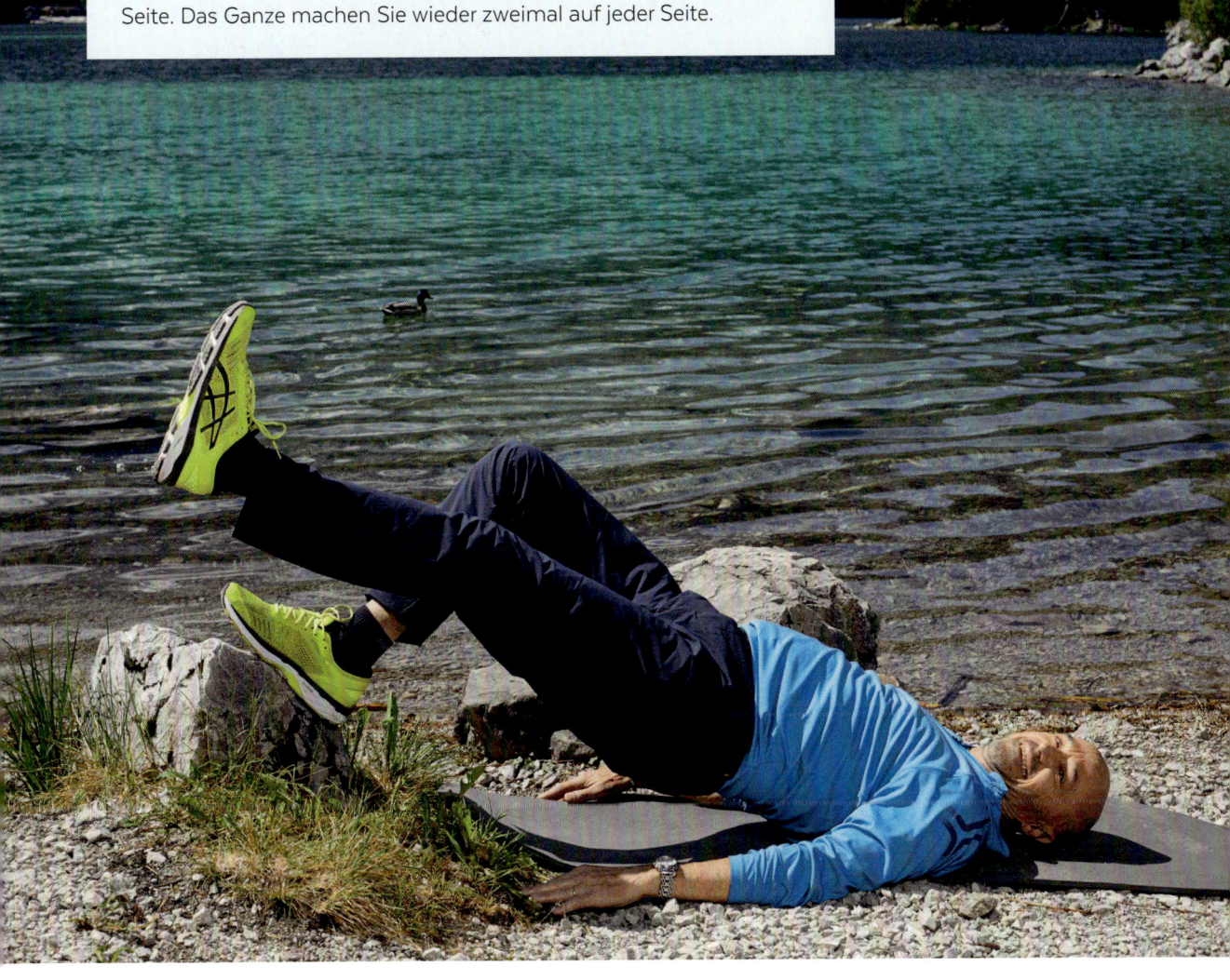

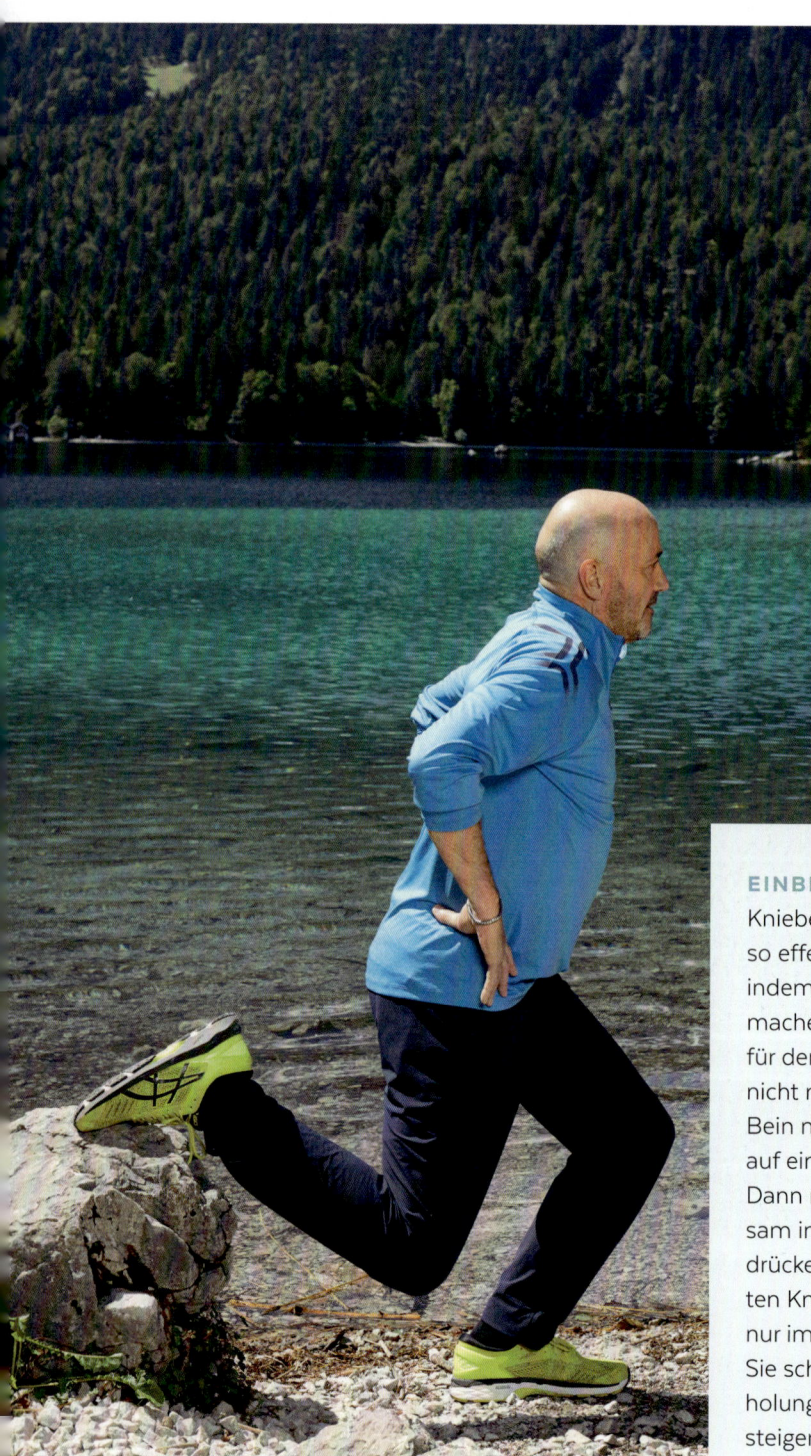

Das sagt der Sport-
therapeut Dr. Josef
Wiesauer dazu:
**Die Standardübung
schlechthin, um die
vordere Oberschen-
kelmuskulatur zu
kräftigen. Und der
Gleichgewichtssinn
wird auch heraus-
gefordert. Es gibt im-
mer einen schmerz-
freien Winkelbereich,
in dem die Übung
funktioniert. Never
give up!**

### EINBEINIGE KNIEBEUGE

Kniebeugen kennt jeder. So einfach und
so effektiv. Wir verschärfen das Ganze,
indem wir die Übung nur auf einem Bein
machen. Damit tun wir auch noch etwas
für den Gleichgewichtssinn – und der ist
nicht nur beim Skifahren wichtig. Also ein
Bein nach hinten abwinkeln und den Fuß
auf einem niedrigen Hocker/Stein ablegen.
Dann mit dem gestreckten Bein langsam in die Knie gehen und wieder hoch-
drücken. Wer wie ich ab einem bestimmten Kniewinkel Schmerzen bekommt, soll
nur im schmerzfreien Bereich trainieren.
Sie schaffen auf jeder Seite 15 Wiederholungen und das zweimal? Super! Dann
steigern wir uns allmählich ...

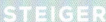

## STEIGER

Nun drehen wir den Spieß mal um: Jetzt steigen wir auf den Hocker/Stein, vor dem wir eben in die Knie gegangen sind. Wir steigen mit einem Bein darauf, strecken den Oberkörper und halten kurz die Balance. Wenn Sie sich sicher fühlen, gehen Sie beim Strecken noch auf die Zehenspitzen. Machen Sie zwölf Wiederholungen und das zweimal auf jeder Seite. Auch hier gilt: Die Steighöhe sollte nur so hoch sein, dass Sie keine Schmerzen spüren.

Das sagt der Sporttherapeut Dr. Josef Wiesauer dazu:
**Kommt direkt aus dem Alltag und nützt im Alltag: Hier wird die gesamte Muskelkette des Streckapparats gekräftigt. Mit der gewünschten Nebenwirkung, dass auch die Koordination gefördert wird.**

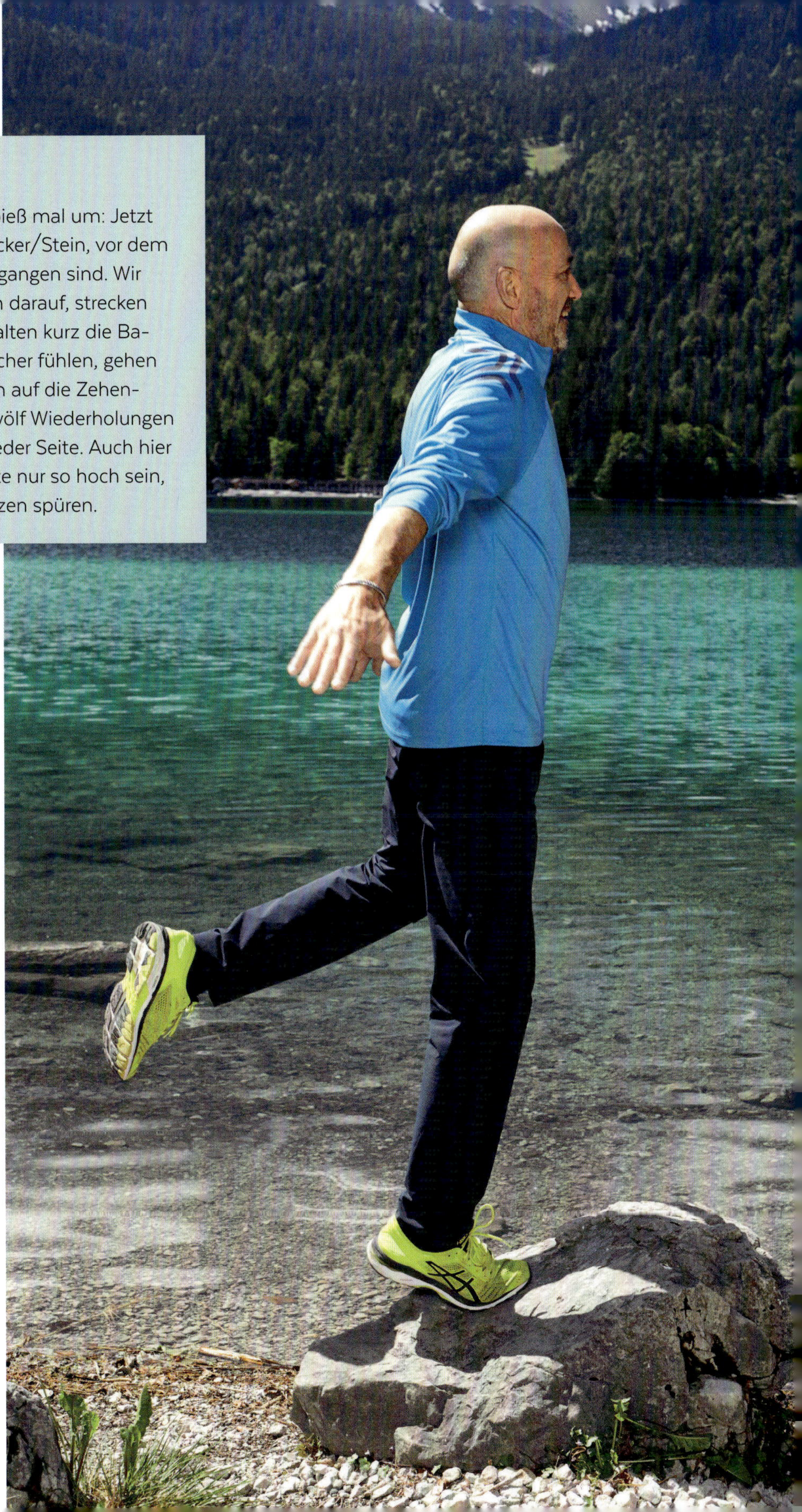

# SCHNELLKRAFT/ SCHNELLIGKEIT

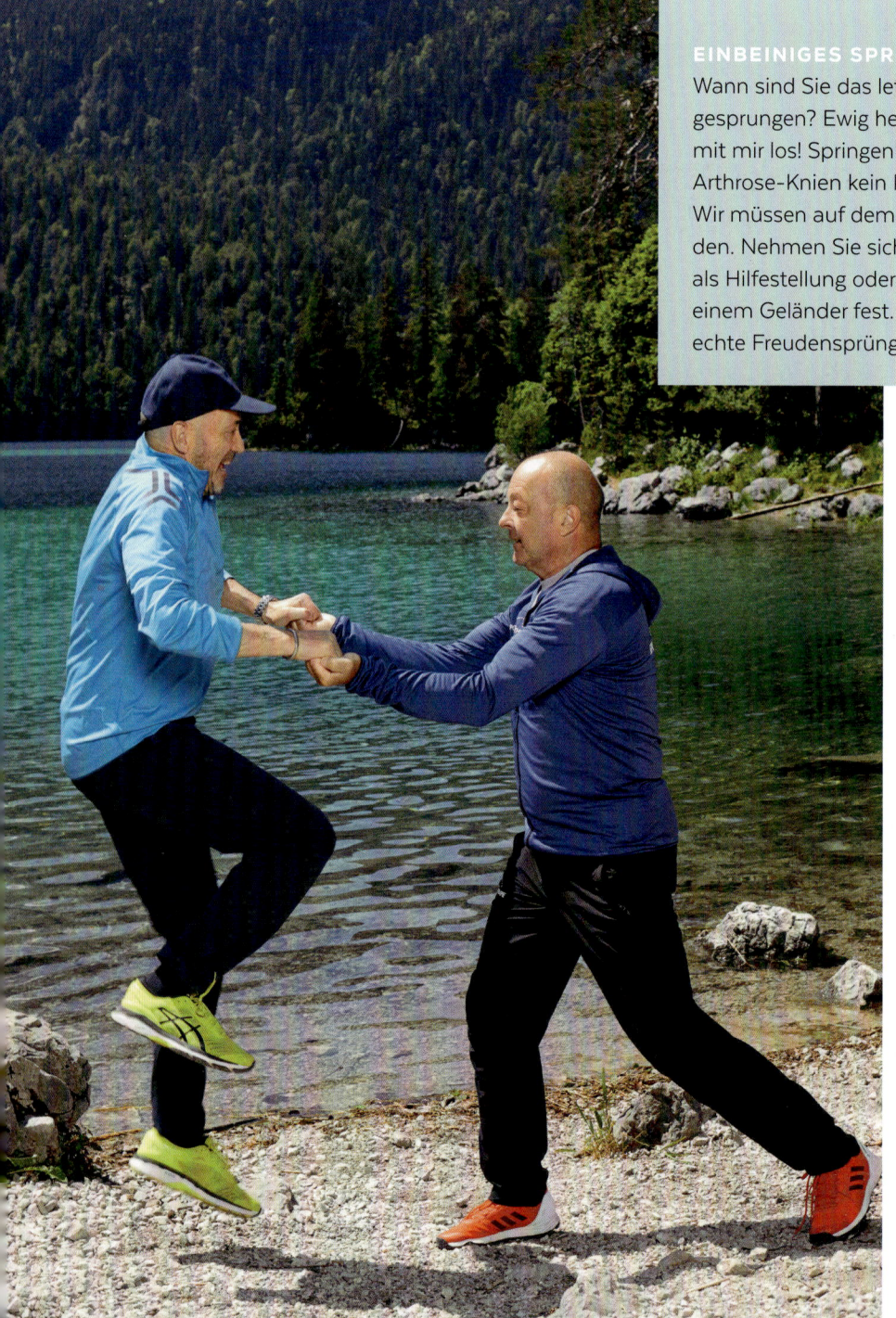

### EINBEINIGES SPRINGEN

Wann sind Sie das letzte Mal gehüpft und gesprungen? Ewig her? Dann legen Sie mit mir los! Springen ist nämlich auch mit Arthrose-Knien kein Problem! Der Trick ist: Wir müssen auf dem gesunden Bein landen. Nehmen Sie sich ruhig einen Partner als Hilfestellung oder halten Sie sich an einem Geländer fest. Für mich sind das echte Freudensprünge ...

Das sagt der Sporttherapeut Dr. Josef Wiesauer dazu: Nicht das Springen ist für die Gelenke das Problem, sondern das Landen. Aber hier tricksen wir die Natur aus — und Schnelligkeit und Schnellkraft bleiben erhalten.

## BEIDBEINIGE SPRÜNGE

Und weil Springen so viel Spaß macht, machen wir gleich weiter. Jetzt springen wir zwar nicht aufs Siegertreppchen, aber auf unseren Wasserkasten, Hocker, Baumstamm etc. Achten Sie darauf, dass fester Stand garantiert ist. Jetzt können wir uns gleich als echte Sieger fühlen. Am besten ist es, wenn uns dabei ein Partner hält. Wir springen und landen mit beiden Beinen gleichzeitig und steigen dann wieder runter. Springen Sie sechs- bis zehnmal (im Wohlfühlbereich) – und wiederholen Sie das Springen dann zweimal.

Das sagt der Sporttherapeut Dr. Josef Wiesauer dazu:
**Die erhöhte Landung minimiert den Druck auf die Gelenke. So können Arthrose-Patienten ohne Risiko die Schnellkraft trainieren.**

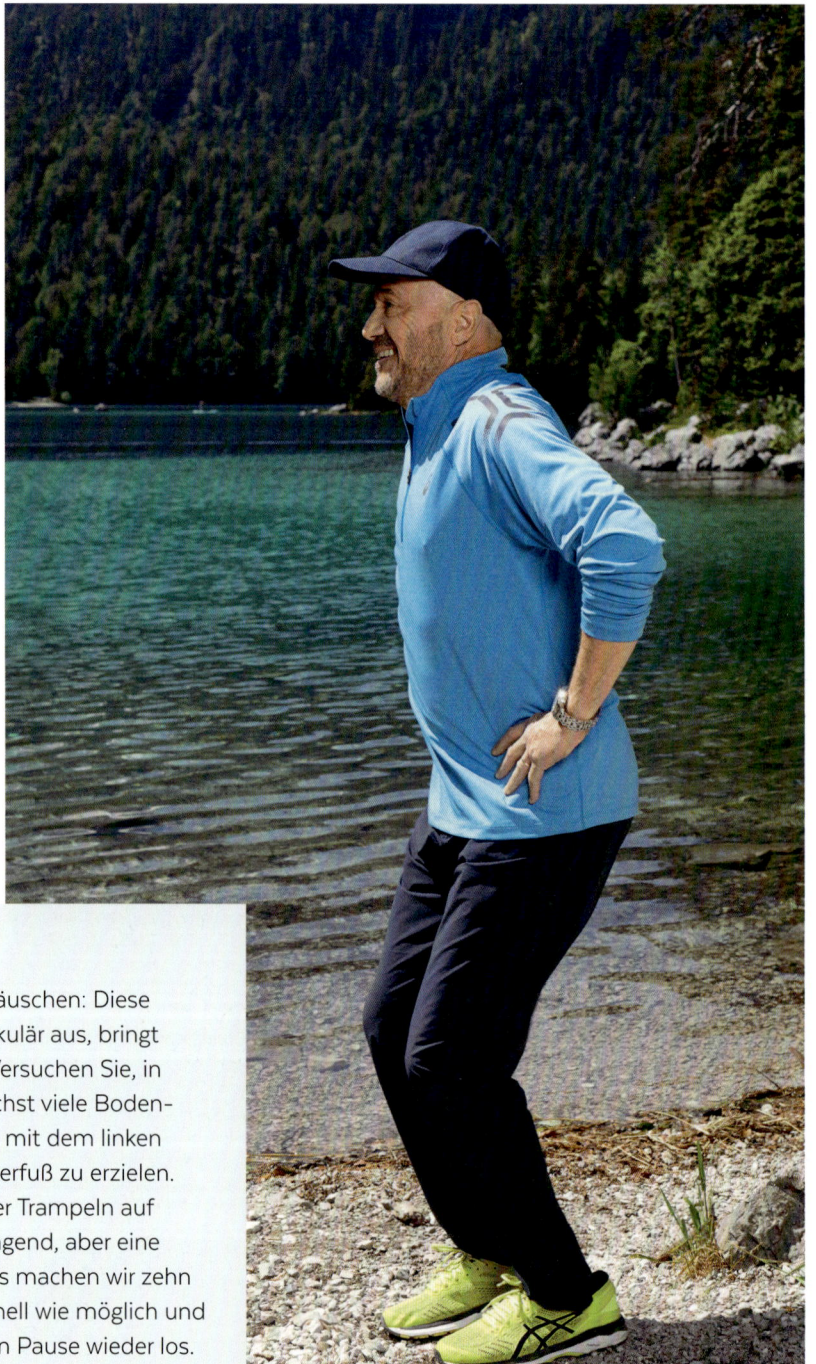

Das sagt der Sport-
therapeut Dr. Josef
Wiesauer dazu:
**Ein echter Jungbrun-
nen für alle, die ihre
schnellen Muskel-
fasern nicht verküm-
mern lassen wollen.
No risk, but fun!**

### DIPPINGS

Lassen Sie sich nicht täuschen: Diese
Übung sieht unspektakulär aus, bringt
aber wahnsinnig viel. Versuchen Sie, in
zehn Sekunden möglichst viele Boden-
kontakte abwechselnd mit dem linken
und dem rechten Vorderfuß zu erzielen.
Schnelles Dribbeln oder Trampeln auf
der Stelle also. Anstrengend, aber eine
Riesengaudi, oder? Das machen wir zehn
Sekunden lang so schnell wie möglich und
legen nach einer kurzen Pause wieder los.
Übrigens: Dippings kann man auch im
Sitzen machen …

# DEHNUNG

Das sagt der Sport-
therapeut Dr. Josef
Wiesauer dazu:

**Bei den meisten ist
der Hüftbeuger stark
verkürzt, was die
Hüftfunktion sehr
beeinträchtigt. Dies
ist die vielleicht wich-
tigste Dehnübung für
unser Wohlbefinden
überhaupt.**

### HÜFTBEUGER

Jetzt kümmern wir uns um unsere Hüfte. Stellen Sie ein Bein auf einen
Hocker oder – wenn Sie in der Natur sind – auf einen großen Stein oder
Baumstumpf: Das andere Bein ist nach hinten durchgestreckt. Verlagern
Sie das Gewicht auf das angewinkelte Bein. Merken Sie den Zug im hinte-
ren Bein? Ihr Hüftbeuger wird jetzt so richtig schön in die Länge gezogen.
Wir halten die Position jeweils 30 Sekunden, auf beiden Seiten zweimal.

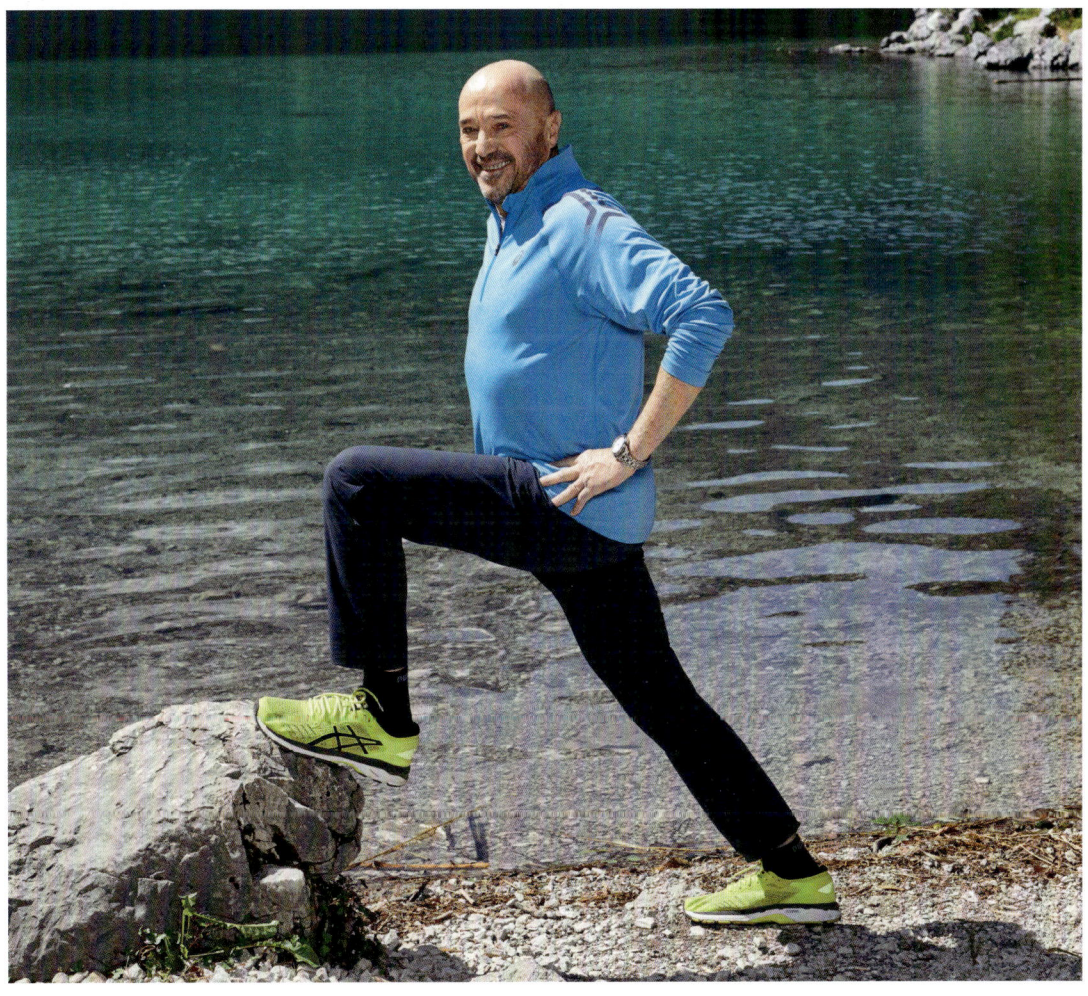

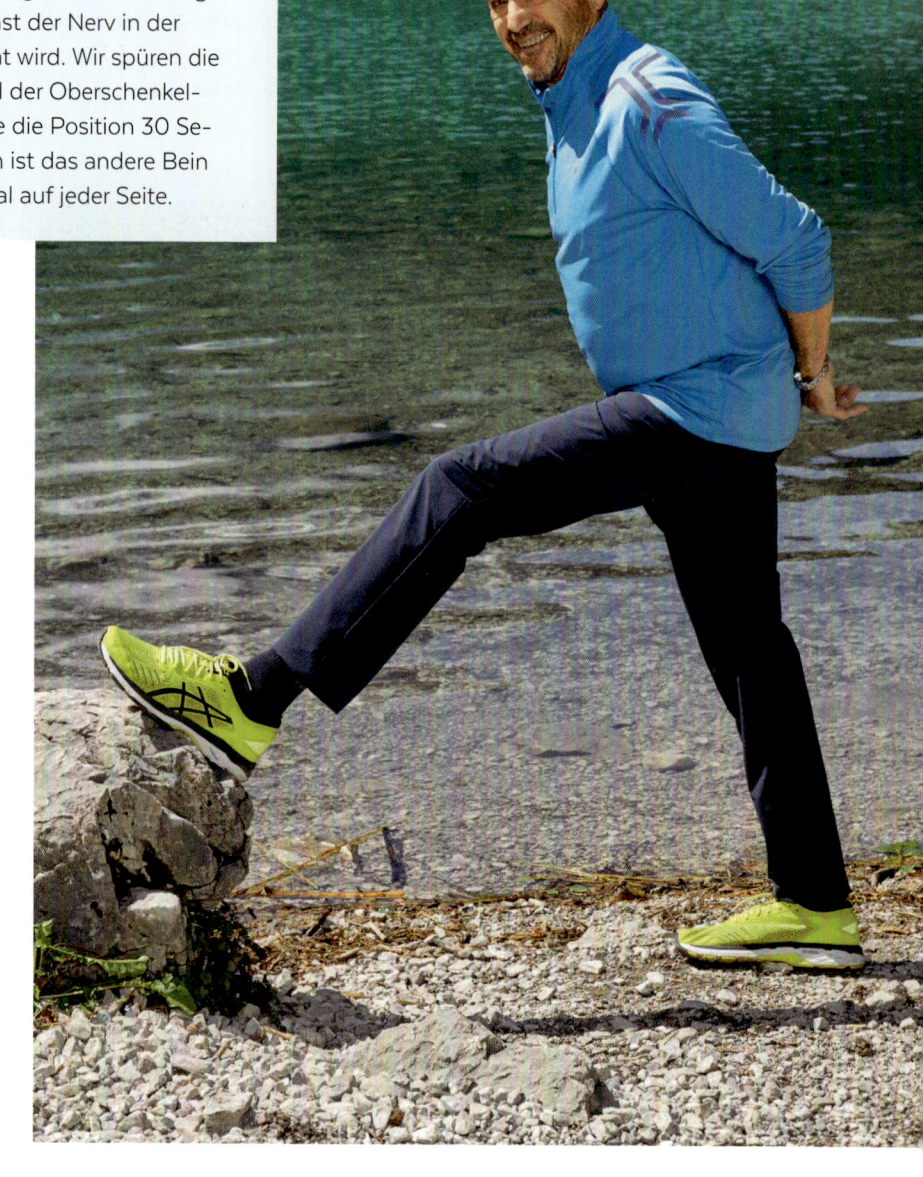

### OBERSCHENKELRÜCKSEITE

Als Nächstes sind die Oberschenkel dran,
wir dehnen den Muskel auf ihrer Rückseite.
Dazu legen Sie ein Bein auf einem Stuhl
oder Stein ab, verschränken die Hände
auf dem Rücken und beugen den Oberkörper leicht nach vorn. Passen Sie bitte
auf, dass das Dehnungsbein nicht völlig
gestreckt ist, da sonst der Nerv in der
Kniekehle überdehnt wird. Wir spüren die
Dehnung im Muskel der Oberschenkel-
rückseite. Halten Sie die Position 30 Sekunden – und dann ist das andere Bein
dran, wieder zweimal auf jeder Seite.

Das sagt der Sport-
therapeut Dr. Josef
Wiesauer dazu:
**Eine verkürzte Ober-
schenkelmuskulatur
hindert uns daran,
Haltung zu bewah-
ren, und kann früher
oder später Proble-
me wie Rückenbe-
schwerden auslösen.**

### OBERSCHENKELVORDERSEITE

Um auch die Vorderseite des Oberschenkels ordentlich zu dehnen, machen wir es uns wieder auf dem Boden bequem. Legen Sie sich auf die Seite und schlingen Sie um den oberen Fuß einen Gürtel oder einen Schal. So, als würden Sie Ihren Fuß an die Leine nehmen. Ihren Arm, der auf dem Boden liegt, können Sie, wenn Sie wollen, auch gemütlich unter Ihrem Kopf anwinkeln. Auch das Bein, das auf dem Boden liegt, können Sie anwinkeln. Und jetzt ziehen Sie den Gürtel oder Schal samt Fuß zu sich ran. Um einen Effekt zu spüren, halten Sie die Position 30 Sekunden und wiederholen die Übung auf jeder Seite zweimal.

Das sagt der Sporttherapeut Dr. Josef Wiesauer dazu:
**Die richtige Muskellänge ist ein wesentlicher Faktor für eine gute Gelenkfunktion. Deshalb immer gut dehnen!**

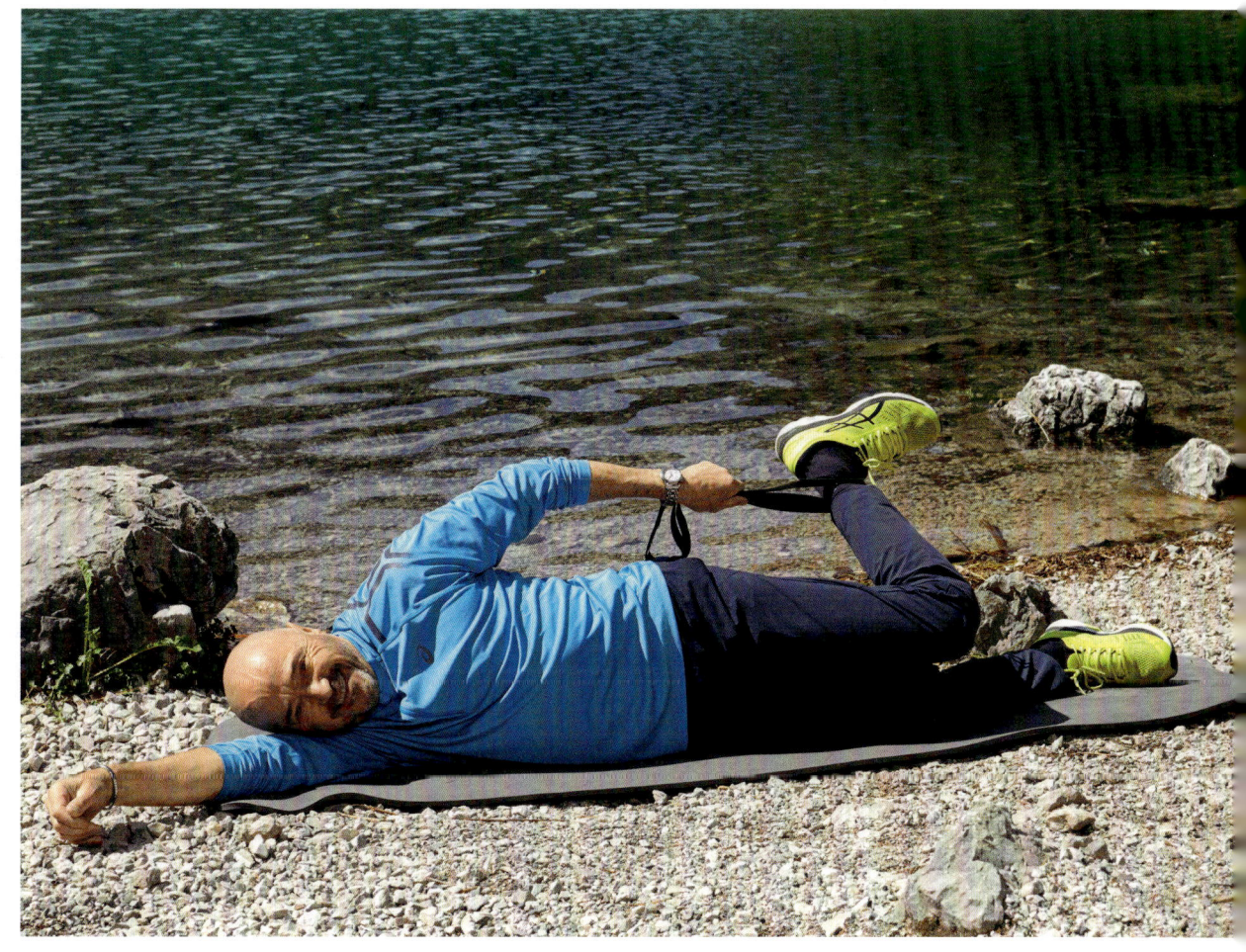

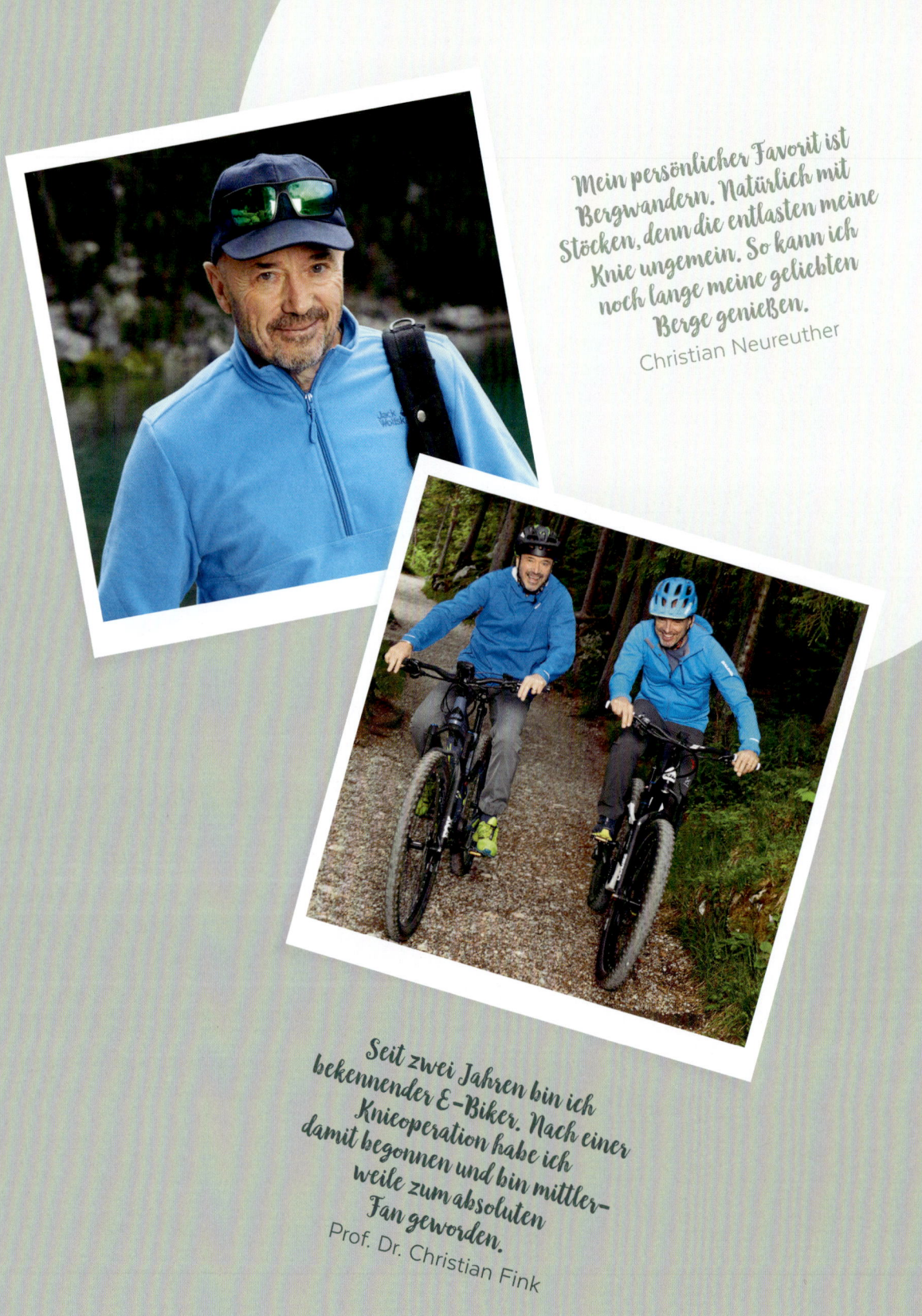

*Mein persönlicher Favorit ist Bergwandern. Natürlich mit Stöcken, denn die entlasten meine Knie ungemein. So kann ich noch lange meine geliebten Berge genießen.*
Christian Neureuther

*Seit zwei Jahren bin ich bekennender E-Biker. Nach einer Knieoperation habe ich damit begonnen und bin mittler- weile zum absoluten Fan geworden.*
Prof. Dr. Christian Fink

# DIE BESTEN SPORTARTEN BEI ARTHROSE

Laufen ist zwar für viele Arthrose-Patienten nichts, aber es gibt zum Glück ja noch viele andere Sportarten, um aktiv zu bleiben. Einige davon wirken sich sogar richtig positiv auf die abgenutzten Gelenke aus. Christian Neureuther hat diese Sportarten unter die Lupe genommen und erklärt, warum sie so gesund sind und was Sie jeweils beachten müssen. Und natürlich verrät er dabei viele Insider-Tipps...

# SPORT TROTZ ARTHROSE? JA, KLAR!

**Ja, auch wenn Sie Arthrose haben, können Sie Sport machen.
Sie sollten es sogar! Mediziner hören von ihren Patienten zwar
oft den Satz: „Wenn ich nichts mache, habe ich keine Schmerzen."
Das mag richtig sein, ist aber kein sinnvoller Ansatz bei Arthrose.
Seien Sie versichert: Es gibt auch für Sie die richtige Sportart.**

Wenn Sie nur noch bequem herumsitzen und Ihre Aktivitäten auf ein Mindestmaß herunterfahren, um Ihre Gelenke zu schonen und keine Schmerzen zu spüren, wird Ihre Mobilität immer mehr eingeschränkt. Ihre Muskulatur, der wichtigste „Stoßdämpfer" der Gelenke, nimmt ab und die Arthrose wird mittelfristig eher zunehmen. Dazu kommt: Wer sich nur wenig bewegt, legt in der Regel auch mehr Gewicht zu und das wiederum ist oft Ursache für Folgekrankheiten wie Diabetes, Herz- oder Gefäßerkrankungen. Außerdem belastet jedes zusätzliche Kilo die Gelenke. Bewegung ist daher die einzige Chance, sinnvoll mit Arthrose umzugehen. Beginnen Sie moderat und mit einer geeigneten Sportart.

## Das A und O: typgerecht sporteln

Natürlich ist nicht alles für Arthrose-Patienten geeignet: Sportarten, die zu einem großen Teil aus Sprüngen, Drehungen und plötzlichen Richtungsänderungen bestehen, sind bereits für den gesunden Knorpel eine Belastung. Deshalb sind zum Beispiel Fußball, Basketball, Handball oder auch Tennis auf harten Böden für Menschen mit Knorpelschaden nicht empfehlenswert. Trotzdem wird nicht jeder Hobbyfußballer auf gelenkschonendes Radfahren umsteigen, wenn er die Diagnose Arthrose erhält. Er kann sich aber einen gelenk-schonenden Ausgleich suchen. Wer also beispielsweise weiterhin einmal in der Woche zum Tennis oder Hallenfußballspiel gehen möchte, sollte dafür im Gegenzug zweimal pro Woche seinen Gelenken etwas Gutes tun, zum Beispiel beim Radfahren oder Schwimmen, oder zusätzlich ein moderates Krafttraining beginnen. Dieser Ansatz ist meist besser und motiviert mehr, als wenn man sich einfach „seine" Sportart verbietet.

Leider lässt sich nicht verallgemeinern, welche Sportarten sich auch mit abgenutzten Knie- und Hüftgelenken ausüben lassen. Generell aber gilt: Für Patienten, bei denen die Innenseite des Kniegelenks abgenutzt ist, eignen sich vor allem Sportarten, die eher eine X-beinige Situation hervorrufen. Hierzu gehören Skifahren, Skilanglauf (Skating-Technik) und Inlineskaten. Patienten mit Abnutzung an der Außenseite des Kniegelenks sollten hingegen gerade diese Sportarten eher meiden. Immerhin: Radfahren, Schwimmen (in erster Linie das Kraulen) oder auch Nordic Walking sind für fast alle Formen der Arthrose zu empfehlen. Einen ersten Überblick, welcher Sport für welches Beschwerdebild geeignet ist, gibt Ihnen die Tabelle auf der gegenüberliegenden Seite. Und wenn Sie weiterblättern, erfahren Sie, was bei bestimmten häufigen Sportarten zu beachten ist, um auch mit Arthrose fit und beweglich zu bleiben.

# Beliebte Sportarten – auf einen Blick

| Sportart | Geeignet für | Für Einsteiger geeignet? |
|---|---|---|
| Basketball | nicht empfohlen | nein |
| Bergwandern | für alle Arthrose-Patienten geeignet ><, <>, O, H | ja |
| Fußball | nicht empfohlen | nein |
| Golf | für alle Arthrose-Patienten geeignet ><, <>, O, H | ja |
| Handball | nicht empfohlen | nein |
| Laufen | für leichte Formen der Arthrose | nein |
| Nordic Walking | für alle Arthrose-Patienten geeignet ><, <>, O, H | ja |
| Radfahren | für alle Arthrose-Patienten geeignet ><, <>, O, H | ja |
| Schwimmen (bevorzugt Kraulen) | für alle Arthrose-Patienten geeignet ><, <>, O, H | ja |
| Skifahren | Arthrose an der Innenseite des Kniegelenks <>, O, H | Vorerfahrung nötig |
| Skilanglauf<br>Klassischer Stil<br>Skating | für alle Arthrose-Patienten geeignet ><, <>, O, H<br>Arthrose an der Innenseite des Kniegelenks <>, O | Vorerfahrung nötig<br>Vorerfahrung nötig |
| Tanzen | für alle Arthrose-Patienten geeignet ><, <>, O, H | ja |
| Tennis<br>Einzel<br>Doppel | für leichte Formen der Arthrose<br>in moderater Form für alle Arthrose-Patienten geeignet ><, <>, O, H | ja (mit Einschränkung) |
| Volleyball | nicht empfohlen | nein |
| Yoga | für alle Arthrose-Patienten geeignet (individuelle Probleme beachten: zum Beispiel Bewegungseinschränkungen) ><, <>, O, H | ja |

>< = Arthrose an der Außenseite des Kniegelenks (X-Bein)  O = Arthrose im Kniescheibengelenk

<> = Arthrose an der Innenseite des Kniegelenks (O-Bein)  H = Arthrose in der Hüfte

# BERG-WANDERN

**Ich finde, dass man die Arthrose nirgendwo schneller vergisst als in den Bergen. Selbst wenn man wegen seiner Gelenkprobleme nicht mehr rauf- und erst recht nicht mehr runterkommt: Allein eine Gondelfahrt auf den Berg und eine Wanderung oben im eher ebenen Gelände lassen die Seele Purzelbäume schlagen.**

Die kalte Bergluft, der Geruch von Fels und Bergblumen: Das sind einmalige Sinneseindrücke. Der Bergtourismus boomt – vielleicht auch weil die Menschen in den heutigen unsicheren Zeiten Halt und Kraft in den Bergen suchen. Bergbahnbetreiber haben reagiert und kontinuierlich Höhenwanderwege ausgebaut, die für jeden Fitnesszustand etwas bieten. Für uns Arthrose-Geplagte ist das genial, denn so findet jeder Knorpelzustand seine Möglichkeiten. Ich habe das Glück, dass ich noch ziemlich gut mit meinen Stöcken den Berg hinaufkomme. Die schwerer Betroffenen unter uns Arthrose-Patienten können mit der Gondel „raufschweben", auf leichten Wegen wandern (und ein wenig abseits auch totale Einsamkeit finden) und dann mit der Gondel wieder hinunterfahren. Die Seele dankt es Ihnen genauso wie Ihr Knorpel. Berge sind das perfekte Fitnesstraining für die Ausdauer und die Muskulatur unseres Bewegungsapparats. Also nichts wie dorthin.

Gerade bei den Älteren zählen Wandern und Bergsteigen zu den beliebtesten Sommersportarten. Arthrose ist überhaupt kein Grund, darauf zu verzichten. Im Gegenteil: Asphaltstraßen oder betonierte Wege gibt es dort oben nicht. Und gerade die so wichtige Koordination wird im unebenen Gelände trainiert und gefördert. Im Vergleich zum Wandern in der Ebene sind in den Bergen nämlich mehr Trittsicherheit und Gleichgewicht gefragt. Die Sturzgefahr ist dank unserer Stöcke jedoch eher gering – und die Stöcke brauchen wir am Berg unbedingt.

Wie stark Sie sich körperlich beanspruchen, das haben Sie selbst im Griff, wenn Sie sich vor einem Aufstieg oder einer Rundtour rechtzeitig nach den Gegebenheiten erkundigen. Studien des Teams um Professor Fink haben ergeben, dass regelmäßiges Wandern bei Patienten mit Knietotalendoprothesen nicht nur zu einer verbesserten Lebensqualität führt, sondern auch die funktionalen Fähigkeiten verbessert. Das hat Folgen für den Alltag: Die Patienten können wieder leichter Treppen steigen, Einkaufen gehen oder Socken anziehen. Wer wandert, verbraucht zudem mehr Sauerstoff, steigert seine Herzfrequenz und Herzleistung sowie die Atemtiefe und -frequenz. Darüber hinaus aktiviert Bergwandern das sympathische Nervensystem, den Zellstoffwechsel in den Muskeln und den Energieverbrauch. Das wiederum steigert den Kalorienverbrauch.

Aber nicht nur der Körper profitiert von der Bewegung in der Natur, sondern auch die Seele. Denn beim Wandern wird das Nervensystem aktiviert, das daraufhin jede Menge Hormone freisetzt, darunter auch Endorphine, sogenannte

Glückshormone. Zusätzlich sorgt auch das Sonnenlicht dafür, dass sich persönliche Stimmung und Wohlbefinden verbessern. Denn es drosselt die Produktion des Schlafhormons Melatonin, wodurch automatisch der Gehalt des Gute-Laune-Hormons Serotonin steigt.

Im Vergleich zum Wandern in der Ebene werden beim Bergwandern andere Muskelgruppen beansprucht: Wer in der Geraden unterwegs ist, aktiviert hauptsächlich die großen Muskelgruppen der Beine; Ärzte sagen, sie werden konzentrisch aktiviert. Das heißt, die Muskelfasern verkürzen sich. Beim Bergaufgehen werden die Muskeln zwar ebenfalls konzentrisch bewegt. Sobald es bergab geht, werden die Muskeln dagegen exzentrisch beansprucht. Das bedeutet, die Muskelfasern verlängern sich kontrolliert. Auch der Energieverbrauch der Muskeln ist je nach Gelände unterschiedlich: Bei gleicher Geschwindigkeit ist der Energieaufwand beim Aufwärtsgehen etwa doppelt so hoch wie beim Abwärtsgehen. Entsprechend ist logischerweise bergauf der Energieverbrauch höher als bergab. Unterschätzen Sie deswegen aber das Bergabgehen nicht, auch hier verbraucht man sehr wohl Kalorien. Vertrauen Sie hier auf das Neureuther-Wissen: Den Berg hinunter geht man mit Stöcken – egal, ob jung oder alt, ob mit oder ohne Knorpelprobleme.

Inzwischen gibt es ultraleichte Stöcke mit einer tollen Schlaufe, die sich ganz klein zusammenfalten lassen und in jeden Rucksack passen – und somit nicht einmal beim Klettern hinderlich sind. Diese Stöcke lassen sich auf jede Höhe einstellen und sollten zu Ihrer Standardausrüstung gehören. Ich bin mir sicher, dass ich heute nicht solche Knieprobleme hätte, wenn ich schon als Jugendlicher oder als Leistungssportler die Berge mit Stöcken erobert hätte. Aus heutiger Sicht völlig unvorstellbar ist, dass wir als Jugendliche bei Trainingskursen mit der Bahn raufgefahren und dann mit Gewichten im Rucksack den Berg runtergerannt sind. Dabei mussten wir noch Slalomschwünge und Sprünge einbauen. Kein Wunder, dass selbst die beste Knorpelgenetik das nicht aushalten konnte.

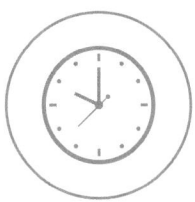

### TOURENPLANUNG

Beim Wandern ist vor allem das Bergabgehen ein Problem. Während beim langsamen Gehen in der Ebene das Zwei- bis Vierfache des Körpergewichts auf die Kniegelenke einwirkt, erreicht diese Belastung beim Bergabgehen das bis zu Zehnfache. Bei einem 75 Kilo schweren Wanderer wirken also nicht nur 150 Kilogramm auf die Gelenke, sondern bis zu 750. Deshalb sollten Einsteiger immer im ebenen Gelände mit dem Wandern beginnen. Ideal ist dafür beispielsweise Nordic Walking. Denn machen wir uns nichts vor: Wer nach langer Zeit wieder mit dem Wandern anfängt, bringt häufig nicht die körperliche Fitness mit, um lange bergauf zu gehen. Und erst mit der Seilbahn bergauf zu fahren und dann bergab zu wandern, weil dies vermeintlich weniger anstrengend ist, ist auch keine Lösung. Im Gegenteil: Für den Bewegungsapparat, also für Knochen, Gelenke und Bänder, ist das die allerschlechteste Wahl. Denken Sie an das zehnfache Gewicht, das auf die Kniegelenke wirkt. Da helfen auch Wanderstöcke nicht viel.

Ideal ist, wenn Sie für Auf- und Abstieg unterschiedliche Routen wählen: Sind Sie gut in Form und körperlich fit, darf es bergauf ruhig etwas steiler und anspruchsvoller sein. Bergab aber sollten Sie den flacheren und damit meist etwas weiteren Weg wählen – egal, wie fit Sie sind. Alternativ können Sie auch bergauf wandern und bergab mit der

Gondel oder Seilbahn fahren. Davon abgesehen sollten Sie darauf achten, wie der Weg der ausgewählten Tour beschaffen ist: Waldwege und Wanderpfade sind zwar meist landschaftlich ansprechender als Forst- und Schotterwege. Allerdings gibt es auf ihnen auch Wurzeln und Steine, die bei Nässe rutschig werden können. Vor allem für den Abstieg sind solche Wege ungeeignet. Wählen Sie dafür lieber Forst-und Schotterstraßen.

Generell gilt: Gewöhnen Sie sich durch sorgfältiges und moderates Training langsam an die verschiedenen Untergründe. So erlangen Sie nach und nach eine gewisse Trittsicherheit – und dank derer können Sie Ihre Bergwanderung noch mehr genießen. Sie müssen sich dann nämlich weniger auf den Boden konzentrieren und haben stattdessen den Blick frei für die schöne Umgebung.

## WANDERSTÖCKE & TECHNIK

Trekking- oder Nordic-Walking-Stöcke sind beim Bergwandern nicht mehr wegzudenken (siehe ab Seite 134). Nichts entlastet die Beinmuskulatur und Gelenke besser. Gerade bei mehrtägigen Wanderungen mit schwererem Rucksack spielt das eine entscheidende und auch präventive Rolle. Hilfreich (weil entlastend) sind die Trekkingstöcke erst recht für übergewichtige Wanderer oder solche mit chronischen Gelenkproblemen. Zudem unterstützen sie das Gleichgewicht, geben Halt und Stabilität. Und die Arm- und Rumpfmuskulatur wird durch den Stockeinsatz auch trainiert.

Rosi und ich beschäftigen uns seit 16 Jahren mit Nordic Walking und haben schon mehrere Technikbücher geschrieben. Beim Trekking oder Berg-

wandern ist es jedoch eher zweitrangig, welche Technik Sie genau anwenden. Die Stöcke sollen möglichst Kraftaufwand und Gelenkverschleiß verringern. Eine Diagonaltechnik, also linker Arm und rechter Fuß vorn und umgekehrt, ist im Grunde die ganz normale Gangart. Bleiben Sie gelassen und konzentrieren Sie sich lieber aufs Gelände. Versuchen Sie, sich möglichst über die Arme den Berg hinaufzuschieben und abwärts über die Arme das Körpergewicht abzufangen. Sie ermüden dann viel langsamer, weil der Oberschenkelmuskel nicht die ganze Arbeit leisten muss, sondern die Arbeit auf den gesamten Körper verteilt wird. Dadurch kann man wirklich von einem Ganzkörpertraining sprechen und der berühmte Trizeps oder „Winkearm" wird zum harten Muskel. Dazu braucht es kein Fitnessstudio.

Gerade beim Abwärtsgehen ist die Doppelstocktechnik ideal, bei der Sie die Stöcke gleichzeitig parallel vor dem Körper einsetzen. So können Sie am meisten Gewicht von den Gelenken wegbringen, weshalb Sie sich diese Technik am Berg unbedingt angewöhnen sollten. Und je steiler es hinunter geht, desto wichtiger wird sie. Mit einiger Übung können Sie dadurch fast das gesamte Körpergewicht von den Beinen auf die Arme verlegen. Je nachdem, wo die Probleme sitzen, kann man die Belastung so wunderbar dosieren.

Entgegen der allgemeinen Meinung sind Rosi und ich zu hundert Prozent davon überzeugt, dass kürzere Stöcke eine bessere Entlastung und eine größere Sicherheit im Gelände bieten. Einen langen Stock kann man längst nicht so zielgenau einsetzen wie einen kürzeren. Gerade das ist aber im Gelände extrem wichtig, wo man die Stöcke ja ständig und reaktiv einsetzen muss. Und noch etwas Entscheidendes spricht für den kürzeren Stock: Durch die größere Winkelstellung zwischen Unter- und Oberarm kommt man damit biomechanisch in eine wesentlich kraftsparendere und günstigere Position: Je weniger das Ellbogengelenk gebeugt werden muss, desto weniger Muskelarbeit ist nötig. Dadurch wird die Kraftübertragung der Stöcke am besten genutzt. Das Idealmaß eines Trekkingstocks ist zwar sehr individuell, aber als Faustregel können Sie sich merken: Der Bauchnabel sollte auf der Höhe der Schlaufenbefestigung am Stock sein.

Abschließend noch ein Wort zur Schlaufe. Trekking- oder Bergstöcke haben meist eine Schlaufe wie ein Skistock: Die Hand ist nicht eng am Stock befestigt, sondern dieser kann frei am Handgelenk baumeln – was sofort passiert, wenn man den Stock loslässt. Dadurch ist man die ganze Zeit über gezwungen, sich mit den Fingern am Stock festzuhalten, was gerade beim Abwärtsgehen und bei der Doppelstocktechnik sehr anstrengend und auch fürs Handgelenk beschwerlich werden kann. Eine Nordic-Walking-Schlaufe dagegen fixiert das Handgelenk so gut am Stock, dass man sogar mit offenen Fingern wunderbaren Halt hat und damit das Körpergewicht ohne Fingerkraft abfangen kann. Gerade bei längeren Touren hilft das enorm.

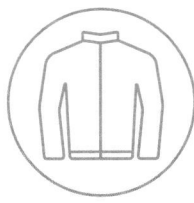

## KLEIDUNG

Immer mehr jüngere Menschen entdecken die Berge. Klettersteige in jedem Schwierigkeitsgrad von leicht bis schwer sind total „in". Für uns Ältere ist es ein Genuss, die fitten Jungen dabei zu beobachten. Das kommt sicher auch daher, weil diese Generation richtig gut ausgerüstet und bekleidet ist. Der Outdoormarkt boomt und die Industrie überzeugt nicht nur mit tollen Farben und körperbetonten Schnitten, sondern auch mit einzigartiger Funktionalität.

Ich glaube, wir Ältere und insbesondere wir Arthrose-Patienten sind auf dem Gebiet speziell gefordert. Wenn man schon nicht mehr so herumhupfen kann, wie man gerne würde, sollte man erst recht am Outfit arbeiten. Eine schnellere Verjüngungskur als eine moderne Sportbekleidung gibt es in meinen Augen nicht. Das Selbstvertrauen steigt und das Umfeld nimmt einen völlig anders wahr als in ausgebeulten abgetragenen Trainingsanzügen. Hinzu kommt der Gesundheitsaspekt einer modernen Funktionskleidung, die den Körper trocken und die Feuchtigkeit abhält und somit vor Unterkühlung und Erkältungsgefahr schützt. Ich bin überzeugt, dass mir dies, zusammen mit der regelmäßigen Bewegung an der frischen Luft, in den letzten Jahre so einige Schnupfennasen erspart hat.

## DER RICHTIGE SCHUH

Sport beginnt beim Schuh und gerade am Berg ist ein den Bedürfnissen angepasster Lauf-, Trekking- oder Bergschuh entscheidend. Vorrangig für den Arthrose-Patienten ist eine optimale Dämpfung und – falls man tatsächlich abseits gepflegter Wanderwege läuft – natürlich der Halt. Leider vertragen sich optimale Dämpfung und guter Halt nicht so recht, denn je härter die Sohle, desto besser ist zwar der Halt, desto schlechter ist aber auch die Dämpfung. Ich versuche trotzdem, so oft und so viel wie möglich auf meine supergedämpften Laufschuhe zurückzugreifen. Denn ich spüre, wie mir die Gelenke das danken. Je „bergsteigerischer" der Ausflug aber wird, desto mehr greife ich auf die Lederschuhe mit der härteren Sohle und dem härteren Schaft zurück. Die Schuhindustrie bietet Gott sei Dank für alle Ansprüche das passende

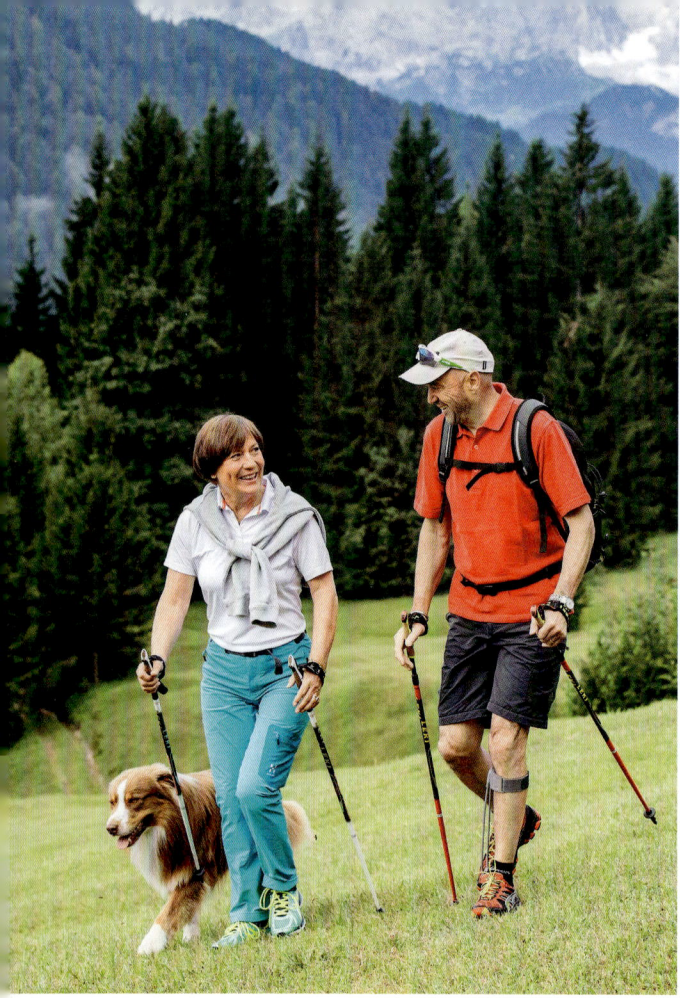

im Gelände besser aufpassen, aber die Stöcke sind mein Helfer und meine Gelenke danken es mir. Allerdings muss ich zugeben, dass das nicht für jeden was ist. Guter Halt am Berg ist wichtig, besonders wenn das Wetter mal umschlägt oder die Wege noch feucht sind. Die Verletzungsgefahr bei Stürzen ist groß, weshalb bei ungeübten Wanderern der Halt selbstverständlich die übergeordnete Rolle spielt. Unbedingt dazu gehört auch eine rutschfeste Sohle. Sie glauben nicht, welche Unterschiede es auf diesem Gebiet gibt. Gehen Sie also unbedingt in ein qualifiziertes Sportgeschäft und lassen Sie sich gut beraten. Sparen Sie nicht bei der Qualität. Eine bessere Rendite für diese Anlage können Sie nirgendwo erzielen.

### RUCKSACK

Rucksack ist nicht gleich Rucksack – und schon rein optisch kann man an ihm den Touristen vom Insider unterscheiden. Ein Leinenrucksack ist eher etwas für den „grünen" Wanderer. Ein richtig guter Bergrucksack in der passenden Größe und mit einem verstellbaren Tragesystem ist dagegen nicht nur ein toller Eyecatcher, sondern auf dem Berg ein echter Helfer. Möglichst leicht sollte er sein, wir Arthrose-Patienten wissen das, denn wir spüren jedes Gramm. Das Gewicht sollte möglichst auf der Hüfte sitzen und ich mag es, wenn er viele von außen erreichbare Taschen hat: für Getränke, Fotoapparat und Handy. Dann muss ich nämlich den Rucksack nicht ständig absetzen. Auch auf Reisen und selbst bei Geschäftsterminen (dann aber eher in Schwarz) nehme ich so einen Rucksack liebend gerne mit. Gegenüber einem Rollkoffer macht er mich um Jahre jünger, sportlicher und ungebundener, denn meine Hände sind frei.

Material. Man muss halt immer abwägen, was einem wichtiger ist beziehungsweise welchen Schuh die Schädigung verträgt. Danach muss ich mir dann selbstverständlich auch die Tour aussuchen. Man möchte gar nicht glauben, wie stark ein falscher oder auch ausgetretener Schuh Einfluss auf die Gelenke nimmt; ganz besonders spürt man das am nächsten Tag. Nie hätte ich zum Beispiel gedacht, dass Dämpfungseigenschaften so schnell nachlassen können. Vielleicht liegt es aber auch daran, dass wir Arthrose-Geplagten auf diesem Gebiet besonders sensibel sind. Leider sind reine Joggingschuhe am Berg ungeeignet, weil der Schaft zu weich ist, die Sohle keinen Grip hat und sie keine Nässe abhalten. Ich versuche aber trotzdem, bei optimalen Bedingungen auch am Berg einen Laufschuh zu nehmen. Ich muss dann zwar

# Bergwandern – auf einen Blick

Geeignet für:

## Das sagt der Arzt:

- Stärkt das Herz-Kreislauf-System und den Bewegungsapparat.

- Verbessert die Koordination.

- Aktiviert das sympathische Nervensystem, den Zellstoffwechsel und den Energieverbrauch.

- Setzt „Glückhormone" frei.

- Steigert die Lebensqualität und die funktionalen Fähigkeiten.

## Darauf kommt es an:

- Einsteiger beginnen mit Nordic Walking.

- Lieber zu Fuß bergauf und mit der Bahn hinunter.

- Lieber flachere Umwege als steile Abkürzungen wählen, bergab den flacheren Weg sowie Forst- und Schotterstraßen bevorzugen.

## Die richtige Ausrüstung:

- Trekking- oder Nordic-Walking-Stöcke sind Pflicht.

- Funktionswäsche und Schichtenprinzip tragen.

- Beim Rucksack auf die richtige Größe und ein gutes Tragesystem achten.

Ausdauer:

Kraft:

Koordination:

Flexibilität:

»BERGE SIND DAS PERFEKTE FITNESS-TRAINING FÜR AUSDAUER UND MUSKELKRAFT. AUSSERDEM WERDEN SCHLECHTE EMOTIONEN ABGEBAUT UND GUTE GEWECKT. DAS FREUT KÖRPER UND SEELE GLEICHERMASSEN. DAS ALKOHOLFREIE WEISSBIER AUF DER HÜTTE UND DIE ABFAHRT MIT DER GONDEL MACHEN DAS GLÜCK DANN PERFEKT.«
Christian Neureuther

# GOLF

Golf ist eine der faszinierendsten Sportarten überhaupt, auch wenn das in Deutschland leider noch viel zu wenige wissen. Weltweit spielen über 60 Millionen Menschen Golf – Tendenz steigend. Da muss dann schon etwas dran sein! Auch viele Top-Athleten aus anderen Sportarten gehen leidenschaftlich gern golfen. Wer da noch von „Rentnersport" spricht, hat keine Ahnung.

In Deutschland ist Golf vor allem bei den über 50-Jährigen sehr beliebt. Und auch ich sage ganz ehrlich: Gerade Personen mit beginnender Arthrose, die ja bei den meisten so um die 50 auftritt, sollten sich unbedingt mit diesem Sport beschäftigen und belastende Sportarten wie Tennis oder Fußball gegen Golf tauschen. Selbst wenn Sie zu denen gehören, die gerne lästern: „Haben Sie noch Sex oder spielen Sie schon Golf?", sollten Sie es mal ausprobieren. Sie werden nach den ersten Versuchen und Erfolgserlebnissen schnell merken, wie Unrecht Sie hatten. Diese Sportart hat Suchtpotenzial, das habe ich bei mir selbst gemerkt. Wer den Golfbazillus bekommen hat, plant seine Freizeit und sein Urlaubsverhalten nach Golfkriterien. Es gibt wirklich wenige Sportarten, von denen ich behaupten würde, dass sie sogar präventiv gegen Arthrose wirksam sind. Aber beim Golf traue ich mir das zu. Man geht bei einer Golfrunde etwa zehn Kilometer auf weichem, federndem Gras, das alle harten Stöße schluckt. Mental trägt einen die Konzentration auf diesen kleinen Ball, der nie das macht, was man will, weit weg. Ständig ist man strategisch und schlagtechnisch gefordert, was dem Gehirn sehr, sehr guttut. Nervlich wird einem schon viel abverlangt, andererseits baut einen die Schönheit der Umgebung auch wieder auf. Denn Golfplätze liegen nun mal fast ausnahmslos in wunderschöner und gepflegter Natur. Sie können sicher sein, dass es an den schönsten Plätzen auf der Erde auch Golfplätze gibt. Und die müssen gar nicht mal exklusiv und teuer sein: In England zum Beispiel ist Golf ein Volkssport, den alle sozialen Schichten begeistert betreiben.

Je nach Schwere der Arthrose können Sie den Golfschwung anpassen. Ihr Golf-Handicap regelt eventuelle körperliche Behinderungen, sodass Sie auch mit körperlichen Einschränkungen mit Freunden wettkampffähig bleiben. Im Prinzip können Sie selbst als Arthrose-Patient noch gegen Tiger Woods gewinnen. Denn Ihr Handicap gleicht alles aus. Wer ganz schlecht zu Fuß ist, kann sich sein Bag elektrisch ziehen lassen oder fährt gleich mit einem Golf-Cart über den Platz. Altersmäßig sind somit eigentlich keine Grenzen gesetzt. Egal, wie alt man ist: Golfen macht riesigen Spaß. Man trifft sich mit seinen Freunden und spätestens im Clubhaus, „am 19. Loch", sind alle schlechten Schläge wieder vergessen.

Ähnlich wie Radfahren und Nordic Walking gilt Golfspielen als gelenkschonende Sportart, weil es keine plötzlichen Stopp- und Drehbewegungen gibt. Auch das Verletzungsrisiko ist sehr gering. Die körperliche Belastung wird gerne belächelt, da sie nicht allzu hoch ist. Doch sie ist extrem konstant: Eine Partie kann leicht mehrere Stunden dauern.

Wenn Sie also vier bis fünf Stunden zügig über den Golfrasen gehen, ist das ein ideales Herz-Kreislauf-Training und für den Muskelaufbau mindestens genauso gut wie für die Ausdauer. Zudem wirkt Golfen positiv auf den Stoffwechsel und ist daher, ganz abgesehen von den langen Strecken, die man dabei zurücklegt, ein guter Sport für Personen mit Übergewicht.

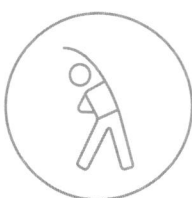

## AUFWÄRMEN & KRAFTTRAINING

Auch wenn Golf auf den ersten Blick vielleicht eher unsportlich aussieht. Wärmen Sie sich unbedingt gut auf, bevor Sie mit dem Spiel beginnen: Lassen Sie nacheinander Ihre Sprunggelenke kreisen und drehen Sie Ihren Oberkörper hin und her. Dehnen Sie außerdem vor dem ersten Abschlag Ihre Muskeln und Sehnen. Vermeiden Sie ruckartige und schnelle Bewegungen. Ein sauber dosierter Schwung bringt vielleicht nicht so viel Länge, aber die größere Genauigkeit. Trainieren Sie neben dem perfekten Abschlag auf der Driving Range auch Ihre Kraft und Flexibilität. Ein gezieltes Kraft- und Mobilisationstraining wirkt sich positiv auf den Bewegungsapparat und auf das Spiel aus.

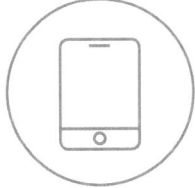

## DIE TECHNIK MACHT'S

Ich kenne keine Sportart, die auch von Freizeitsportlern so analytisch betrieben wird wie Golf. Ich kenne aber auch keine Sportart, die koordinativ so anspruchsvoll ist. Auf jedem Übungsplatz und bei jedem Golfpro (wie wir Golfer den Trainer nennen) finden Sie eine computergesteuerte Schwunganalyse. Das hat für uns Arthrose-Patienten den Vorteil, dass wir mit dem Pro an der Seite genau diejenige Technik herausfiltern können, die dem eigenen Krankheitsbild und den damit einhergehenden Einschränkungen entgegenkommt und gute Scores ermöglicht. Gerade beim Golfen ist es wichtig, dass man trotz allem Ehrgeiz realistisch bleibt, was man sich zutrauen kann, und auch mal bereit ist, eine Runde vorzeitig zu beenden oder ein Cart zu nehmen. Von 220-Meter-Drives habe ich mich ohne Murren verabschiedet.

Durch die realistische Einschätzung der eigenen Möglichkeiten lassen sich auch Fehlbelastungen beim Golfschwung minimieren beziehungsweise im Idealfall ganz vermeiden. Bei einem sauberen Schwung müssen Sie Ihren Bewegungsapparat nur ganz gering belasten, dann fliegt der Ball halt mal nicht mehr so weit, aber: „Who cares?!" Freuen Sie sich lieber, dass Sie mit Golf einen Sport gefunden haben, mit dem Sie Ihrem Knie- oder Hüftgelenk ein Schnippchen schlagen und den Sie noch ewig ausüben können, solange Sie dabei die Tipps für Arthrose-Patienten beherzigen.

»Haben Sie Beschwerden beim Golfspielen, dann sprechen Sie zunächst mit einem Trainer darüber, wie Sie Ihre Technik verbessern können. Medikamente sollten erst ein zweiter Schritt sein.«

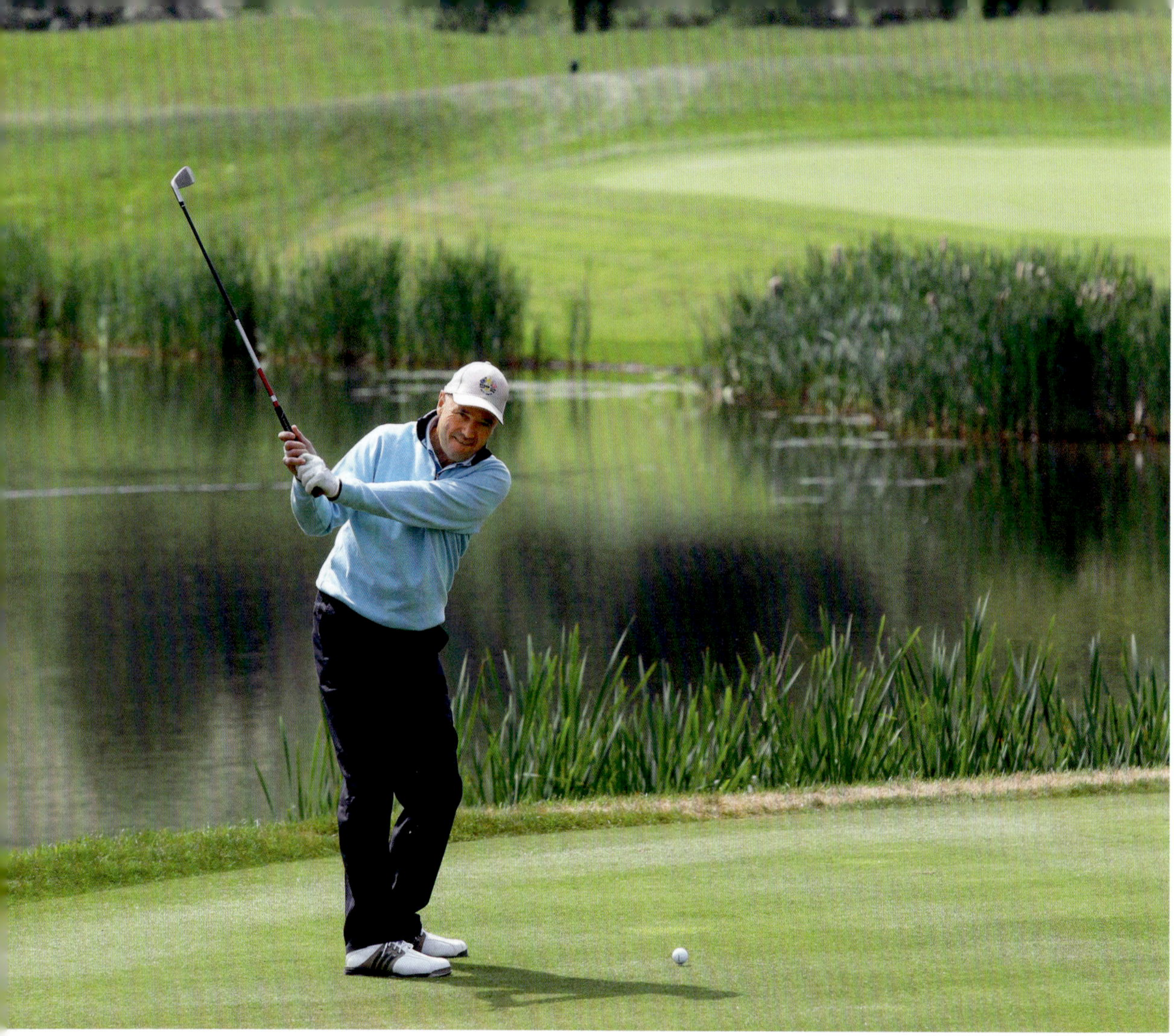

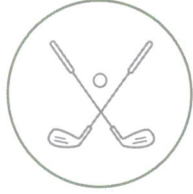

### AUSRÜSTUNG

Bei der Auswahl der Schläger würde ich immer empfehlen, mal bei einem Schlägertest im eigenen Club oder bei einer Veranstaltung mitzumachen. Es ist nämlich wirklich erstaunlich, was man gerade als älterer Spieler über das Material noch so alles herausholen kann. Ein Spezialfitting (so nennt man die Anpassung der Golfschläger an den Körperbau und die individuelle Schwungbewegung) kostet zwar mehr, lohnt sich aber gerade für ambitionierte Golfer sehr.

Da Sie beim Golfen einige Kilometer zu Fuß gehen, ist es wichtig, dass Sie den richtigen Schuh tragen. Je nach Ihren Beschwerden muss er unterschiedlich beschaffen sein: Bei Fersensporn brauchen Sie eine steife Sohle mit bettender Einlage. Bei einer Hammerzehe (Hallux valgus) muss der Schuh weit geschnitten sein. Einen eng geschnittenen Schuh sollten Sie nur wählen, wenn Sie keinerlei gesundheitliche Probleme an den Füßen haben.

# Golf – auf einen Blick

Geeignet für:

Ausdauer:

Kraft:

Koordination:

Flexibilität:

## Das sagt der Arzt:

— Ideales Herz-Kreislauf-Training.

— Wirkt positiv auf den Stoffwechsel.

— Fördert die Konzentration.

## Darauf kommt es an:

— Denken Sie daran, sich aufzuwärmen.

— Trainieren Sie Kraft und Mobilisation.

— Führen Sie die Bewegungen korrekt und sauber aus und lassen Sie Ihre Technik immer wieder mal von Ihrem Golfpro überprüfen.

— Vermeiden Sie ruckartige Schlagbewegungen.

## Die richtige Ausrüstung:

— Lassen Sie sich bei der Auswahl des Schlägers von einem Experten beraten.

— Achten Sie auf das richtige Schuhwerk.

»DASS GOLF EIN SPORT FÜR RENTNER SEIN SOLL, DARÜBER KANN ICH NUR LACHEN. ICH KENNE KAUM EINEN SPORT, DER EINEN SO GANZHEITLICH FORDERT.«
Christian Neureuther

# LAUFEN

Laufen ist unglaublich beliebt, man muss sich nur mal die Teilnehmer-
zahlen bei den Volksläufen oder Stadtmarathons ansehen. Woran
das liegt? Laufen kann jeder, überall und wann immer er mag.
Es ist unkompliziert, weil man weder einen bestimmten Ort braucht,
um diese Sportart auszuüben, noch eine feste Uhr- oder Jahreszeit.
Teuer ist Laufen auch nicht, denn die Ausrüstung hält sich in Grenzen.

Vermutlich liegt die Begeisterung fürs Laufen noch in unseren Steinzeitgenen – ein Relikt aus den Sternstunden der Menschheit, als man ohne Laufen nicht überleben konnte. Nur der schnelle Jäger brachte Beute mit nach Hause und konnte vor Angreifern fliehen. Kein Wunder also, dass Laufen beziehungsweise Joggen heute so beliebt ist. Unser Körper ist nun mal dafür gemacht. Und auch wenn heute nicht mehr unser Überleben davon abhängt, kann es doch viel dazu beitragen, dass wir gut leben und dabei möglichst lange gesund bleiben. Schon mit geringstem Aufwand kann man jede Menge positiver Effekte erzielen.

Durchs Laufen erreichen Sie eine körperliche und mentale Fitness. Sie trainieren Ihr Herz-Kreislauf-System, stärken Ihr Immunsystem und tun etwas Gutes für Ihren Muskelaufbau. Der Stoffwechsel wird angekurbelt, Stress wird abgebaut und wenn Sie es richtig machen, schüttet der Körper auch noch „Glückshormone" aus. Dadurch verbessern sich die Konzentrations- und die Reaktionsfähigkeit. Auf den Bewegungsapparat wirkt das Laufen ebenfalls positiv: Die Knorpel werden abwechselnd zusammengedrückt und gedehnt und dieses gleichmäßige Be- und Entlasten ernährt ihr Gewebe. Dadurch können Sie sogar Arthrose vorbeugen, allerdings nur, wenn Sie diesen Sport langsam aufbauen und nicht zu intensiv betreiben.

Wer übergewichtig oder untrainiert ist, aber gleichzeitig übermotiviert, und wer seinen Gelenken keine Regenerationsphasen gönnt, erhöht sogar das Risiko für das Entstehen von Arthrose: Statt „Glückshormonen" erntet man dann Schmerz und Frust. Die Alphatierchen unter uns sollten sich daher im Griff haben. Aus dem Blickwinkel der Arthrose darf es beim Laufen nämlich nicht ums unbedingte Gewinnen oder Schnellersein gehen, sondern um die Freude an der Bewegung und um den positiven Effekt für die Gelenke. Denken Sie immer daran, dass es eigentlich nur um die goldene Ananas geht – unseren Lorbeerkranz können wir uns auch woanders holen. Selbst wenn man mal wochenlang gesündigt und sich viel zu wenig bewegt hat, braucht man bei der nächsten Laufeinheit nicht alles auf einmal wieder aufholen. Ich weiß von mir selbst, wie schwer einem das fällt. Aber dieser Rat ist verdammt sinnvoll.

Im Vergleich zum Radfahren, wo ebenfalls gleichmäßige Be- und Entlastung auf Hüft- und Kniegelenk wirken, sind die Kräfte beim Laufen nämlich deutlich höher. Deshalb wird die Frage, ob Arthrose-Patienten überhaupt laufen sollen, auch sehr kontrovers diskutiert. Die Belastung, die beim Laufen auf die Gelenke wirkt, kann bereits bei langsamer Geschwindigkeit das Zwei- bis Vierfache des Körpergewichts betragen, bei schnellerem

Tempo sogar das Vier- bis Achtfache. Für Menschen mit fortgeschrittener Arthrose können diese Belastungen einfach zu groß sein und zu Problemen führen, die sich in Form von Schmerzen und Gelenkschwellungen zeigen. Da ist es sicher vernünftiger, wenn Sie auf Nordic Walking ausweichen, weil hier die Stoßbelastungen, die auf die Gelenke wirken, viel geringer sind. Auch für Menschen mit Übergewicht oder mit Hüft- oder Kniegelenkprothesen ist Nordic Walking wesentlich besser geeignet und auch deutlich schonender als Laufen (mehr dazu ab Seite 130).

Wer dagegen nur eine leichte Form der Arthrose hat, muss nicht vollständig auf das Laufen verzichten. Wichtig ist jedoch, dass Sie den Umfang langsam steigern, den Untergrund gut wählen (weicher Waldboden ist besser geeignet als harter Asphalt) und auf richtiges, gut dämpfendes Schuhwerk achten. Das Laufen auf unebenem Untergrund (Schotter, Waldweg oder Wiese) ist zudem ein ausgezeichnetes Koordinationstraining. Hören Sie aber rechtzeitig auf, wenn Sie merken, dass Sie müde werden. Denn wer müde ist, wird rasch unkonzentriert und das erhöht die Verletzungsgefahr. Außerdem sollten Sie es unbedingt vermeiden, bergab zu laufen: Hier treten mit Abstand die höchsten Gelenkbelastungen auf. Wenn Sie vorgeschädigte Knie- oder Hüftgelenke haben, sollte auch nicht unbedingt ein Marathon Ihr nächstes großes Ziel sein: Die dazu notwendigen Trainingsumfänge sind enorm und die Belastungen für die Gelenke extrem. Holen Sie sich Ihre persönlichen „Streicheleinheiten" lieber woanders, meist liegen die Talente eh woanders. Rasches Bergaufgehen oder Berglaufen dagegen ist mit den geringsten Gelenkbelastungen verbunden. Allerdings ist es auch ziemlich anstrengend und erfordert ein gewisses Maß an Grundfitness.

Wenn Laufen Ihr bevorzugter Sport ist, sollten Sie als Ergänzung unbedingt Krafttraining machen.

Eine kräftige Muskulatur ist nämlich der beste natürliche „Stoßdämpfer" und daher bei geschädigtem Gelenkknorpel besonders wichtig.

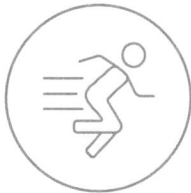

### LAUFSTIL & LAUFEINHEITEN

Streben Sie nach dem optimalen Laufstil! Wenn Sie kürzere Schritte machen und eine hohe Schrittfrequenz haben, können Sie die Belastung auf das Kniegelenk reduzieren. Durch die kurzen Schritte werden die körpereigenen Dämpfungsmechanismen aktiviert und die Kräfte besser abgefangen.

Sie sollten lieber öfter kurze Lauftrainings (höchstens 30 bis 60 Minuten) absolvieren, als nur ab und zu lange Strecken laufen. Achten Sie außerdem unbedingt darauf, dass Sie nur so lange laufen, wie Sie auch schmerzfrei sind. Voraussetzung dafür, dass Arthrose und Laufen vereinbar sind, ist auch, dass Sie zwischendurch ausreichend lange Regenerationsphasen einplanen. Also etwa an einem Tag laufen gehen, dann aber wieder zwei freie Tage einlegen.

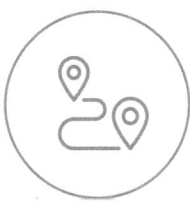

### STRECKENAUSWAHL

Vermeiden Sie, soweit das möglich ist, Asphaltstraßen und vor allem Bergabstrecken, da diese die Gelenke unnötig belasten. Wählen Sie (ähnlich wie beim Bergwandern, siehe ab Seite 116) lieber Wald- oder Wiesenwege. Am besten geeignet sind Laufstrecken in der Ebene und leicht bergauf.

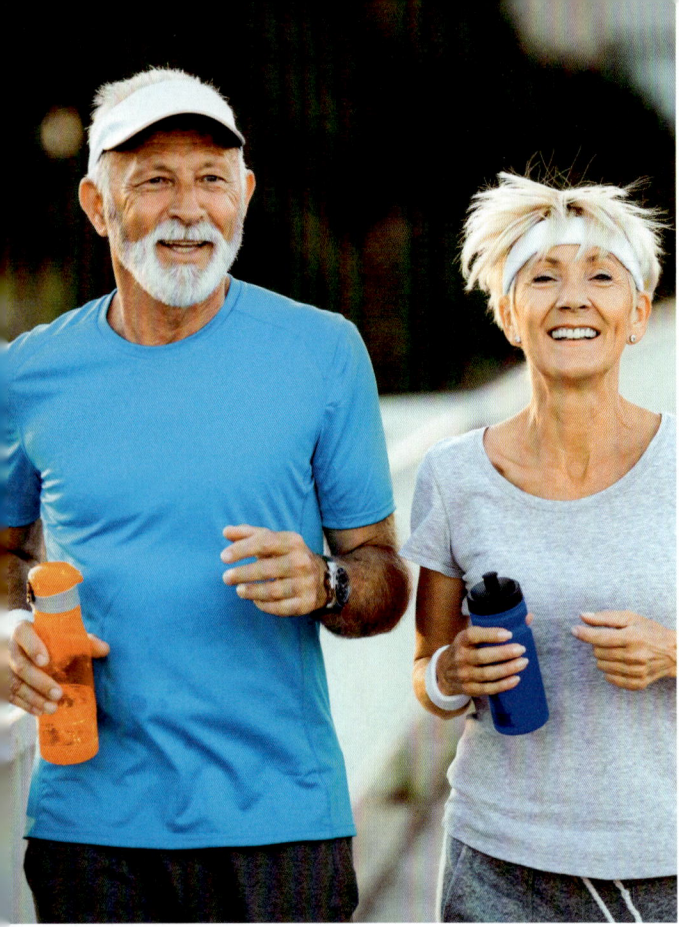

Zur Vorbereitung sollen auch Läufer ein regelmäßiges Kraft- und Koordinationstraining absolvieren. Durch das Krafttraining bauen Sie Muskeln auf, die das Gelenk stützen und entlasten. Ein gezieltes Koordinationstraining mit verschiedenen Gleichgewichtsübungen hilft Ihnen dabei, Fehlbelastungen und das Verletzungsrisiko zu reduzieren.

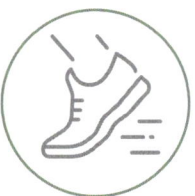

### AUSRÜSTUNG

Besonders wichtig für Arthrose-Patienten ist die richtige Auswahl der Schuhe: Wählen Sie einen Schuh mit einer sehr guten Dämpfung, der das Körpergewicht abfedert. Beachten Sie, dass es unterschiedliche Schuhe für unterschiedliche Untergründe gibt. Hier gilt das Gleiche wie fürs Bergwandern: Fürs Laufen im einfachen Gelände sind leichte Schuhe mit einer flexiblen Sohle ideal. Sie führen dazu, dass die Fußsohlen schonender abrollen. Beim Laufen in unwegsamerem Gelände tragen Sie besser stabilere Schuhe mit griffigen Sohlen, die Ihnen guten Halt geben.

Bei der Wahl des richtigen Schuhs kann auch eine Laufanalyse hilfreich sein, wie sie gute Laufsportgeschäfte anbieten. Auch eine optimal angepasste Einlage kann das Laufvergnügen deutlich steigern und geschädigte Knorpelstellen entlasten (siehe Seite 48).

Ihre Kleidung sollte atmungsaktiv und feuchtigkeitsregulierend sein. Falls Sie Kälte als unangenehm empfinden, ziehen Sie einfach eine Extraschicht an. Gerade (arthrotische) Gelenke, aber auch die Achillessehne sollten gut warm gehalten werden. Wechseln Sie lieber rechtzeitig zur langen Laufhose, statt eine kurze anzuziehen.

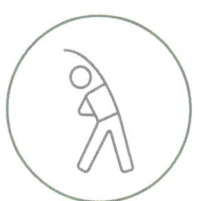

### AUFWÄRMEN & KOORDINATIONSÜBUNGEN

Denken Sie unbedingt daran, sich gut aufzuwärmen, bevor Sie loslaufen. Besonders für uns Arthrose-Geplagte ist das wichtig, weil das Aufwärmen nicht nur den Organismus und die Muskulatur auf die bevorstehende Belastung vorbereitet, sondern auch die Bildung der Gelenkschmiere anregt. Dadurch funktionieren die Gelenke anschließend (im besten Wortsinn) „reibungsloser". Und: Wenn Sie nach dem Lauftraining noch Energie für ein leichtes Stretchingprogramm aufwenden, halten Sie Ihre Bänder und Sehnen elastisch.

# Laufen – auf einen Blick

Geeignet für:

   H

(jeweils leichte Formen)

## Das sagt der Arzt:

— Trainiert das Herz-Kreislauf-System.

— Stärkt das Immunsystem.

— Ist gut für die Koordination.

— Kurbelt den Stoffwechsel an.

— Baut Stress ab.

— Konzentrations- und Reaktionsfähigkeit verbessern sich.

## Darauf kommt es an:

— Optimaler Laufstil: kurze Schritte und hohe Schrittfrequenz.

— Vermeiden Sie Asphaltstraßen, wählen Sie lieber Wald- oder Wiesenwege; am besten in der Ebene oder leicht bergauf.

— Vor dem Laufen aufwärmen und mit Stretching-Übungen enden.

## Die richtige Ausrüstung:

— Wählen Sie einen Schuh mit sehr guter Dämpfung.

— Eine Laufanalyse hilft, den richtigen Schuh zum Laufstil zu finden.

— Atmungsaktive und feuchtigkeitsregulierende Kleidung tragen.

Ausdauer:

Kraft:

Koordination:

Flexibilität:

»ICH BIN FRÜHER FÜR MEIN LEBEN GERN GELAUFEN – AUCH ALS ICH SCHON LEICHTE ARTHROSE HATTE. ALS DIE STÄRKER GEWORDEN IST, HABE ICH ABER AUF NORDIC WALKING UMGESATTELT. DAS MACHT MIR MITTLERWEILE GENAUSO VIEL SPASS.«

Christian Neureuther

# NORDIC WALKING

**Was haben Rosi und ich uns alles anhören müssen, als wir Nordic Walking Anfang dieses Jahrhunderts als echte Sportart bewarben. Mittlerweile ist das Gehen mit den Stöcken allgegenwärtig. Zu jeder Jahreszeit und bei jedem Wetter drehen Menschen jeden Alters ihre Nordic-Walking-Runden und trainieren dabei ihren ganzen Körper.**

Was nur wenige wissen: Schon mein Vater hat sich Anfang der 1970er-Jahre intensiv und medizinisch mit der Technik des Nordic Walkings auseinandergesetzt. Als Bergsteiger erkannte er, dass es im Gebirge die Gelenke besonders gut entlastet. Tatsächlich sieht man heute fast niemanden mehr ohne Stöcke am Berg. Und es gibt sogar superleichte Stecken, die beim Klettern im Fels im Rucksack Platz haben und später beim Abwärtsgehen wertvolle Gelenkentlastung garantieren. Doch Nordic Walking ist eine Sportart, die eigentlich nicht am Berg stattfindet, sondern überall Bewegungs- und Trainingsmöglichkeiten bietet. Und zwar für jedermann, ganz egal, ob jung oder alt, ob trainiert oder untrainiert. Der Sport, der von manchen einst als „Seniorensport" verunglimpft wurde, ist heute aus dem Standard-Sportrepertoire nicht mehr wegzudenken.

Genau genommen ist Nordic Walking nichts anderes als zügiges Gehen in der natürlichen Diagonaltechnik, so als ob Sie zwei Einkaufstaschen in den Händen tragen und diese locker und natürlich gegeneinander schwingen lassen würden. Das heißt: Wie beim normalen Gehen schwingt mit dem linken Bein der rechte gerade Arm nach vorn und setzt gleichzeitig mit Druck den Stock in den Boden. Mit diesem Druck auf den Stock schieben Sie sich wie mit einem Elektroantrieb nach vorn

und erzielen eine wunderbare Geschwindigkeit. Der Stock schiebt Sie den Berg hinauf und nimmt gleichzeitig beim Abwärtsgehen viel Gewicht vom Hüft- und Kniegelenk. Durch den Druck auf den Stecken wird die gesamte Rumpfmuskulatur ins Spiel gebracht und trainiert. Mehr noch: Nordic Walking ist ein ideales Ganzkörpertraining, weil dabei 90 Prozent der Muskeln zum Einsatz kommen. Unterschätzen darf man diese Sportart auch koordinativ nicht, denn das gegengleiche Öffnen und Schließen der Hände fordert auch die linke und rechte Gehirnhälfte heraus, weshalb ich gerne behaupte, dass Nordic Walker auch gescheit sind.

Weil die Bewegungen so natürlich sind, ist diese Sportart leicht zu lernen – auch von Menschen, die mit Sport bisher nicht viel anfangen konnten. Bei aller Leichtigkeit empfiehlt es sich aber dennoch, zunächst einen Nordic-Walking-Kurs zu belegen: Denn damit Sie von den vielen positiven Effekte wirklich profitieren, benötigen Sie ein bisschen Grundwissen und die beschriebene Grundtechnik.

Nordic Walking ist für arthrosegeplagte Gelenke deutlich besser als Joggen (oder Laufen, wie man heute sagt), da die Stoßbelastungen für die Gelenke viel geringer sind. Die zusätzlich gewünschte Fettverbrennung, also Gewichtsreduzierung, ist dagegen höher, da man sich im niedrigeren aero-

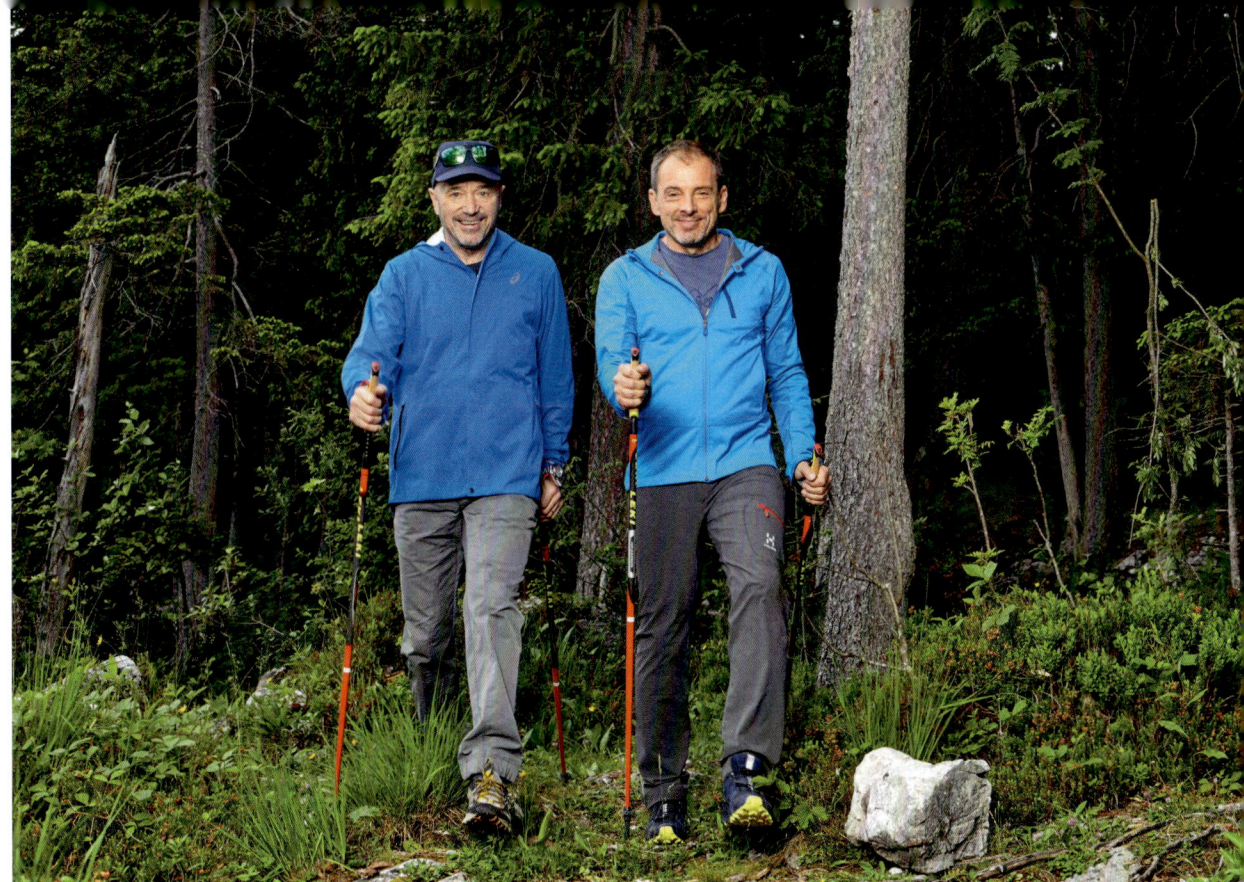

ben Pulsbereich bewegt, wo mithilfe des Sauerstoffs Fett verbrannt wird. Zudem werden beim Nordic Walking geschädigte Knorpel durch die sanfteren Druckbewegungen optimal mit Nährstoffen versorgt. So können Sie vorbeugen, dass Ihre Arthrose nicht weiter fortschreitet.

Aber nicht nur der Knorpel freut sich, wenn Sie sich für diese Ausdauersportart entscheiden, sondern auch Ihr Herz-Kreislauf-System: Es wird angeregt, der Herzschlag erhöht sich. Selbst bei einem durchaus angenehmen Tempo schlägt Ihr Herz gleich 5- bis 17-mal mehr pro Minute. Das ist praktisch, weil damit schon das sogenannte Fettverbrennungsniveau erreicht ist und der Energieumsatz deutlich steigt. Zudem stärkt das Walken die Rumpf- und Rückenmuskulatur.

Die Stöcke haben auch einen Sinn: Sie tragen dazu bei, dass Hüft-, Knie- und Sprunggelenke deutlich

entlastet werden. Beim normalen Gehen drückt das Zwei- bis Vierfache des Körpergewichts auf die Gelenke. Beim Walken mit den Stöcken kann, die richtige Technik vorausgesetzt, die Belastung bis zu einem Drittel reduziert werden. Zudem liegt das Körpergewicht dann nicht nur auf Hüft-, Knie- und Fußgelenken, sondern verteilt sich auch noch auf Schulter-, Ellbogen- und Handgelenke.

Die Stöcke nehmen dem Bewegungsapparat fünf bis acht Kilo Gewicht ab, und das bei jedem Schritt. Beim Abwärtsgehen in der Doppelstocktechnik ist es sogar noch wesentlich mehr. Nun können Sie weiterrechnen: Bei 45 Schritten pro Minute macht das mindestens 225 Kilo, in einer Stunde sind das 13 500 Kilo.

Die Gewichtsentlastung und die harmonischen Bewegungen fördern die Durchblutung und damit die Regeneration der Gelenke. Nebenbei sorgen die Stöcke dafür, dass Sie sich aufrecht halten: Durch das automatische Verdrehen der Schulterachse gegen die Hüftachse werden die Wirbel gegeneinander bewegt, was gerade bei Rückenproblemen einen idealen Trainingseffekt erzeugt. Brust- und Schultermuskeln jubeln und der Trizeps oder, wie man ihn auch uncharmant nennt, der „Winkearm" festigt sich und muss nicht mehr versteckt werden.

Wer regelmäßig trainiert, reduziert erhöhte Cholesterinwerte und erhöhten Blutdruck. Auch für Übergewichtige ist Nordic Walking ideal. Ein weiteres Plus: Je nach Kondition können Sie das Tempo variieren und schneller oder langsamer gehen. Sie können auch andere Schrittfolgen einsetzen, etwa Sprünge oder schnelles Traben. Sie können das Gelände wechseln und mal auf steileren Wegen laufen, mal auf flacheren. Und je nachdem, wie viel Druck Sie auf den Stock geben, können Sie Nordic Walking außerdem als Reha-Maßnahme nach Hüft- oder Kniegelenkoperationen einsetzen.

Verletzungen sind beim Nordic Walking recht selten. Sie werden ja sozusagen zum „Vierfüßler" und können Gleichgewichtsprobleme über die Stöcke abfangen.

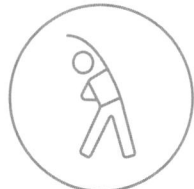

### TECHNIK & BELASTUNG
Achten Sie darauf, dass Sie vor dem Walken jeweils einige Übungen zur Mobilisation durchführen: Schwingen Sie ein paar Mal Ihre Arme oder Beine gegengleich am Körper vor und zurück. Schulterkreisen, Hüftkreisen und leichtes Stretching der Oberschenkelvorderseite und -rückseite nimmt

der „nicht aufgewärmte" Körper gerne an. Dann marschieren Sie in einem angenehm flotten Tempo los − Sie sollten sich dabei noch mit Ihrem Walking-Partner unterhalten können. Das zeigt, dass Sie im gesundheitsfördernden aeroben Pulsbereich liegen. Am Ende Ihres „Walks" dehnen Sie Arm-, Bein- und Rumpfmuskeln.

Bergab ist die Belastung auf die Knie- und Hüftgelenke deutlich höher. Je stärker die Arthrose ist, umso langsamer sollten Sie bergab gehen und die Stöcke optimal einsetzen, besonders in der Doppelstocktechnik. Oder Sie meiden längere Bergabstrecken gleich, so gut es geht.

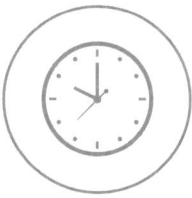

### ZEITPUNKT
Nordic Walking ist die ideale Sportart, um schonend Muskeln aufzubauen. Daher ist es sowohl für Rehabilitations- als auch für Trainingszwecke bestens geeignet.

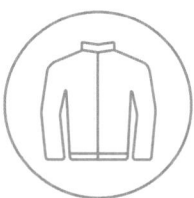

### AUSRÜSTUNG
Achten Sie auf gute Lauf- oder Joggingschuhe mit flexibler und griffiger Sohle und auf die Dämpfung. Wie bei allen Outdoorsportarten ist gute Funktionsbekleidung Pflicht. Für die Nordic-Walking-Stöcke gilt folgende Faustregel: Wenn Sie den Stock senkrecht vor sich stellen, sollte die Stelle, an der die Schlaufe am Griff befestigt ist, auf Höhe des Bauchnabels sein (siehe auch ab Seite 134).

# Nordic Walking – auf einen Blick

Geeignet für:

## Das sagt der Arzt:

- Trainiert das Herz-Kreislauf-System.
- Versorgt geschädigten Knorpel optimal mit Nährstoffen.
- Stärkt die Rumpf- und Rückenmuskulatur.
- Die Stöcke entlasten Hüft-, Knie- und Sprunggelenke deutlich.

## Darauf kommt es an:

- Vor dem Starten Übungen zur Mobilisation durchführen.
- Wählen Sie ein angenehmes Tempo mit angepasstem Schritt – nicht die Schnelligkeit zählt, sondern die richtige Technik.

## Die richtige Ausrüstung:

- Lauf- oder Joggingschuhe mit flexibler und griffiger Sohle. Dämpfung ist wichtig.
- Korrekt eingestellte Stöcke.
- Bequeme Funktionskleidung.

Ausdauer:

Kraft:

Koordination:

Flexibilität:

»UNSERE NORDIC-WALKING-TOUREN SIND FÜR ROSI UND MICH ECHTE QUALITY-TIME. WIR GENIESSEN DIE NATUR UND SPÜREN MIT JEDEM SCHRITT, WIE GUT UNS DAS GEHEN MIT DEN STÖCKEN TUT.«
Christian Neureuther

# KLEINES STÖCKE-ABC

**Mit Freude stellen wir fest, dass im Gelände und erst recht am Berg immer häufiger Stöcke zum Einsatz kommen. Gerade was die Arthrose betrifft, gibt es keine bessere Präventivmaßnahme. Und sind die Gelenke schon kaputt, sind Stöcke unabdingbar. Was aber nur wenige wissen: Wichtig ist der kurze Stock.**

Ich wundere mich immer, dass es noch Bergsteiger oder Wanderer gibt, die keine Stöcke verwenden. Gut, wir waren in unserer Jugend aus Nichtwissen auch so unklug. Heute spüren wir die Folgen: Die Knie grüßen bei jedem Schritt und die Pharmazie freut sich. Dabei hat schon mein Vater, Arzt bei der Bergwacht und als Expeditionsarzt sogar im Himalaja unterwegs, auf seinen vielen Bergtouren so manchen Bergführer mit alten Skistecken oder auch Einzelstöcken beobachtet. Weil ihm das keine Ruhe ließ, machte er bereits in den 1960er-Jahren wissenschaftliche Untersuchungen dazu und veröffentlichte sie in medizinischen Fachzei-

tungen. Man mag heute gar nicht mehr glauben, dass er anfangs dafür belächelt wurde. Ich bin fest davon überzeugt, dass meine Leidenschaft fürs Nordic Walking beziehungsweise für das „Gehen mit Stöcken" auch entstand, weil ich meinem „alten Herrn" posthum die ihm gebührende Ehre erweisen wollte. Bestimmt schaut er jetzt von oben runter und freut sich, dass „seine" Stöcke inzwischen so eine wichtige Rolle spielen. Auch die Sportindustrie widmet sich diesem Thema mittlerweile voll und ganz: Moderne Stöcke sind ultraleicht, bieten einen hohen Komfort und lassen sich immer vielseitiger einsetzen.

## Der richtige Stock

→ Der Stock sollte nur so lang sein, dass sich die Schlaufe auf Bauchnabelhöhe befindet. Das gilt fürs Nordic Walking genauso wie fürs Bergwandern oder Bergsteigen.

→ Trekkingstöcke sind speziell für den Outdoor-Einsatz entwickelt und bieten im Gelände entscheidende Vorteile.

→ Achten Sie aufs Gewicht. Reaktionsschnelligkeit ist gerade für Arthrose-Patienten extrem wichtig.

→ Trekkingstöcke sollten auf jeden Fall verstellbar sein. Es gibt sie als Teleskop- und seit einigen Jahren auch als Faltstöcke. Wir empfehlen den Faltstock, da er ultraleicht ist, in jeden Rucksack passt und auch viel sicherer ist.

→ Achten Sie bei Teleskopstöcken darauf, dass sie wirklich gut verschraubt sind und nicht unvermutet zusammenklappen können. Dadurch sind schon einige Unfälle passiert.

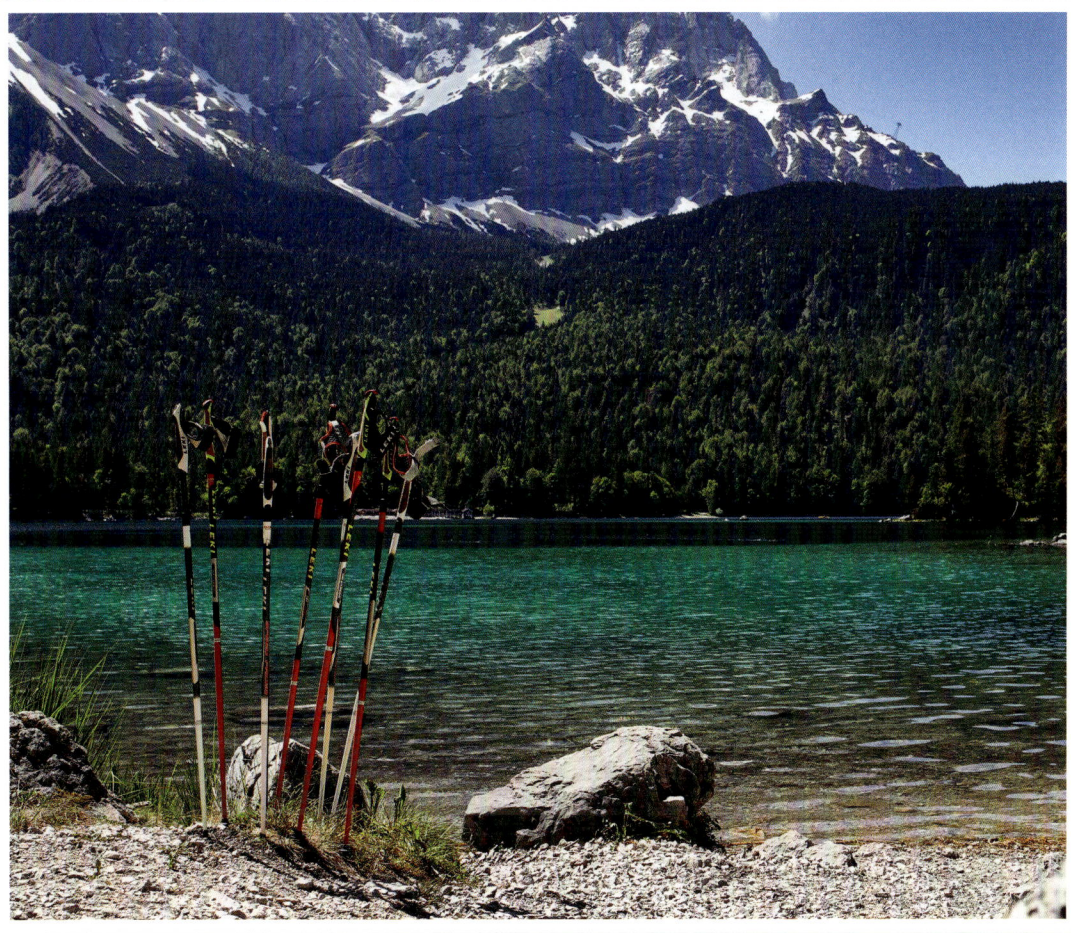

Wir verwenden auch am Berg und im Gelände immer eine Nordic-Walking-Schlaufe am Stock. Die anschmiegsame breite Schlaufe umschließt das Handgelenk perfekt und bietet gerade beim Abwärtsgehen entscheidende Hilfe. Mit einer herkömmlichen Schlaufe müssen Sie sich mit der Fingerkraft krampfhaft am Stock festhalten, um das Körpergewicht von den Knien weg auf Arm- und Rumpfmuskulatur zu übertragen. Die Nordic-Walking-Schlaufe dagegen hält die Hand ganz nah am Stockgriff und der Stock bleibt immer griffbereit am Handgelenk. Auch mit geöffneter Hand können Sie das gesamte Körpergewicht über Schlaufe und Handgelenk auffangen. Die Finger sind kaum im Einsatz und der Stock kann viel variabler seine Arbeit im Sinne der Gelenke vollbringen.

Und noch etwas: Skistöcke haben im Gelände und am Berg nichts zu suchen. Sie gehören in den Schnee!

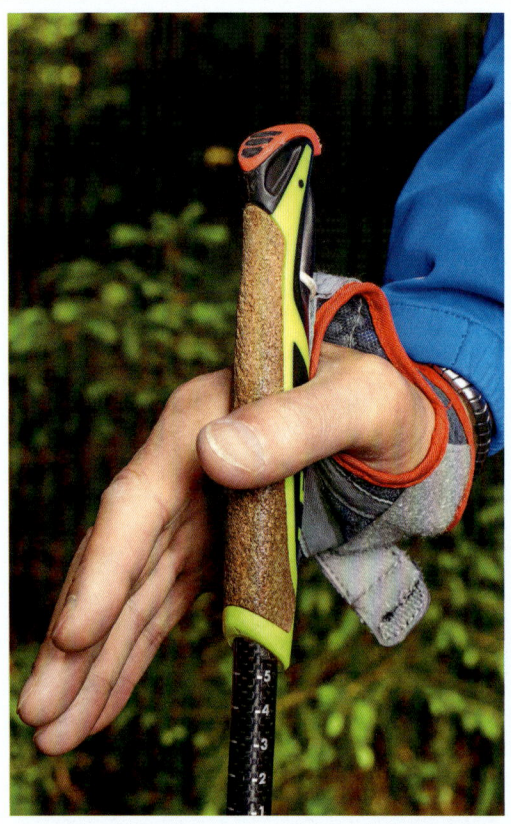

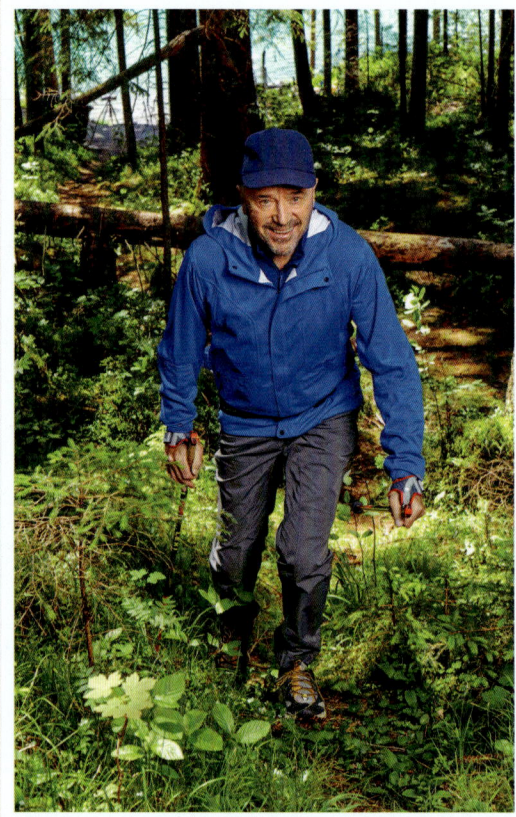

## Aufwärtsgehen

→ Gerade im Gelände und am Berg muss man den Stock für einen guten Halt oder Grip zielgenau einsetzen können. Je länger der Stock, desto ungenauer der Stockeinsatz und desto länger die Reaktionsschnelligkeit.

→ Gerade im steileren Gelände, wo der Stock beim Bergaufgehen wertvolle Schubhilfe und Entlastung der Oberschenkelmuskulatur leistet, muss man bei einem zu langen Stock die Arme viel zu hoch nehmen. Das ist umständlich und verkleinert den Einsatzbereich.

→ Die beste Schubkraft entwickelt der Stock mit nur leicht gebeugtem Ellbogen – und eher hinter dem Körper als davor. Je länger der Stock, desto gebeugter der Ellbogen und desto weiter vor den Beinen der Stockeinsatz.

## Abwärtsgehen

→ Ob präventiv oder als aktuelle Hilfe: Trekkingstöcke sind beim Abwärtsgehen ein absolutes Muss. Denn sie entlasten entscheidend die Gelenke.

→ Beim Abwärtsgehen, gerade im steileren Gelände, ist ein genauer reaktiver Stockeinsatz entscheidend. Je länger der Stock, desto langsamer und ungenauer die Einsatzmöglichkeit.

→ Trekkingstöcke verringern die Sturzgefahr. Aber Vorsicht: Mit einem langen Stock kann man sich im Gelände oder in unvorhergesehenen Situationen eher verheddern. Auch deshalb ist ein kurzer Stock ratsam.

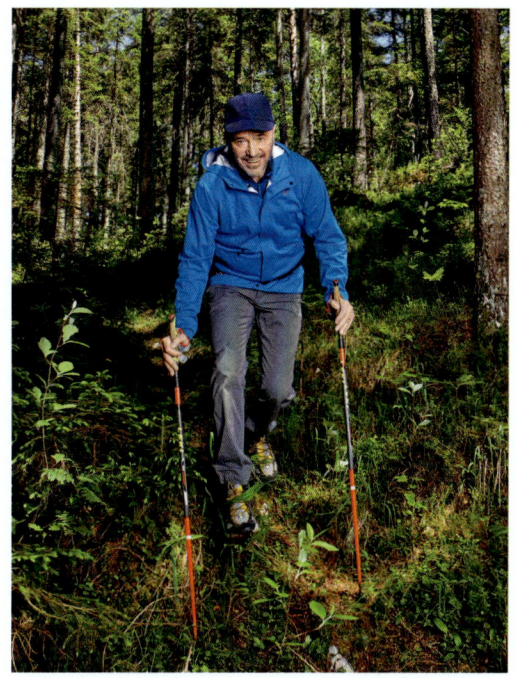

→ Mit einem kurzen Stock kann man das Körpergewicht viel effektiver von Knöchel-, Knie- und Hüftgelenk auf Arme und Oberkörper verteilen. Und darum geht es ja. Je gerader das Ellbogengelenk, desto kraftsparender und effektiver kann man mit den Armen das Körpergewicht auffangen.

→ Wie beim Skifahren ist gerade beim Abwärtsgehen Vorlage gefragt. Die Fußsohle sollte gleichmäßig belastet sein, damit Sie nicht so schnell ausrutschen. Ein zu langer Stock bringt Sie aber in Rücklage mit erhöhter Fersenbelastung und die Schuhsohle greift nicht mehr so gut.

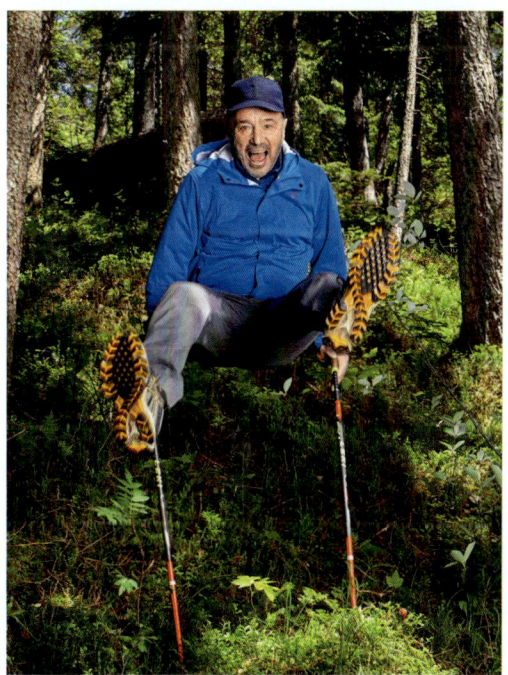

# RAD-
# FAHREN

**Eigentlich ist Radfahren die ideale Arthrose-Sportart: Man ist mobil, man ist schnell, es macht richtig Spaß und man kommt in die Natur. Radfahren stärkt Herz und Lunge, ist gut fürs Herz-Kreislauf-System – und vor allem werden die geschädigten Gelenke nur wunderbar weich und rund belastet.**

Ich bin eher ein Läufer und war sogar mal regelrecht joggingsüchtig. Dabei hätte ich früher schon mehr Rad fahren sollen, dann würden nämlich die Knie jetzt nicht so arg zwicken. Aber manche Menschen werden halt erst im Alter g'scheiter.

Für mich gab es zwei große Revolutionen im Radbereich: die Erfindung des Mountainbikes Anfang der 1980er und die Entwicklung der E-Bikes in den letzten Jahren. Wobei die E-Bike-Welle wirklich alles in den Schatten stellt, was man sich hätte vorstellen können. Unsere Städte, Straßen, Radwege und erst recht unsere Berginfrastruktur werden mit diesem Fahrzeug vor völlig neue Herausforderungen gestellt. Sicher ist das auch der Klimawende geschuldet, aber wenn wir Arthrose-Patienten einen Award vergeben dürften, dann dem Erfinder des E-Bikes. Radfahren ist „in", auch weil man dabei ein gutes Umweltgefühl hat, kein $CO_2$ ausstößt, sondern im Gegenteil noch etwas für seine Gesundheit tut. Ein Dank also auch mal an die Industrie, denn kaum ein Sport ist so vielseitig geworden wie das Radfahren. Jeder kann ihn ausüben – vom Kindergartenkind bis zum Rentner. Arthrose-Patienten eingeschlossen.

Radfahren ist eine klassische Ausdauersportart: Sie kräftigt Herz und Lunge, stärkt den Kreislauf und den Bewegungsapparat und verbessert den Fettstoffwechsel. Außerdem trainieren Sie dabei Ihr Gleichgewicht und damit auch Ihre Koordination. Wenn Sie regelmäßig aufs Radl steigen, normalisieren Sie Ihre Cholesterinwerte und senken erhöhten Blutdruck. Auch übergewichtigen Patienten tut das Radeln gut: Wenn sie regelmäßig trainieren, können sie dadurch ihr Gewicht stetig reduzieren. Radeln ist ein Sport, den Sie auch gut in der Gruppe ausüben können oder mit Ihren Kindern oder Enkeln.

Und noch etwas spricht gerade bei uns Arthrose-Patienten für diese Sportart: Sie ist ideal, um angeschlagene Hüft-, Knie- und Sprunggelenke zu schonen. Denn etwa 70 bis 80 Prozent des Körpergewichts ruhen auf Lenker und Sattel und werden damit vom Rad getragen. Das entlastet die unteren Extremitäten und Ihre Gelenke deutlich. Daher ist Radfahren auch gut als Reha-Maßnahme für Patienten geeignet, die eine Knie-, Hüft- oder Sprunggelenkoperation hinter sich haben. Das Radfahren kann auch den Bewegungsschmerz von Arthrose-Patienten lindern: Die Gelenke werden schonend mobilisiert und die Produktion der Gelenkflüssigkeit wird angeregt. Inzwischen gibt es wirklich für jedes Gelände und für jeden Anspruch das passende Rad: Ausgefeilte Federungssysteme und verschiedene Lenkertypen sorgen dafür, dass Wirbelsäule, Hand-, Knie- und Schultergelenke keine großen Erschütterungen abbekommen. Sollten Sie trotzdem Angst haben zu stürzen, ist ein Heimtrainer (Ergometer) eine tolle Alternative. Doch egal, ob das Fahrrad für Sie mehr ein Alltagsgegenstand oder ein Sportgerät ist: Ein paar Tipps sollten Sie als Arthrose-Patient beherzigen:

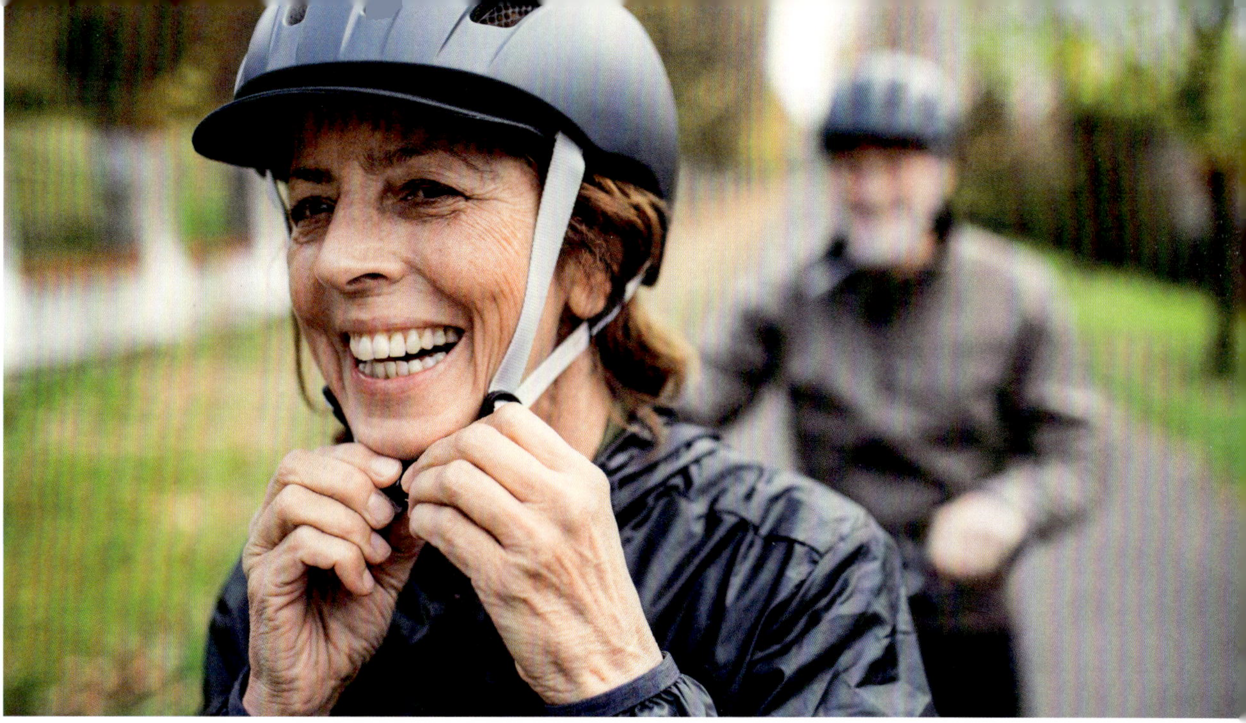

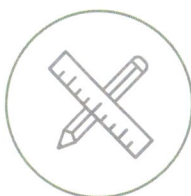

## TECHNIK & BELASTUNG

Das Fahrrad muss unbedingt auf Ihre Körpergröße eingestellt sein. Als Richtmaße gelten:

→ Bis 1,65 Meter Körpergröße: Rahmenhöhe bis 54 Zentimeter.

→ Bis 1,80 Meter Körpergröße: Rahmenhöhe bis 58 Zentimeter.

→ Über 1,80 Meter Körpergröße: Rahmenhöhe ab 58 Zentimeter.

Sattel und Lenker sollten etwa auf dieselbe Höhe eingestellt sein. Ist der Lenker niedriger als der Sattel, wird der Rücken zu stark gekrümmt. Das kann zu Schmerzen in der Wirbelsäule führen. Ist der Lenker dagegen zu hoch eingestellt, kann es zu Verspannungen in der Nacken-Schulter-Muskulatur kommen. Der Fachmann im Radsportgeschäft hilft Ihnen, das für Sie optimale und perfekt angepasste Rad zu finden.

Ein bisschen aufpassen müssen Sie beim Radfahren, wenn Sie Abnutzungen im vorderen Anteil Ihres Knies – im Kniescheibengelenk – haben. Sie sollten dann darauf achten, dass der Sattel hoch genug eingestellt ist und Sie die Knie nicht übermäßig beugen müssen. Bei der Trittfrequenz sind 80 bis 100 Pedalumdrehungen pro Minute ideal. Beide Maßnahmen verringern den Druck in diesem Gelenkanteil und reduzieren die Belastung.

Es ist generell für die Gelenke besser, wenn Sie mit wenig Widerstand trainieren: Schalten Sie also lieber einen Gang zurück. Wenn Sie in einem niedrigeren Gang fahren, müssen Sie zwar mehr strampeln. Aber diese höhere Trittfrequenz schont die Gelenke mehr, als wenn Sie sich mit weniger Tritten in einem hohen Gang abquälen. Nutzen Sie das Radfahren nicht als Krafttraining! Gelenke und vor allem der Gelenkknorpel lieben die runde und gleichmäßige Bewegung. Wenn Sie zu „hart" fahren, also mit zu viel Krafteinsatz, nehmen die Gelenkbelastungen zu und das Radeln verliert seine positive Wirkung. Auch das „richtige" Treten ist sehr wichtig: Ihre Fußsohle sollte dazu zwischen Ballen und Mittelfuß auf dem Pedal aufliegen. Beim Treten soll das Knie nicht ganz durchgestreckt werden. Passen Sie den Sattel entsprechend an. Auch hier hilft der Fachmann. Achten Sie außerdem darauf, dass Sie nicht mit „durchgedrücktem" Ellbogen fahren, sonst kann Ihre Muskulatur die Belastungen nicht so gut abfedern und die Belastung auf Hand-, Ellbogen- und Schultergelenke ist größer. Wenn Sie Ihren Radelradius erweitern und nicht nur von zu Hause aus zum Bahnhof oder zum Markt fahren, sondern das Radfahren als Sportart betreiben möchten, sollten Sie beim Arzt ein Belastungs-EKG vornehmen lassen. So können Sie gemeinsam mit ihm entscheiden, was der ideale Trainingsumfang für Sie ist oder mit welcher Pulsfrequenz Sie am besten radeln sollten.

### E-BIKES

Nicht nur für Arthrose-Patienten sind E-Bikes eine echte Revolution: Wer mit Motorunterstützung radelt, kann selbst entscheiden, wie viel er selbst leisten kann oder will und wie viel der Motor übernehmen darf. Gerade nach einer Operation oder bei bereits schmerzenden Gelenken kann das E-Bike Entlastung bieten. Bei steileren Anstiegen müssen Sie sich beim Treten weniger anstrengen und entlasten so Ihren Bewegungsapparat. Dadurch vermeiden Sie klassische „Ausweichbewegungen" wegen Schmerzen oder mangelnder Kraft und tun trotzdem etwas für Ihre Ausdauer. Dank der verschiedenen Stufen des Motors können Sie Ihre Kondition zudem langsam und behutsam verbessern.

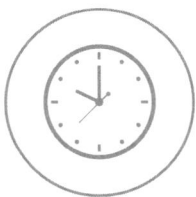

### ZEITPUNKT

Radfahren geht fast immer. Auch bei leichten Gelenkschwellungen kann sich das sanfte, runde Treten positiv auswirken. Bekommen Sie dabei Schmerzen in Hüft-, Knie- oder Sprunggelenk, sollten Sie sich zuerst fragen, ob Sie die zuvor angeführten Empfehlungen beachtet haben: wenig Widerstand, hohe Trittfrequenz und richtige Sitzposition. Nur bei starken Gelenkschwellungen, die auch den Bewegungsumfang einschränken, sollten Sie kurzzeitig auf das Fahrrad verzichten.

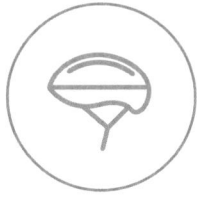

### AUSRÜSTUNG

Ein gut sitzender Helm ist Pflicht. Empfehlenswert sind auch spezielle Fahrradhandschuhe mit einer Innenseite aus Leder oder Schaumgummi, sie federn Stöße ab und vermeiden Schürfwunden, die schon bei leichten Stürzen schnell passieren. Das Trikot sollte unbedingt atmungsaktiv sein und vor Wind und Sonne schützen. Ganz wichtig ist gerade beim Radeln Ersatzkleidung und Zusatzkleidung. Die gehört in den Radlrucksack – genauso wie Flickzeug, Getränk und Energieriegel.

# Radfahren – auf einen Blick

Geeignet für:

## Das sagt der Arzt:

- Kräftigt Herz und Lunge, stärkt Kreislauf und Bewegungsapparat.
- Verbessert den Fettstoffwechsel.
- Normalisiert die Cholesterinwerte und senkt erhöhten Blutdruck.
- Trainiert Gleichgewicht und Koordination.

## Darauf kommt es an:

- Lenker- und Sattelhöhe richtig einstellen: Die Knie sollten bei der unteren Pedalposition nicht ganz gestreckt sein.
- Auf die Trittfrequenz achten: Ideal sind 80 bis 100 Pedalumdrehungen pro Minute.
- Korrekte Auflagestelle auf dem Pedal: zwischen Ballen und Mittelfuß.
- Nicht mit durchgedrücktem Ellbogen fahren.

## Die richtige Ausrüstung:

- Ein gut sitzender Helm.
- Fahrradhandschuhe (Innenseite aus Leder oder Schaumgummi).
- Ein atmungsaktives Trikot.

Ausdauer:

Kraft:

Koordination:

Flexibilität:

»ICH LIEBE MEIN E-BIKE, WEIL ICH DAMIT ENDLICH WIE- DER MIT ALLEN MEINEN LIEBEN AUF TOUR GEHEN KANN UND KEINER RÜCKSICHT AUF MICH NEHMEN MUSS.«
Christian Neureuther

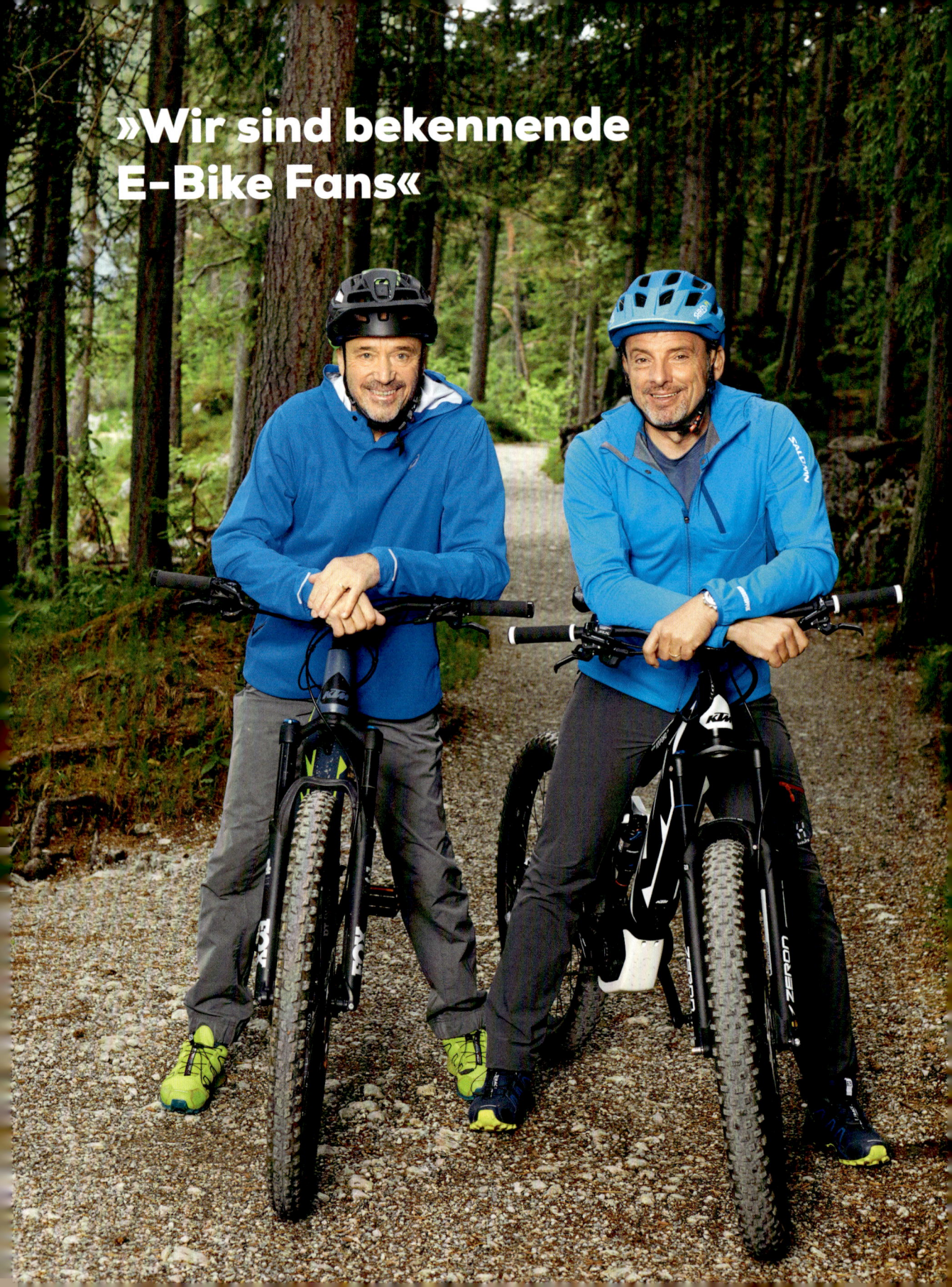

»Wir sind bekennende
E-Bike Fans«

## Mit E-Bikes »funktioniert« unsere Ehe wieder

„Ein E-Bike kann Ihre Motivation steigern. Nach einem langen Arbeitstag sorgt der elektrische Motor für einen zusätzlichen Motivationsschub und man überwindet sich schneller, abends doch noch eine kleine Runde zu radeln. Außerdem sind E-Bikes ideal, wenn Sie in einer Gruppe unterwegs sind, in der alle ein unterschiedliches Leistungsniveau haben: So können auch Arthrose-Patienten kleinere oder größere Radtouren mit Freunden unternehmen, ohne das Gefühl zu haben, nicht mitzukommen. Ich kenne das aus der Vor-Arthrosezeit, als ich die Rosi beim Mountainbiken an Steilstücken am Sattel fassen und den Berg hinaufschieben musste. Das war nicht so lustig für sie und sie ist dann lieber zu Hause geblieben. Das war gut für den Haushalt, aber schlecht für die Stimmung.

Seit wir beide ein E-Bike haben, „funktioniert" unsere Ehe wieder. Wir radeln nebeneinander her – jeder in seinem Rhythmus – und erreichen zusammen unsere Ziele, egal, ob auf dem Berg oder an einem See. Genauso kommen wir seelisch gedopt und zufrieden wieder nach Hause. Inzwischen verwenden übrigens auch viele Spitzensportler das E-Bike fürs Ausgleichstraining oder für den Trainingsaufbau. Ein Pulsmesser ist die perfekte Ergänzung dazu. So können Sie Ihre Pulsfrequenz und Trittfrequenz konstant halten und die Trainingseffizienz optimal steuern. Das gelingt Ihnen sonst nur auf einem Zimmerfahrrad. Aber da fehlt mir einfach die frische Luft."

## Mit dem E-Bike abends noch schnell zur Berghütte

„Lange habe ich übers E-Bike gelacht und verkündet, dass ich frühestens mit 80 Jahren umsteige. Meine Frau hat mich jedoch bekehrt. Sie hat wegen Knieproblemen damit angefangen und ist dann in einem Jahr etwa dreimal so viele Kilometer gefahren wie ich. Sie hat sich konditionell total verbessert und ihre Kniebeschwerden waren weg. Seit zwei Jahren bin nun auch ich bekennender E-Biker. Nach einer Knieoperation habe ich damit begonnen und bin schließlich zum absoluten Fan geworden. Gemeinsam machen wir Radtouren von über 80 Kilometer und mit bis zu 2000 Höhenmetern – mit einem Akku wohlgemerkt. Das geht natürlich nur, wenn Sie nicht bei der ersten Steigung gleich den ‚Turbo' zünden. Sonst ist der Akkuverbrauch zu groß und Ihre Tour wird sehr kurz ausfallen. Es sei denn, Sie haben einen großen Rucksack mit Reserveakkus dabei. Der angepasste Einsatz der ‚Motorhilfe' ist das Geheimnis. Ihr Tritt sollte immer rund und gleichmäßig bleiben, ganz egal, wie steil es ist. Sobald es flach ist, schalten Sie den Antrieb auf die leichteste Stufe oder ganz weg. Am Abend fahre ich zur Entspannung oft auf eine Berghütte hinter meinem Haus. Für die etwa tausend Höhenmeter kann ich die Belastung nach meinem Befinden dosieren. Wenn ich müde bin, fahre ich gemütlich mit 120 Herzfrequenz. Wenn ich mich fordern will, reduziere ich die Motorunterstützung, fahre mit 140 bis 150 Herzfrequenz oder mache ein Intervalltraining. Inzwischen habe ich viele Freunde und auch viele Patienten zu begeisterten E-Bikern gemacht."

# SCHWIMMEN

Glückwunsch, wenn Sie sich für diese Sportart entschieden haben. Denn im Wasser muss der Körper gerade mal ein Siebtel seines normalen Körpergewichts tragen. Das liegt am Auftrieb, der den Menschen weitgehend von der sonst waltenden Schwerkraft befreit. Und wie wir Arthrose-Mathematiker wissen, lautet die Arthrose-Formel: Schwerkraft = Druck auf den Knorpel = Schmerz.

Schwimmer bewegen ihre Gelenke äußerst schonend. Und da die Dichte von Wasser 770-mal so hoch ist wie die Dichte von Luft, verlangsamen sich beim Schwimmen alle Bewegungsabläufe. Es kann also gar nicht zu schnellen, unbedachten Bewegungen kommen. Deshalb ist auch die Verletzungsgefahr beim Schwimmen deutlich geringer als bei anderen Sportarten.

Das allein macht den Sport aber noch nicht so gesund. Es kommt noch mehr dazu: Schwimmen regt den Stoffwechsel an, fördert Koordination und Lockerheit. Außerdem wirkt es positiv auf den Kreislauf. Es stärkt die Lunge, entlastet die Wirbelsäule und kräftigt die Rückenmuskulatur – vor allem das Rückenschwimmen. Das Kraulschwimmen wiederum ist ein wunderbares Herz-Kreislauf-Training und stärkt Schulter-, Arm- und Brustmuskulatur. Aber damit noch nicht genug: Schwimmen kann noch weiter punkten. Es macht nämlich nicht nur fit, sondern auch schön, indem es die Haut und das Bindegewebe strafft. Ach wäre ich doch nur mehr geschwommen!

Wer ein paar Kilo zu viel auf die Waage bringt, kann mit dieser Sportart sogar noch gut abnehmen. Denn weil der Körper im Wasser gegen einen zwölfmal höheren Widerstand ankämpfen muss als auf dem Trockenen, verbraucht er beim

Schwimmen besonders viele Kalorien. Schon bei einer halben Stunde Schwimmen sind das etwa 400 Kilokalorien. Gleichzeitig kräftigt der Wasserwiderstand Muskeln und Sehnen auf eine schonende Art und erhöht die Ausdauer.

Jede Menge Argumente also für diese Sportart. Zudem können Sie zum Schwimmen dahin gehen, wo Sie sich wohlfühlen: in ein Hallenbad oder ein Bad mit Außenbecken. Am besten sind natürlich die dran, die am Meer oder in der Nähe einer unserer vielen Seen leben. In der Natur ist Schwimmen einfach noch schöner. Nichts gegen gefliese Schwimmbäder, aber am frühen Morgen in einen Gebirgssee mit spiegelblanker Oberfläche einzutauchen und beim Schwimmen den Sonnenaufgang zu erleben, gehört zu den elementarsten Erlebnissen, die man sich vorstellen kann. Ohne Wasser kein Leben und im Wasser keine Schmerzen. Das ist doch eine Formel, auf die wir uns einigen können, oder?

Selbst für den arg betroffenen Arthrose-Patienten ist Schwimmen dann eine gute Möglichkeit, der Depression über Gelenkzustände zu entfliehen. Man kommt dabei wirklich zur Ruhe und auf positive Gedanken. Dafür stehe ich auch gerne früh auf oder nutze die Abendstunden, um die Seele wieder aufzutanken. Das gelingt mir zwar nur, wenn

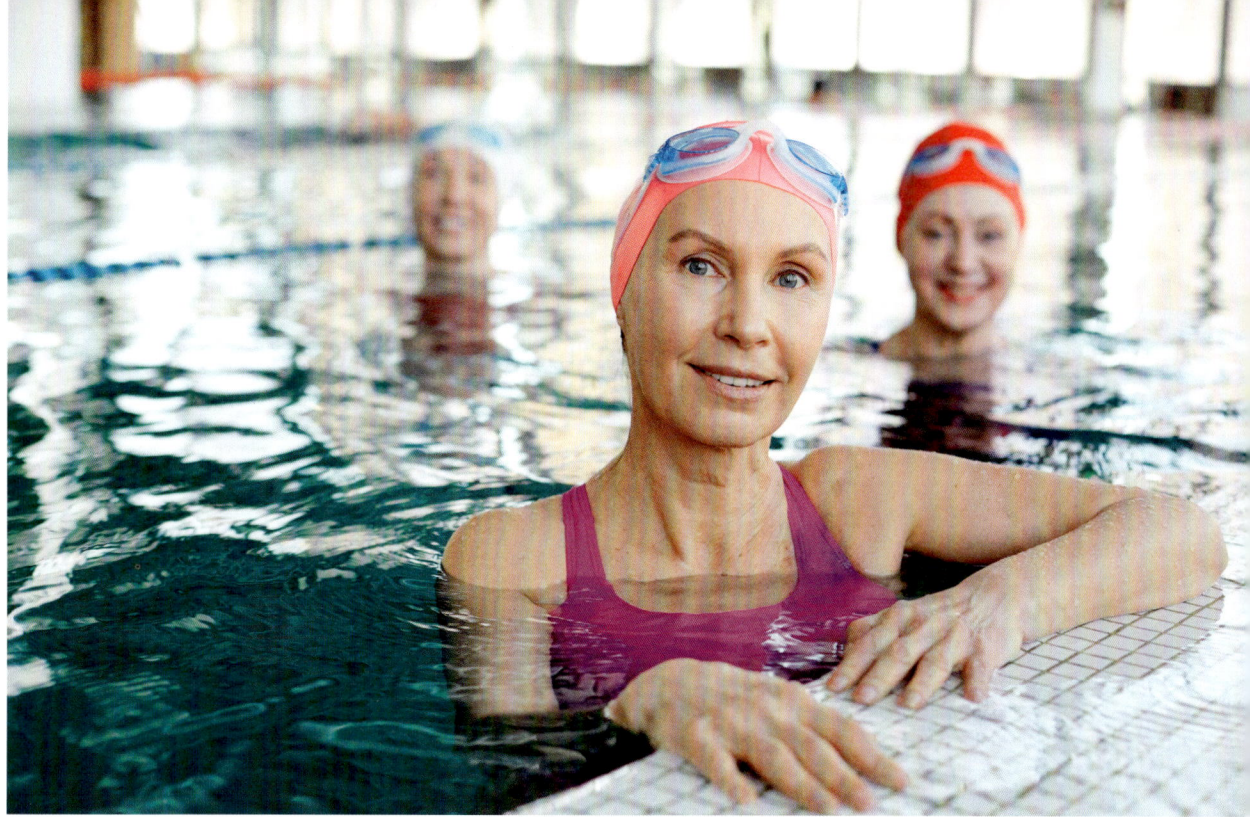

mir der See oder das Meer allein gehört, aber mit kluger Tageseinteilung kann man das schon hinbekommen. Wenn es im Alltag nicht gelingt, dann vielleicht im Urlaub. Da gibt es fast immer die Möglichkeit, schwimmen zu gehen.

Selbst wer untrainiert ist, kann diesen Sport gut ausüben, weil man beim Schwimmen nicht so schnell aus der Puste kommt wie beim Laufen. Das liegt an der Wassertemperatur, die normalerweise niedriger ist als die Körpertemperatur. Deshalb ziehen sich die Blutgefäße in der äußeren Körperschicht zusammen. Die Haut ist weniger stark durchblutet und so bleibt mehr Blut für die Muskeln, die beim Schwimmen ihren Job machen. Der Pulsschlag muss kaum ansteigen.

Allerdings muss man dafür auch die richtige Schwimmtechnik beherrschen. Leider habe ich eine ganz schlechte Wasserlage, ich schwimme wie ein Seepferdchen. Rosi dagegen liegt im Wasser wie ein Delfin. Ein Schwimmlehrer könnte

mich mit wenigen Tipps bestimmt zum Wassergleiter machen. Dass ich da mal nachfrage, nehme ich mir jedes Jahr wieder vor, wenn ich hinter Rosi herplansche und mühsam Luft bekomme, während sie in lockerer Brustlage verächtlich lächelnd davonzieht. Ich lege mich dann auf den Rücken, schaue in die Berge und genieße mit leicht fächelnden Händen die Natur und die Umgebung und schaue den Schwalben zu, wie sie die Mücken von der Wasseroberfläche fischen.

Und damit mache ich, ohne dass ich es wusste, schon wieder etwas richtig: Denn Rückenschwimmen und Kraulen sind für Knie- und Hüftgelenke deutlich schonender als das klassische Brustschwimmen. Letzteres führt durch die froschartige Beinbewegung zu starken Rotationsbelastungen in Knie und Hüfte – nicht so empfehlenswert, wenn Sie Ihre Arthrose genau in diesen Gelenken haben. Außerdem belastet es die Halswirbelsäule (besonders auch dann wieder, wenn man wie ich die Technik nicht richtig beherrscht).

Die Australier sind da gescheiter als wir Europäer. Dort beginnen die Kinder das Schwimmen gleich mit dem Kraulen. In Mitteleuropa wird leider immer noch am meisten das Brustschwimmen forciert. Deshalb beherrschen gerade auch im Alpenraum nur wenige Menschen eine gute Kraul- oder Rückentechnik. Ein Schwimmkurs, bei dem Sie diese Techniken erlernen, ist so gesehen auch im höheren Lebensalter eine sehr gute Investition in Ihre Gelenke.

Alternativ dazu können auch Schwimmhilfen (beispielsweise ein Schwimmbrett) sehr hilfreich sein. Dank dieser Unterstützung können Sie auf den heftigen froschartigen Beinschlag verzichten und bequem verschiedene Schwimmtechniken ausprobieren, um herauszufinden, was Ihnen guttut. Auch Flossenschwimmen ist durch das schonende Auf- und Abbewegen des ganzen Körpers eine optimale Belastung für geschädigte Gelenke. Besonders ideal ist dieser Sport für Neueinsteiger und Übergewichtige.

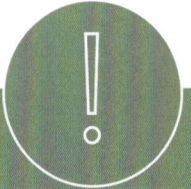

### GUT ZU WISSEN

Schwimmen – insbesondere Kraul- und Rückenschwimmen – ist eine gute Rehabilitationsmaßnahme nach vielen Gelenkoperationen. Es ist aber auch ein ideales Ganzkörpertraining. Je nach Ziel des Schwimmtrainings sollten Sie Ihre Technik und Übungen entsprechend anpassen. Fragen Sie dazu am besten einen Schwimmlehrer um Rat.

### TECHNIK & BELASTUNG

Wichtig ist die richtige Technik, damit die Gelenke schonend trainiert werden können. Und welche Technik nun die richtige ist, hängt von Ihren Beschwerden ab. Generell gilt: Am besten sind Kraulen und Rückenschwimmen. Wer Gelenkbeschwerden in Knie und Hüfte hat, sollte das Brustschwimmen vermeiden.

Auch die Belastung ist abhängig von Ihren Beschwerden. Besonders Patienten mit Herz- oder Lungenerkrankungen, mit Bluthochdruck oder Arteriosklerose sollten vorab ihren Arzt um Rat fragen, ob und wie häufig sie schwimmen dürfen.

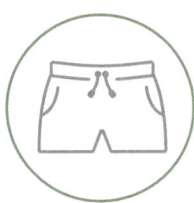

### AUSRÜSTUNG

Für das Schwimmen brauchen Sie (logischerweise) nicht viel Ausrüstung: Eine gut sitzende Badehose beziehungsweise ein Badeanzug reichen aus. Und wenn Sie nicht gerne Wasser in die Augen bekommen, schützt Sie eine Schwimmbrille davor. Gerade im gechlorten Wasser können Sie so Reizungen vermeiden. Hilfsmittel wie eine Wassernudel oder ein Schwimmbrett helfen Ihnen, einzelne Übungen besser auszuführen.

Weiche Schwimmflossen können einerseits ebenfalls ein sinnvolles Hilfsmittel sein und bringen andererseits zwischendurch immer wieder mal Abwechslung ins Trainingseinerlei.

# Schwimmen – auf einen Blick

Geeignet für:

Ausdauer:

Kraft:

Koordination:

Flexibilität:

## Das sagt der Arzt:

— Entlastet die Wirbelsäule und stärkt die Rückenmuskeln.

— Kraulschwimmen kräftigt Schulter-, Arm- und Beinmuskulatur.

— Kraul-, Rücken- und Flossenschwimmen schonen die Gelenke.

— Besonders geeignet für Einsteiger mit Übergewicht.

— Strafft Haut- und Bindegewebe.

— Regt den Stoffwechsel an, fördert Koordination und Lockerheit.

## Darauf kommt es an:

— Achten Sie auf die richtige Technik: Rückenschwimmen oder Kraulen sind gelenkschonender als das klassische Brustschwimmen.

— Bei Begleiterkrankungen vorab den Arzt um Rat fragen.

## Die richtige Ausrüstung:

— Gut sitzende Badehose oder gut sitzender Badeanzug.

— Bei Bedarf Schwimmbrille.

— Eventuell Hilfsmittel wie Schwimmbrett und Flossen.

»GANZ EHRLICH? ICH BIN NICHT SO DER SCHWIMMER. DA WIRD MAN NASS! ABER SPASS BEISEITE, ICH HABE JA AUCH NICHT GEWUSST, DASS SCHWIMMEN DER GESÜNDESTE SPORT ÜBERHAUPT IST.«
Christian Neureuther

# SKI-FAHREN

**Skifahren und Skitourengehen zählen zu den beliebtesten Wintersportarten im gesamten Alpenraum. Das Schöne daran ist, dass diese Sportarten durchaus auch für Arthrose-Patienten möglich sind. Wenn Sie ein paar Tricks beachten, werden Sie den Genuss und die Freude an diesen Natursportarten beibehalten können.**

Es mag zunächst ungewöhnlich klingen, aber regelmäßiges Skifahren tut Arthrose-Patienten richtig gut: Es stärkt das Herz-Kreislauf-System, verbessert die motorischen Fähigkeiten und wirkt sich positiv auf die Schmerzen aus. Selbst wenn Sie Ihre Schwünge nicht mehr so scharf auf der Kante ziehen können: Genuss und Lebensfreude sind die gleichen wie zu schmerzfreien Zeiten. Akzeptieren Sie einfach gerutschte Schwünge, ein langsameres Tempo und weitere Radien. Zum Skifahren sollten Sie allerdings unbedingt körperlich fit sein, einen guten allgemeinen Gesundheitszustand haben und die nötige Kraft mitbringen. Auf die richtige Ausrüstung kommt es natürlich auch an, doch dazu später. Zunächst zur körperlichen Fitness: Die Muskelkraft ist ganz entscheidend, wenn Sie trotz Arthrose problemlos Ski fahren wollen. Arthrose liebt starke Muskeln um das betroffene Gelenk herum – sie helfen im Alltag und erst recht beim Sport. Daher ist es wichtig, die Muskulatur rund um die Kniegelenke und Oberschenkel zu trainieren und dabei auch die Rumpfmuskulatur nicht zu vergessen. Am besten gelingt das mit gelenkschonenden Sportarten wie Schwimmen oder Radfahren. Auch mit Krankengymnastik oder mit einem versierten Fitnesstrainer bekommen Sie das hin. Kraft- und Koordinationstraining sind ebenfalls wichtig, damit Sie die schnellen, wechselnden Bewegungen und die raschen Wechsel zwischen Be- und Entlastung auf der Piste gut meistern. Übrigens kümmern sich auch Skilehrerverbände und -schulen immer intensiver um das Thema Skifahren mit künstlichem Knie- oder Hüftgelenk (siehe ab Seite 60). Ist ja auch klar, denn neben der „Freude am Fahren" zeigen Studien, dass regelmäßiges Skifahren Koordination und Kraft verbessert – und das schützt auch im Alltag vor Stürzen. Wie immer im Leben sollten Sie aber auf Ihren Körper hören und Ihre Gelenke nicht überbelasten. Der frühere Einkehrschwung oder das frühere Aufhören ist in jedem Fall die richtige Entscheidung.

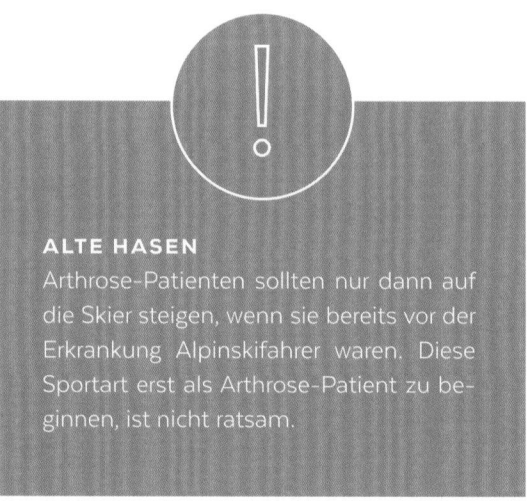

**ALTE HASEN**
Arthrose-Patienten sollten nur dann auf die Skier steigen, wenn sie bereits vor der Erkrankung Alpinskifahrer waren. Diese Sportart erst als Arthrose-Patient zu beginnen, ist nicht ratsam.

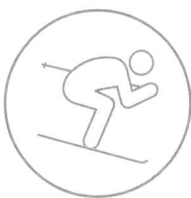

## TECHNIK & BELASTUNG

Skifahren ist ein Wechsel aus Gleichgewichthalten und Be- und Entlasten. Ist bei Ihnen vor allem die Innenseite des Kniegelenks von der Arthrose betroffen (Varusgonarthrose), ist Skifahren eine gute Sportart für Sie. Schließlich liegt beim Skifahren der Großteil der Belastung an der Außenseite des Kniegelenks, während die Innenseite des Knies durch das Aufkanten der Skier nahezu entlastet wird. Patienten mit Abnutzung an der Innenseite des Kniegelenks berichten deshalb nicht selten, dass es ihnen beim Skifahren oft deutlich besser geht als beim Gehen.

Für Patienten, deren Arthrose-Problem vor allem an der Außenseite des Kniegelenks liegt, ist Skifahren dagegen nicht unbedingt empfehlenswert. Das gilt auch für Profi-Skifahrer: Gerade im Skirennsport sind die Belastungen an der Außenseite des Kniegelenks durch das massive Aufkanten auf eisigen Hängen maximal. Hier reicht oft schon ein geringer Knorpelschaden, dass die Belastung auf Dauer zu groß ist und die Schmerzen zu stark werden. Zahlreiche Karrieren im Skirennlauf endeten wegen eines Knorpelschadens an der Außenseite des Kniegelenks. Das heißt aber nicht, dass Sie nicht doch einmal einen Versuch auf Skiern wagen können, wenn es Sie so richtig juckt: Es kann nämlich durchaus sein, dass Sie eine Position oder einen Fahrstil finden, der Sie dennoch zum Genuss-Skifahrer macht. Das liegt daran, dass Skischuhe einen fast wie bei einer Orthese in eine festgelegte Fuß- und Beinstellung zwängen. Und so kann es sein, dass Ihnen ein Skistiefel angenehmer ist als ein normaler Schuh – und das Skifahren angenehmer als das normale Gehen. Das ist natürlich sehr individuell, aber wer es nicht probiert, weiß es nicht. Einen Versuch ist es also allemal wert. Wichtig ist, dass Skifahrer beide Skier gleichmäßig belasten. Das kann vor allem ein Problem sein, wenn Sie nur in einem Knie Arthrose haben. Wegen der Schmerzen nehmen Sie dann schnell eine Schonhaltung ein. Das entlastet zwar das arthrosegeschädigte Gelenk, belastet dafür aber das gesunde doppelt. Wenn man sich dessen bewusst ist, kann man diese Gefahr aber dosieren. Man muss ja nicht den ganzen Tag auf den Brettern stehen und das gesunde Knie total überbelasten. Eine wohldosierte Mehrbelastung kann ein unbeschädigtes Gelenk ab und zu durchaus vertragen. Und ich finde, für den Mehrwert der Freude kann man das Risiko einer schnelleren Abnutzung des gesunden Gelenks in Kauf nehmen. Man sollte halt sein Gehirn einschalten, dann passt das schon.

Natürlich will jeder Skifahrer möglichst „schön" und in einem sauberen Stil den Hang herunterfahren, am besten noch gecarved. Als Arthrose-Skifahrer sollten Sie sich jedoch von diesem Anspruch verabschieden. Jetzt zählt nicht mehr Ästhetik, sondern Ratio. Konzentrieren Sie sich auf die Bewegungen und Körperpositionen, in denen Sie möglichst schmerzfrei schwingen können. Diese sollten Sie sich merken und auch einnehmen. Sie müssen nicht mehr wie ein Rennfahrer in die Knie gehen, man kommt jede Piste auch wunderbar aufrecht stehend herunter. Arthrose-Patienten sind „aufrechte" Skifahrer, denn in dieser Position spürt der Knorpel am wenigsten Druck: Und das ist schließlich der Sinn der Übung. Unser Knorpel freut sich auch am meisten, wenn die Skier rutschend über den Hang gleiten, einfach so mit einem leichten Seitdrift und ohne großen Kantenwinkel. Die Radien sind weit und lang – und sehr, sehr kraftsparend. Manchmal frage ich mich, weshalb ich nicht schon früher so gefahren bin. Das macht nämlich auch richtig Spaß und schont den Rest meines Knorpels.

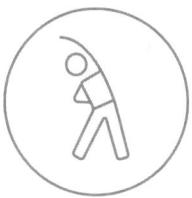

## AUFWÄRMEN

Für Patienten mit Arthrose ist ein geeignetes Aufwärmprogramm ein Muss – gerade bei Kälte oder
nach einer längeren Fahrt im Sessellift. Kurze, aber
intensive Übungen reichen: Kreisen Sie Ihre Arme
oder heben Sie Ihre Skier abwechselnd an. Achten
Sie dabei vor allem darauf, dass genau die Gelenke aufgewärmt werden, die von der Arthrose
betroffen sind. Diese Aufwärmübungen fördern
die Durchblutung und beugen Verletzungen und
Stürzen vor.

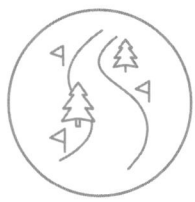

## EIN PAAR GEDANKEN ZUR PISTE

Als Arthrose-Patient scheue ich Buckel oder Pis-
tenunebenheiten wie der Teufel das Weihwasser.
Und weil es sie am ehesten auf den teufelsschwar-
zen Pisten gibt, werde ich den Teufel tun und mich
ins schwarze Gelände begeben. Ich liebe heute
blaue und manchmal rote Pisten. Wichtig ist mir,
dass sie frisch gewalzt und möglichst brettleben
sind. Das liebt mein Knorpel und ich schwebe
über die Piste wie ein Engerl. Es ist also g'scheit,
wenn man sich vor einem Skitag den Pistenplan
genau anschaut und Einheimische oder Skilehrer
fragt, wo die sanften Pisten sind, die einen ohne
„Schwarz" ins Tal führen. G'scheit ist man auch,
wenn man sich erkundigt, welche blauen und ro-
ten Pisten frisch präpariert sind und welche nicht.
Und noch g'scheiter ist man, wenn man als Erster
auf der frisch präparierten Piste steht, weil dann

nämlich wirklich keine Unebenheit den Knorpel
grüßt und man jeden Schwung genießen kann. Je
besser die Piste präpariert ist, desto schmerzfreier
ist man unterwegs. An dieser Stelle möchte ich die
Pistenqualität in den großen Skigebieten loben.
Was sich durch den Pistenbau, den Kunstschnee
und die tägliche Pistenpflege in den letzten Jahren
getan hat, ist echt einen „Arthrose-Preis" wert. Je
größer ein Skigebiet ist, desto wahrscheinlicher ist
es, dass Sie das optimale Gelände für sich finden
und nicht nur auf wenigen Hängen herumrutschen
müssen.

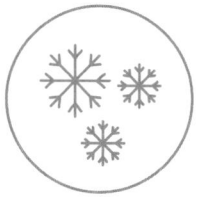

## WETTER & SCHNEEVERHÄLTNISSE

Eine große Rolle spielt auch das Wetter: Je besser
es ist, desto schmerzfreier fährt es sich. Erkundigen Sie sich nach den Wetterbedingungen und
denken Sie auch daran, dass das Wetter in den
Bergen schnell umschlagen kann – und dass es
keine Schande ist, mit der Bahn ins Tal zu fahren.
Wenn Sie in tiefem und schwerem Schnee fahren
(wollen), brauchen Sie sehr viel Kraft. Die Skier
– und damit Sie – müssen dann über den Tag
hinweg Tonnen an Gewicht verfrachten. Und das
geht richtig auf die Muskeln und Gelenke. Da hilft
alles nichts: Bei solchen Bedingungen sollten Sie
am besten schnell wieder aufhören. Ihr Knorpel
dankt es Ihnen. Aus demselben Grund sollten
Sie auch eisige Hänge oder schnelles Skifahren
bei unruhiger, harter Piste unbedingt sein lassen. Am meisten schonen Sie Ihre Gelenke, wenn
Sie bei weichen Pistenverhältnissen fahren. Und
Tiefschnee? Der ist natürlich der absolute Traum
jedes Skifahrers. Und ja, Tiefschnee mit Arthrose
geht, aber nur dann, wenn es wirklich lockeren,
trockenen Pulverschnee gibt und der Untergrund

eben und ohne unsichtbare Fallen ist. Je tiefer der Schnee, desto mehr davon müssen Sie mit den Skiern verfrachten und desto mehr spüren das die lädierten Gelenke. Ein absolutes No-Go ist Bruchharsch. Prüfen Sie daher das Gelände und die Schneebedingungen gut, bevor Sie in einen unbekannten Hang einfahren und womöglich erst nach einer langen und beschwerlichen Abfahrt wieder unten herauskommen. Sonst können Sie das Skifahren am nächsten Tag gleich vergessen.

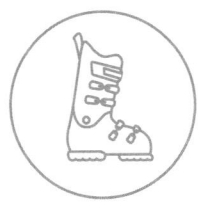

## AUSRÜSTUNG: DER SKISCHUH

Auch was die Ausrüstung betrifft, hat sich in den letzten Jahren extrem viel zugunsten des Verbrauchers geändert. Beim Material wird jeder Bedarf mustergültig bedient. Und das nutzt insbesondere dem Arthrose-Skifahrer. Ein moderner Skischuh beispielsweise drückt nicht mehr. Der Sportfachhandel bietet so viele Möglichkeiten der Anpassung, dass individuelle Schuhprobleme selbst bei extrem schwierigen Ansprüchen gelöst werden können. Im Zweifelsfall kann man auch einen Orthopädieschuhmacher hinzuziehen, der sich im Skisport auskennt. Für Arthrose-Skifahrer gilt: Wählen Sie einen bequemen Skischuh mit weicherer Schale. Dadurch wird nicht jede Unebenheit der Piste direkt auf das Bein übertragen. Eine harte Schale ist vor allem im Rennsport wichtig, wo man jeden Schwung auf der Kante fährt. Aber das tun wir Arthrotiker ja nicht. Wir rutschen eher um die Kurven und dazu reicht ein Komfortschuh, der zudem den Vorteil hat, dass er nicht so kälteempfindlich ist. Trotzdem sollte der Schuh gut und fest passen, nur dann haben Sie die wirkliche Kontrolle über Ihren Ski.

Viele Skischuhmodelle bieten auch die Möglichkeit, das Canting einzustellen. Das ist gerade für Arthrose-Patienten eine ideale Möglichkeit, praktisch wie mit einer Orthese den Druck von der lädierten Außen- oder Innenseite wegzubringen. Man kann solche Schuhe nach vorn oder hinten neigen und somit den Gehkomfort und damit auch schmerzliche Druckpunkte vermeiden. Und man kann mit dem Canting den Schuhschaft nach innen oder außen neigen: So bringt man den Winkel vom Unterschenkel zum Knie in eine Position, die den geschädigten Knorpel ein wenig aus dem Spiel nimmt. Solche Hilfen finden Sie in einem guten Sportfachgeschäft, das sich auf Skischuhanpassung spezialisiert hat. Fast hätte ich es vergessen: Wenn Sie es, wie ich, im Schuh gern warm haben – nichts ist schließlich schlimmer als kalte Zehen –, empfehle ich Ihnen beheizbare Skischuhe und ebensolche Socken. Auf keinen Fall sollten Sie sich einen Skischuh leihen. Der Spaßfaktor geht gegen null und wir fahren ja Ski, weil wir trotz Arthrose Spaß haben wollen. Deshalb brauchen Sie einen perfekt sitzenden Skischuh, der auf die individuellen Problemzonen Rücksicht nimmt.

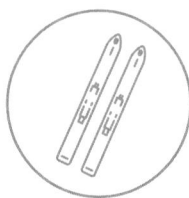

## AUSRÜSTUNG: DER SKI

Es gibt mittlerweile so viele Modelle, dass man direkt verunsichert ist, welcher Ski denn nun der richtige ist. Doch die große Auswahl ist gut, denn so finden auch Arthrose-Patienten, die vom Skifahren nicht lassen wollen, sicher ein passendes Modell. Wichtig ist, dass Sie nicht in die Rennkiste greifen, also keinen „schwarzen" Ski aussuchen, sondern einen für blaue und rote Pisten. Da eignet sich am besten ein klassischer Allround-Ski, der also eher breit ist und sich problemlos schwin-

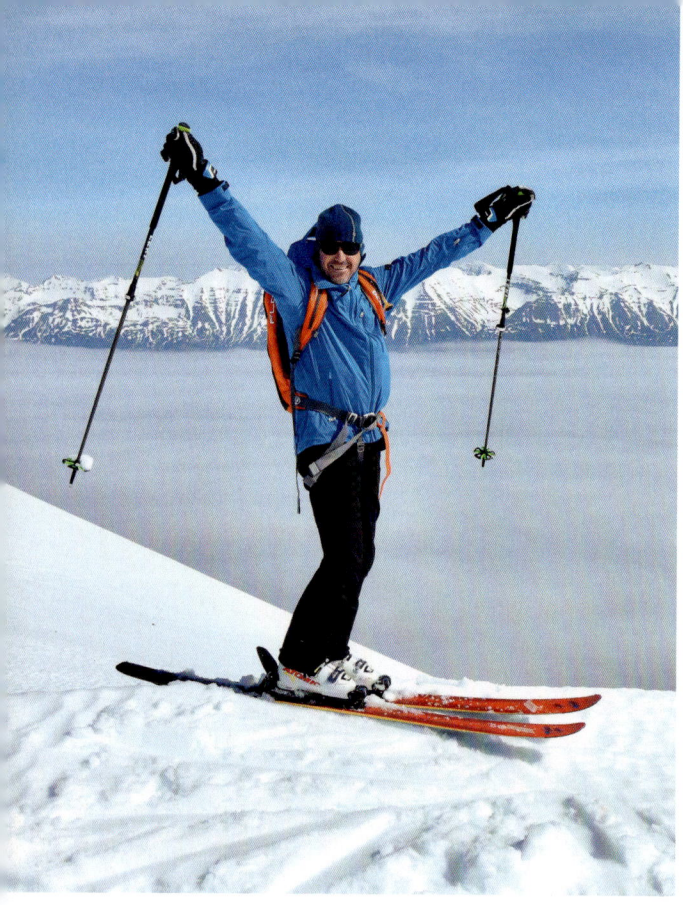

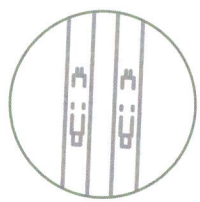

Die Bindung muss vom Fachmann eingestellt werden. Schildern Sie ihm Ihre Probleme. Er wird die Bindung dann eher etwas leichter einstellen. Wir Arthrose-Patienten bringen schließlich lange nicht mehr so viel Druck auf die Skier wie ein sportlich ambitionierter Skifahrer. Für uns ist es wichtig, dass die Bindung rechtzeitig aufgeht, ein Normalskifahrer will das nicht unbedingt. Fazit: Sparen Sie nicht am Material, denn es geht um so etwas Wichtiges wie Lebensfreude und Lebensqualität – und das in der wichtigsten Zeit, der Freizeit.

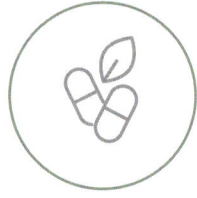

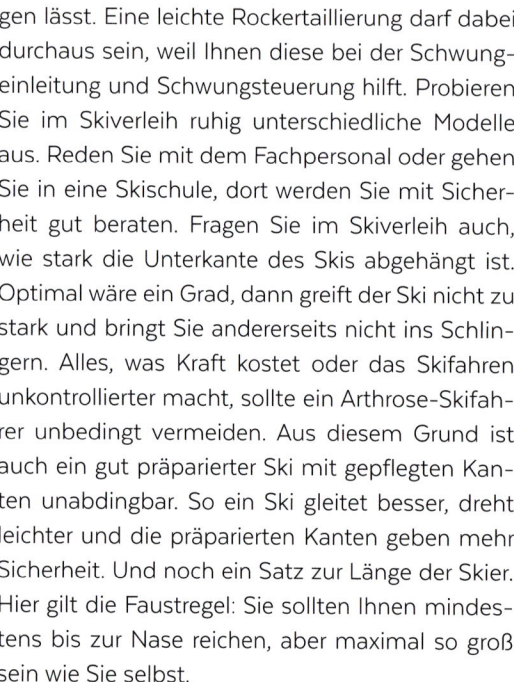

### MEDIKAMENTE

Wenn es nötig ist, können Sie vor dem Skifahren auch einmal ein Schmerzmedikament einnehmen, damit die Entzündung gelindert wird und Sie das Skivergnügen ohne Schmerzen genießen können. Ich bin durchaus bereit, für einen besonderen Skitag, wenn beispielsweise mal ein tolles Tiefschneevergnügen wartet, etwas „einzuschmeißen", wie wir in der Skifahrersprache sagen. Ich nehme dann auch mal Schmerzen am nächsten Tag in Kauf – das ist mir das Erlebnis wert. Damit Sie mich nicht falsch verstehen: Es geht immer um eine singuläre „Sünde", die uns unser Körper verzeihen wird. Schmerzmedikamente müssen unbedingt die Ausnahme bleiben, denn sie haben immer Nebenwirkungen.

gen lässt. Eine leichte Rockertaillierung darf dabei durchaus sein, weil Ihnen diese bei der Schwungeinleitung und Schwungsteuerung hilft. Probieren Sie im Skiverleih ruhig unterschiedliche Modelle aus. Reden Sie mit dem Fachpersonal oder gehen Sie in eine Skischule, dort werden Sie mit Sicherheit gut beraten. Fragen Sie im Skiverleih auch, wie stark die Unterkante des Skis abgehängt ist. Optimal wäre ein Grad, dann greift der Ski nicht zu stark und bringt Sie andererseits nicht ins Schlingern. Alles, was Kraft kostet oder das Skifahren unkontrollierter macht, sollte ein Arthrose-Skifahrer unbedingt vermeiden. Aus diesem Grund ist auch ein gut präparierter Ski mit gepflegten Kanten unabdingbar. So ein Ski gleitet besser, dreht leichter und die präparierten Kanten geben mehr Sicherheit. Und noch ein Satz zur Länge der Skier. Hier gilt die Faustregel: Sie sollten Ihnen mindestens bis zur Nase reichen, aber maximal so groß sein wie Sie selbst.

# Skifahren – auf einen Blick

## Das sagt der Arzt:

- Stärkt das Herz-Kreislauf-System.
- Verbessert das Gleichgewicht.
- Stärkt die Beinmuskulatur.
- Hellt die Stimmung auf.

## Darauf kommt es an:

- Muskeln und Kniegelenke regelmäßig trainieren.
- Vor dem Skifahren gut aufwärmen.
- Nur bei optimalen Schnee- und Pistenbedingungen fahren.

## Die richtige Ausrüstung:

- Skischuhe, die beim Anziehen keine Schmerzen verursachen, gut passen und fest sitzen.
- Skier, die nicht zu aggressiv sind; die Kanten richtig schleifen lassen.
- Lieber eine Schicht mehr anziehen, um die betroffenen Gelenke warm zu halten.

Geeignet für:

Ausdauer:

Kraft:

Koordination:

Flexibilität:

»WAS GIBT ES SCHÖNERES, ALS OBEN AUF EINEM VERSCHNEITEN SKIHANG ZU STEHEN? AUCH WENN DIE SCHWÜNGE SANFTER UND WEITER GEWORDEN SIND UND DIE KANTEN NICHT MEHR BEISSEN, SONDERN RUTSCHEN – GEIST UND SEELE SIND DORT, WO MAN GLÜCK FINDET.«
Christian Neureuther

# SKI-LANGLAUF

**Ich bin ein Mensch, der an vielen Sportarten große Freude hat und der gerne vielseitig unterwegs ist. Als bekennender Wintersportler übe ich aber Skilanglaufen mit ganz besonderer Leidenschaft aus. Was sicher auch daran liegt, dass diese Form der Bewegung für Menschen mit Arthrose einfach optimal ist.**

Beim Langlaufen kommt alles zusammen, was man sich wünschen kann: herrliche Winterluft, romantisch verschneite Landschaften, Ausdauersport, keine Wartezeiten am Lift, zeitliche Flexibilität (Zeitfenster bis hinein in die Dunkelheit), geringe Kosten … Mit den beiden Techniken „Klassisch" und „Skating" ist Langlaufen sowohl etwas für sportlich ambitionierte als auch für gemütliche Skiwanderer. Das Hauptargument aber ist: Skilanglauf ist wahnsinnig gelenkschonend. Jeder, der gehen kann, kann auch langlaufen – nur halt viel weicher, angenehmer und seelenbeglückender. In Skandinavien ist Langlauf nicht nur Sport, er ist Lebensinhalt für die gesamte Familie: Bereits die kleinen Kinder werden beim Sonntagsausflug hinten im Schlitten mitgezogen. Tausende Kilometer Langlaufloipen werden dort täglich frisch präpariert. So viele sind es bei uns nicht, doch auch hierzulande bieten die Wintersportgebiete unfassbar gute Möglichkeiten. Ich kann wirklich nur jeden – und besonders Arthrose-Patienten – animieren, Langlaufen auszuprobieren. Falls Sie es noch nie gemacht haben, könnte sich eine neue Welt für Sie auftun. Wie sagt mein etwas weniger euphorischer Arzt: „Eine sanfte und sichere Sportart, die für Patienten mit Arthrose besonders gut geeignet ist." Denn einerseits werden beim Langlaufen die Gelenke geschont, andererseits gilt es als ideales Koordinations- und Ausdauertraining.

Vielleicht wurden Rosi und ich durch unsere Langlaufleidenschaft zu den Nordic-Walking-Freaks, die wir heute sind. Schließlich sind sich die Sportarten recht ähnlich. Fast alle Muskeln werden trainiert – ganze 90 Prozent und dazu vor allem diejenigen, die die Gelenke umgeben. Zudem ist die Stoßbelastung für die Gelenke beim Skilanglauf sehr gering. Das macht Langlaufen auch zur idealen Sportart für Menschen, die mit Übergewicht zu kämpfen haben. Und für all jene, die an Rückenschmerzen leiden, sowieso. Langlaufen gilt als ideales Herz-Kreislauf-Training. Es hilft, den Blutdruck zu regulieren und das Herzinfarktrisiko zu senken. Und nicht zuletzt gilt wie bei allen Outdoor-Sportarten: Wer sich draußen in der Natur bewegt, tankt reichlich Licht. Das steigert das psychische Wohlbefinden und kurbelt die Bildung von Vitamin D an.

Die gleichmäßige Bewegung beim Langlaufen führt dazu, dass der Gelenkknorpel besser mit Nährstoffen versorgt wird. Zudem bleiben die Gelenke geschmeidiger, werden weniger steif und die Muskelpartien werden regelmäßig trainiert. Wenn Sie ein künstliches Knie- oder Hüftgelenk haben und Ihre Sehnsucht nach der Loipe groß ist: Nur zu, denn Skilanglauf ist auch für Sie die ideale Sportart. Damit Sie trotz Arthrose Spaß daran haben, gibt es jedoch ein paar Dinge zu beachten:

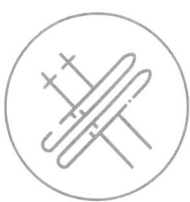

## WELCHE TECHNIK:
### KLASSISCH ODER SKATING?

Es gibt zwei unterschiedliche Techniken beim Langlaufen: das klassische Langlaufen (Diagonallaufen) und das Skating. Klassisches Langlaufen ist eigentlich wie Gehen im Schnee, nur dass man Skier an den Füßen hat und natürlich Stöcke in den Händen. Sie sorgen für die Beschleunigung und das Gleiten und geben gleichzeitig Halt. Beim klassischen Langlaufen bewegt man sich in einer eigens präparierten Loipe, die die Skier wie auf Schienen führt und ein Ausbrechen verhindert. Gerade für Arthrose-Läufer ist dies ein enormer Sicherheitsaspekt, denn man kann dadurch sein Tempo wunderbar dosieren. Härtere Stöße werden durch das Gleiten ebenfalls stark reduziert.

Beim Skaten, der sportlicheren Variante des Langlaufs, läuft man wie ein Eisschnellläufer im Schlittschuhschritt. Das Skaten ist zudem koordinativ anspruchsvoller als die klassische Technik. Weil vor allem die Außenseite des Kniegelenks belastet wird, ist diese Technik allerdings eher für Patienten geeignet, die Arthrose im Knieinnengelenk haben. Betrifft die Arthrose am Knie hauptsächlich die Außenseite, sollte man lieber bei der klassischen Langlauftechnik bleiben. Bei Hüftarthrose ist der klassische Stil ebenfalls besser geeignet.

Bei beiden Techniken kann man über den Armschub sehr viel Kraft von den Beinen nehmen oder umgekehrt einen hohen Trainingseffekt für die Arm- und Rumpfmuskulatur erzeugen. Sowohl fürs klassische Langlaufen als auch fürs Skaten gilt darüber hinaus: Wenn es mal bergab geht,

ist durchaus skifahrerisches Können gefordert. Das sollten Sie vor allem als Einsteiger bei der Loipenwahl unbedingt beachten.

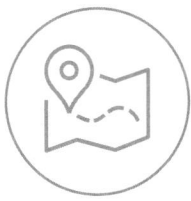

### STRECKENAUSWAHL

Je nach Trainingsniveau sollten Sie unterschiedliche Loipen wählen. Als Faustregel gilt: Je trainierter Sie sind, desto länger und anspruchsvoller darf die Loipe sein. Es darf dann ruhig auch mal bergauf oder bergab gehen. Skiwanderer ohne skifahrerische Vorkenntnisse dagegen sollten in jedem Fall nur auf ebenen Flächen laufen. Überschätzen Sie sich nicht vor lauter Begeisterung und überschreiten Sie nicht Ihre Belastungsgrenze. Oft läuft man ewig in eine Richtung und vergisst, dass man irgendwann auch wieder zurückmuss. Da kann man leicht an seine Grenzen kommen. Wenn die Muskulatur müde wird, sinkt Ihre Koordinationsfähigkeit und das Risiko für eine Verletzung steigt.

### BEVOR'S LOSGEHT

Langlaufen beansprucht den gesamten Korper. Sie brauchen Ausdauer, Kraft und ein gutes Gleichgewichtsgefühl, um diese Sportart ausüben zu können. Auch wenn das Langlaufen leicht aussieht: Die richtige Technik ist entscheidend und es gibt viele Feinheiten, die man beachten sollte. Nehmen Sie daher am Anfang am besten ein paar Stunden Unterricht bei einem Langlauflehrer. Je

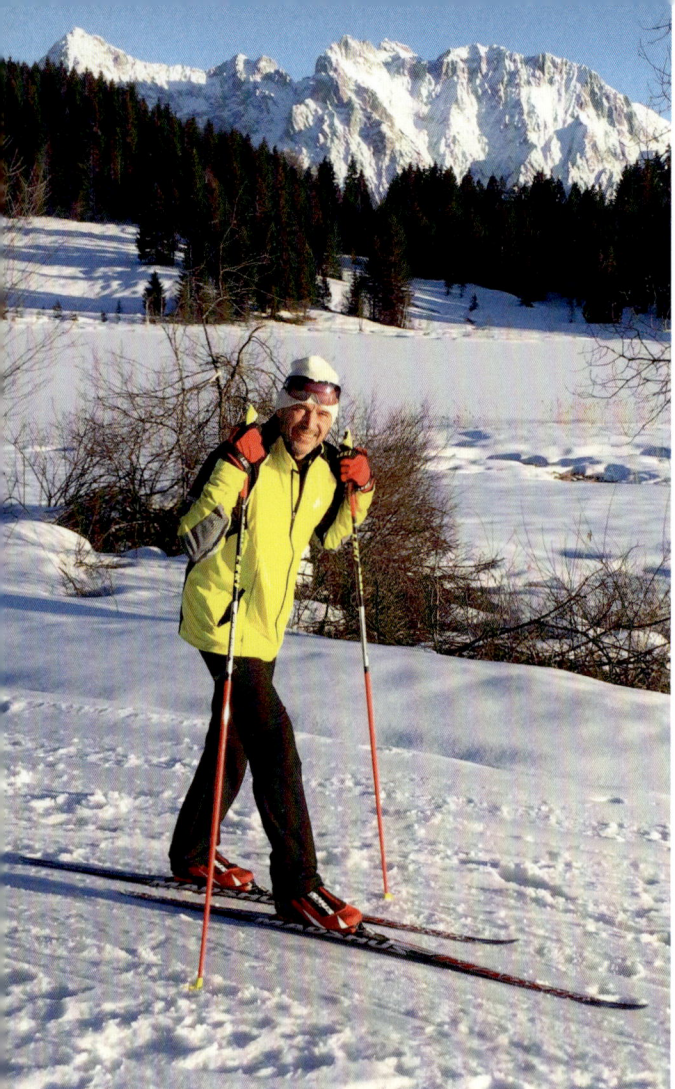

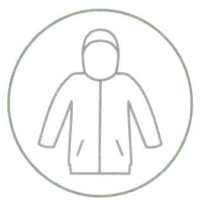

## KLEIDUNG

Die richtige Auswahl der Kleidung ist beim Ski-langlauf eine größere Herausforderung. Bei dieser Sportart geraten Sie etwa genauso schnell ins Schwitzen wie beim Laufen: Daher sollten Sie unbedingt darauf achten, dass Sie sich nicht zu warm anziehen. Ihre Kleidung sollte atmungsaktiv und feuchtigkeitsregulierend sein. Das Schichtenprinzip ist auch auf der Loipe eine gute Idee. Achten Sie zudem darauf, dass die Gelenke warm gehalten werden. Eine Extraschicht oder eine Gelenkbandage aus dünnem Neopren oder Angora kann hier hilfreich sein. Und: Durch die kalte Winterluft kühlt man nach dem Laufen viel schneller aus. Halten Sie daher unbedingt Thermohosen und warme Anoraks parat, damit Sie sich gleich nach der Anstrengung warm anziehen können.

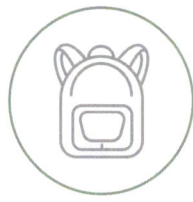

## AUSRÜSTUNG

besser Sie die Technik beherrschen, umso schonender wird dieser Sport nämlich für Ihre Gelenke sein – und umso längere Strecken können Sie bewältigen, ohne gleich müde zu werden.

Gerade wenn Sie untrainiert sind, ist es zudem ratsam, vorab zum Internisten oder Sportmediziner zu gehen und sich durchchecken zu lassen. So kann der Arzt eventuelle Vorerkrankungen ausschließen und sicherstellen, dass Sie körperlich in der Lage sind, diese Belastung zu meistern. Mein ganz persönlicher Tipp: Damit Sie im Winter auf der Loipe fit sind, sollten Sie auch im Sommer zu den Stöcken greifen und „Nordic walken".

Bei Langlaufskiern, Stöcken und Schuhen unbedingt beachten: Die Länge von Skiern und Stöcken muss passen, sonst wird der Langlaufspaß bereits zu Beginn sehr getrübt. Am besten Sie lassen sich in Ihrem Fachgeschäft oder in der Skischule beraten, welche Ausrüstung für Sie ideal ist. Beim Laufen selbst schnallen Sie sich einen kleinen und leichten Rucksack oder einen Hüftgurt um, in den Sie Ihre persönlichen Dinge und genügend Trinkwasser packen. Sonnencreme sollten Sie natürlich auch immer dabeihaben.

# Skilanglauf – auf einen Blick

## Das sagt der Arzt:

⎯⎯ Ideales Herz-Kreislauf-Training.

⎯⎯ Senkt Bluthochdruck und Herzinfarktrisiko.

⎯⎯ Hält die Gelenke geschmeidig.

⎯⎯ Ist ein ideales Koordinations- und Ausdauertraining.

## Darauf kommt es an:

⎯⎯ Je nach Art der Arthrose ist eine bestimmte Langlauftechnik die richtige: Für Leute mit Arthrose auf der Innenseite des Kniegelenks ist das die Skating-Technik, für Patienten mit Arthrose auf der Knieaußenseite die klassische Technik (Diagonallaufen).

## Die richtige Ausrüstung:

⎯⎯ Die Kleidung sollte atmungsaktiv und feuchtigkeitsresistent sein; nehmen Sie zusätzlich Wärmekleidung mit.

⎯⎯ Kleinen und leichten Rucksack oder Hüftgurt wählen.

⎯⎯ Lassen Sie sich bei der Auswahl der Langlaufausrüstung von einem Experten beraten.

Skating geeignet für:

Klassischer Stil geeignet für:

Ausdauer:

Kraft:

Koordination:

Flexibilität:

»IST ES DAS ALTER ODER DIE ARTHROSE? LANGLAUFEN IST FÜR MICH EINE ECHTE ALTERNATIVE ZUM ALPINEN SKIFAHREN GEWORDEN. WAHRSCHEINLICH, WEIL MAN DIE NATUR DABEI BESSER GENIESSEN UND KÖRPER UND SEELE WUNDERBAR IN EINKLANG BRINGEN KANN.«

Christian Neureuther

# TANZEN

Tanzen ist fest in unserer menschlichen DNA verwurzelt. Schon die Jüngsten tanzen ganz von selbst – und auch als Erwachsene brauchen wir damit nicht aufzuhören. Warum auch? Tanzen ist Bewegung und Bewegung ist Sport. Aber Tanzen ist noch mehr: Es ist auch Berührung und die zeigt uns: Wir sind nicht allein.

Bei allen Sportarten müssen Arthrose-Patienten eigene und individuelle Bewegungsformen finden, bei denen die Gelenke nicht schmerzhaft belastet werden, sondern die Spaß machen. Nur dann ist man motiviert, sich regelmäßig zu bewegen. Beim Tanzen kommen noch zwei Faktoren dazu, die in Sachen Motivation eigentlich unschlagbar sind: Musik und Empathie, die alle Hemmungen über den Haufen schmeißen. Leider ist es nur so: Wenn man Arthrose hat und geschmeidige Bewegungen nicht mehr so leichtfallen, traut man sich vielleicht nicht mehr, einen möglichen Partner anzusprechen und auf die Tanzfläche zu holen. Aber nur Mut! Viele Menschen haben das gleiche Problem, die wenigsten werden als John Travolta geboren beziehungsweise bleiben es ihr Leben lang. Außerdem weiß ich aus eigener Erfahrung, dass der Wechsel vom Rock 'n' Roll hin zum langsamen Walzer durchaus auch seine guten Seiten hat. Und dass der Blues heute noch genauso empfindsam getanzt werden kann wie früher. Ich würde sogar behaupten, dass der Blues der Arthrose-Tanz schlechthin ist – zumindest was meine Beine anbelangt. Linkes Bein, rechtes Bein, aber Wange an Wange – wer denkt da an Arth-Rose? Ich denke höchstens an Rosi.

Doch zurück zum Sportlichen: Tanzen tut nämlich nicht nur Ihrer Partnerschaft richtig gut, sondern auch Ihrem Körper. Das Herz wird leistungsfähiger und auch die Lunge profitiert. Sie trainieren Ihre Muskeln, vor allem die an den Beinen, und das führt zu einer Entlastung der Gelenke und schützt den Knorpel. Sie brauchen keine Angst vor schnellen, unbedachten Bewegungen haben, die Ihren Gelenken schaden könnten: Beim Standardtanzen bewegt man sich normalerweise nicht ruckartig, sondern eher geschmeidig und gelenkschonend. Gleichzeitig verbessern Sie durch die rhythmischen Bewegungen Ihre Koordination. Damit reduzieren Sie Ihr Sturzrisiko im Alltag, verbessern Ihre Trittsicherheit, Ihre aufrechte Haltung und das Gleichgewicht. Und damit nicht genug: Tanzen beugt auch Krampfadern und Rückenproblemen vor – noch so ein positiver Nebeneffekt. Und wie bei vielen Sportarten werden erst recht beim Tanzen „Glückshormone" ausgeschüttet.

Tanzen steigert nicht nur die Leistungsfähigkeit von Arthrose-Patienten, sondern ist auch förderlich für die Heilung. Hinzu kommt noch die Musik, die ebenfalls für gute Laune sorgt: Häufig weckt sie Erinnerungen und Emotionen, lässt seelische Belastungen und Kummer verschwinden und steigert das Selbstbewusstsein. Es gibt nicht einmal einen Grund, wegen eines künstlichen Gelenks auf diesen Sport zu verzichten. Sie dürfen gerne ein paar Mal pro Woche zum Tanzen gehen, schließlich pflegen Sie auf diese Weise auch gleich Ihre sozialen Kontakte, lernen neue Leute kennen und steigern damit Ihre Lebensfreude. Beachten Sie aber bitte ein paar Dinge (siehe Seite 160).

# Tanzen – auf einen Blick

## Das sagt der Arzt:

— Trainiert die die Haltungsmuskulatur.

— Verbessert die Koordination und Beweglichkeit.

— Beugt Krampfadern und Rückenproblemen vor.

— „Glückshormone" werden ausgeschüttet.

## Darauf kommt es an:

— Wärmen Sie sich vor dem Tanzen auf.

— Verzichten Sie auf abrupte Bewegungen.

— Bevorzugen Sie Standardtänze wie Walzer oder Foxtrott.

## Die richtige Ausrüstung:

— Lieber fest sitzende, bequeme Schuhe statt High Heels wählen.

— Achten Sie darauf, dass die Schuhsohle keine große Reibung hat.

»WO KANN MAN BESSER EINEN PARTNER KEN-NENLERNEN ALS AUF DER TANZFLÄCHE? TANGO ODER RUMBA, DAS IST EROTIK PUR. UND EINS WEISS ICH SICHER: ARTHROSE UND EROTIK SCHLIESSEN SICH ÜBER-HAUPT NICHT AUS.«

Christian Neureuther

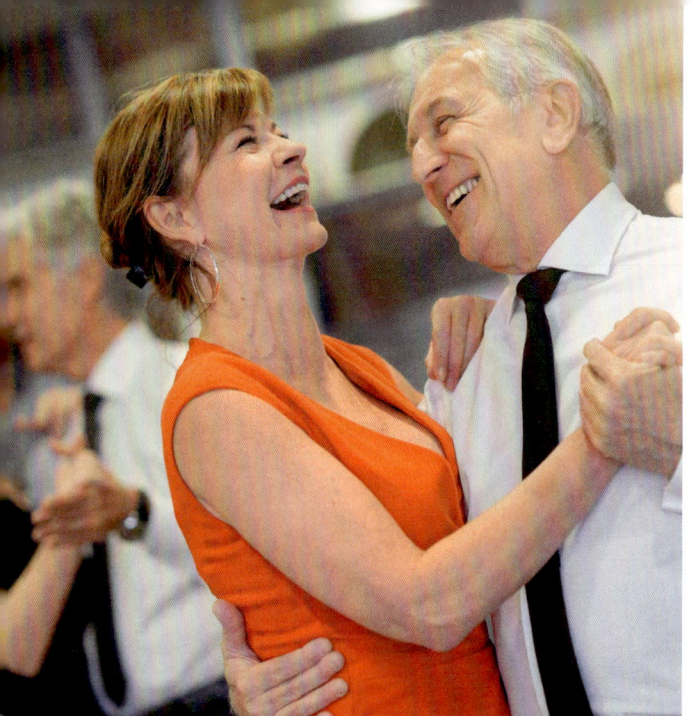

ders bei Knie- und Hüftarthrose gibt es nämlich ein paar Bewegungsabläufe, die Sie besser vermeiden sollten. Dazu gehören vor allem Sprünge, extreme Rotationsbelastungen und schnelle seitliche Schrittfolgen. Ein Tanzlehrer kann Ihnen auch Schrittfolgen und Choreografien zeigen, die zugleich noch ein gutes Training für den Muskelaufbau sind. Diese können Sie bedenkenlos ausüben und beliebig oft wiederholen. Das macht Spaß und erfreut die Gelenke.

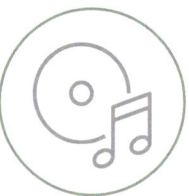

### DEN RICHTIGEN TANZSTIL WÄHLEN

Bei Standardtänzen wie Walzer oder Foxtrott können Patienten mit Arthrose sehr gut ihr Tanzbein schwingen. Auch dem „freien" Tanzen steht nichts im Wege, solange es nicht zu wild wird. Tanzstile, bei denen schnelle, abrupte Richtungswechsel vorkommen, wie etwa beim Rock 'n' Roll oder Jazzdance, sind dagegen weniger geeignet.

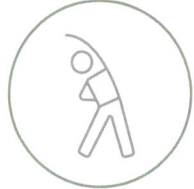

### AUFWÄRMEN

Es ist sinnvoll, wenn Sie sich vor dem Tanzen ein kurzes Aufwärmprogramm gönnen. Am besten, Sie traben ein paar Minuten locker auf der Stelle und kreisen Ihre Arme. Oder Sie wippen einfach ein bisschen ausgelassen im Takt der Musik.

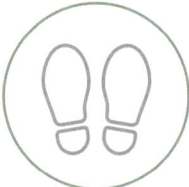

### KLEIDUNG

Für Frauen gilt: Lassen Sie Schuhe mit hohen Absätzen besser im Schrank, auch wenn sie noch so chick sind. Die Gefahr, dass Sie umknicken und dadurch die Arthrose verschlimmern, steht nicht dafür. Wählen Sie lieber festsitzende, bequeme Schuhe mit einer Sohle ohne große Reibung. Denn wenn eine Sohle bei Drehbewegungen zu viel Reibungswiderstand aufbaut, geht dies stark auf Knöchel, Knie- oder Hüftgelenk.

### DIE RICHTIGE TECHNIK

Damit Sie Fehlbelastungen und ungünstige Bewegungen vermeiden, lassen Sie sich von einem Tanzlehrer zeigen, wie man richtig tanzt. Beson-

# YOGA

Seit ein paar Jahren gehört Yoga fest zum modernen westlichen Lifestyle. Selbst in den kleinsten Orten eröffnen Yogastudios für alle Zielgruppen: vom Kleinkind bis zum gestressten Manager. Auch Arthrose-Patienten profitieren davon, denn Yoga hilft, die Gelenke geschmeidiger zu machen und Schmerzen zu lindern.

Yoga ist eine philosophische Lehre, die aus Indien stammt und zahlreiche Übungen umfasst, die Körper und Geist verbinden sollen. Es gibt viele verschiedene Yogastile mit exotischen Namen: zum Beispiel Iyengar-Yoga, Vinyasa-Flow-Yoga, Kundalini-Yoga, Yin-Yoga oder Acro-Yoga. Hinter allen verbirgt sich letztlich ein gemeinsames Ziel: eine bestimmte Haltung einzunehmen und in dieser Stellung Achtsamkeit und bewussten Atem zu spüren. Die Verbindung zwischen Körper, Geist und Seele bringt den Yogis mehr Gelassenheit und einen besseren Blick nach innen. Statt der Rationalität folgt man durch mehr Achtsamkeit wieder der eigenen Intuition und vertraut auf sein Bauchgefühl. Doch Yoga kommt nicht nur Geist und Seele zugute, sondern auch dem Körper: Die Bewegungen sorgen für eine verbesserte Durchblutung der Muskulatur. Muskeln, Sehnen und Bänder des gesamten Bewegungsapparats werden aktiviert, aufgebaut und gedehnt. Durch das Ausharren in bestimmten Stellungen werden die Muskeln zwar langsamer, aber auch wesentlich effektiver trainiert als beispielsweise beim reinen Krafttraining. Denn beim Yoga wird die Tiefenmuskulatur gestärkt. Wer regelmäßig zum Yoga geht, verbessert zudem sein Gleichgewicht.

Das Schöne am Yoga: Sie können es immer und überall ausüben. Allein zu Hause oder in Kursen. Sogar in Parks oder auf Wiesen sieht man Yogis ihre Übungen machen. Morgens hilft es, richtig in Schwung zu kommen und gut in den Tag zu starten. Die Muskeln werden aktiviert und der Stoffwechsel angeregt. Wenn Sie sich abends für Ihre Yogaübungen Zeit nehmen, lösen Sie Verspannungen, atmen den Stress des Tages weg und lassen ihn hinter sich. Yogaübungen können Sie auch machen, wenn Sie einen Ausgleich nach einem anstrengenden Berg- oder Radtag suchen. Dabei dehnen und kräftigen Sie Ihre Muskulatur rund um Ihre arthrosegeplagten Gelenke. Was mir besonders gut gefällt: Weil es so viele Schulen und Stilrichtungen gibt, kann jeder diejenige Yoga-Variante wählen, die am besten zu ihm passt. Fitness-Freaks kommen also genauso auf ihre Kosten wie Menschen, die innere Ruhe suchen. Als Einsteiger sollten Sie daher einfach mal verschiedene Lehrer und Stilrichtungen ausprobieren, um das für Sie passende Angebot zu finden.

Für den Anfang eignen sich für Arthrose-Patienten besonders gut Yogastile wie Iyengar-Yoga oder Yoga nach den Prinzipien der Spiraldynamik®, eines speziellen Bewegungs- und Therapiekonzepts. Diese Stile sind weniger dynamisch und Sie verweilen länger in einer Haltung. So lernen Sie die genaue Ausrichtung des Körpers kennen (im Yoga-Jargon das „Alignment"), also die „Positionierung" des Körpers und der einzelnen Körperteile. Fast so breit wie die Palette der Stilrichtungen sind übrigens auch die Wirkungen dieser Sportart: Yoga kann den Körper entgiften, die Haltung verbessern, Verspannungen lösen, den Hormonhaushalt regulieren, die Kreativität steigern, die Konzentration erhöhen und Stress abbauen. Vor allem Letzteres ist für Arthrose-Patienten interessant: Dass Stress ungesund ist und zu Verdauungsproblemen oder Bluthochdruck führen kann, ist bekannt. Aber wussten Sie auch, dass chronischer Stress die Entzündungsprozesse im Körper begünstigen kann? Mithilfe von Yoga (sowie anderen Achtsamkeits-, Entspannungs- und Atemübungen) können Sie daher Ihren Krankheitsverlauf positiv beeinflussen. Es gibt schon Studien, die belegen, dass eine sanfte Form von Yoga die Symptome von Arthrose reduziert und Schmerzen sogar dauerhaft lindern kann. Das steigert natürlich die Lebensqualität. Und wie bei allen Sportarten können Sie auch mit Yoga Ihre körperliche Leistungsfähigkeit steigern. Für Menschen mit Arthrose kann Yoga die ideale Bewegungs- und Entspannungsform sein.

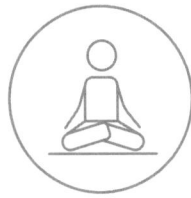

### YOGALEHRER

Man ist nie zu alt oder zu untrainiert, um mit Yoga zu beginnen. Der Einstieg gelingt Ihnen am besten in einer kleinen Gruppe oder vorab mit einer Einzelstunde. Ein Yogalehrer kann Ihnen genaue Anleitungen und Tipps geben, welche Übungen Sie machen dürfen – je nachdem, ob Sie Probleme im Knie, an der Hüfte oder an den Schultern haben oder gar ein künstliches Gelenk besitzen. Das ist wichtig, weil Arthrose-Patienten häufig in ihren Bewegungen eingeschränkt sind, was leicht zu Verletzungen führen kann. Ein Yogalehrer zeigt Ihnen auch die richtigen Atem- und Entspannungsübungen, mit denen Sie Schmerzen auch jenseits der Yogastunde besser bewältigen können.

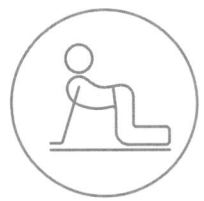

### DIE RICHTIGEN ÜBUNGEN

Durch sanfte Übungen werden die Gelenke geschmeidiger, wodurch sich die negativen Folgen von Arthrose, wie Steifigkeit oder Entzündungen, verringern. Welche Übungen die richtigen für Sie sind, hängt von der Art der Arthrose ab. Wichtig ist aber immer, dass Sie die betroffenen Bereiche sanft und schmerzfrei behandeln. Tasten Sie sich schrittweise an die einzelnen Übungen heran, ohne das betroffene Gelenk zu belasten. Einige Übungen klappen besser, wenn Sie zur Unterstützung ein Polster oder Blöcke unterlegen. Mit diesen Hilfsmitteln erleichtern Sie sich das Training, weil sie das Gelenk unterstützen und die Belastung reduzieren. Achten Sie außerdem bei allen Übungen unbedingt auf Ihren Körper, nehmen Sie Ihre eigenen Grenzen wahr und vor allem: Akzeptieren Sie diese.

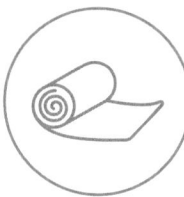

### AUSRÜSTUNG

Sie benötigen fürs Yoga kaum spezielle Ausrüstung. Ziehen Sie einfach bequeme Kleidung an. Schuhe brauchen Sie auch nicht, Yoga wird barfuß praktiziert. Eine Yogamatte (sie ist rutschfest und dünner als herkömmliche Gymnastikmatten) unterstützt Sie bei den Stand- und Gleichgewichtsübungen. Hilfsmittel wie Polster oder Blöcke sind gerade für Patienten mit Gelenkbeschwerden wichtig, weil sie manche Übungen in einer abgewandelten und schonenden Position ausführen.

# Yoga –
# auf einen Blick

Geeignet für:

## Das sagt der Arzt:

- Verbessert die Durchblutung der Muskulatur.
- Trainiert und dehnt Muskeln, Sehnen und Bänder des gesamten Bewegungsapparats, stärkt die Tiefenmuskulatur.
- Trainiert und verbessert das Gleichgewicht.
- Löst Verspannungen und baut Stress ab.
- Entgiftet den Körper und reguliert den Hormonhaushalt.
- Hilft, Schmerzen besser zu bewältigen und zu lindern.

## Darauf kommt es an:

- Trainieren Sie anfangs immer mit einem Yogalehrer.
- Wählen Sie eine Stilrichtung, die für Sie passt und die Ihnen angenehm ist.
- Die Übungen sollten auf Ihr Krankheitsbild abgestimmt sein.

## Die richtige Ausrüstung:

- Tragen Sie bequeme Kleidung, zum Beispiel Yoga-Leggings.
- Nutzen Sie eine Yogamatte.

Ausdauer:

Kraft:

Koordination:

Flexibilität:

»ICH HABE AUCH SCHON MAL DEN ›KRIEGER‹ AUSPROBIERT. ABER EHRLICH GESAGT, FÜHLTE ICH MICH WIE VOM ›HUND‹ GEBISSEN UND BIN SCHNELL HINTER EINEM ›BAUM‹ VERSCHWUNDEN. NOCH HABE ICH DEN ZUGANG ZUM YOGA NICHT GEFUNDEN. DAS HEISST ABER NICHT, DASS ICH ES NICHT MEHR VERSUCHE.«

Christian Neureuther

# Die Autoren

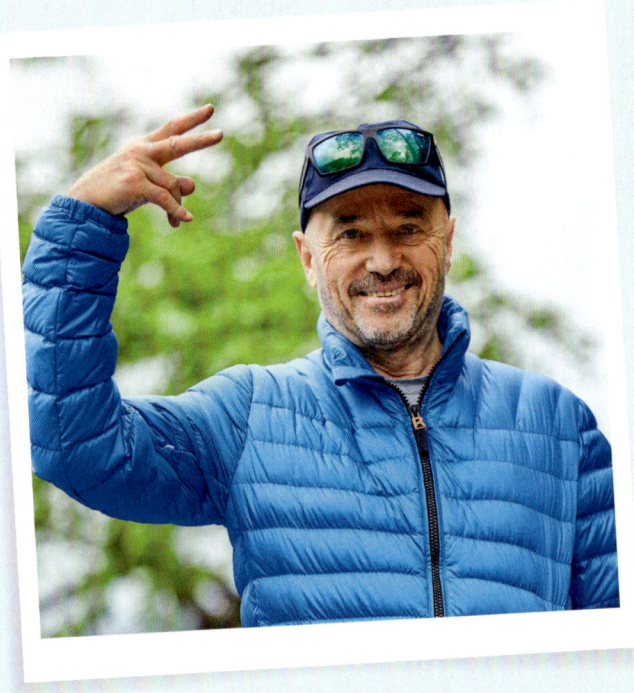

## Christian Neureuther

zählt als ehemaliger Top-Skirennläufer zu den bekanntesten deutschen Sportlern. Nach seiner Karriere war er viele Jahre als Experte und Kommentator im TV tätig. Er hat mehrere Bücher zum Thema Sport, Gesundheit und Lebensfreude veröffentlicht. Als Vater eines Extremsportlers erlebte er hautnah, wie stark sich eine positive Einstellung und ein positives Umfeld auf den Heilungsprozess auswirken. Nicht zuletzt aus diesem Grund ist dieses Buch entstanden.

Alle Beteiligten an diesem Buch hat der Wille verbunden, Menschen mit Arthrose positive Einstellungen und Lösungsvorschläge zu vermitteln. Wir waren ein tolles Team! Der Verlag war mutig, die Mitarbeiter waren mit Leidenschaft dabei und meine Mitautoren einfach nur genial. Mein besonderer Dank geht an Prof. Dr. Christian Fink, der mich mit seiner menschlichen und fachlichen Energie spüren ließ, warum ihm so viele Leistungssportler vertrauen und sich sicher sind, dass er sie wieder in den Sport zurückbringen wird.

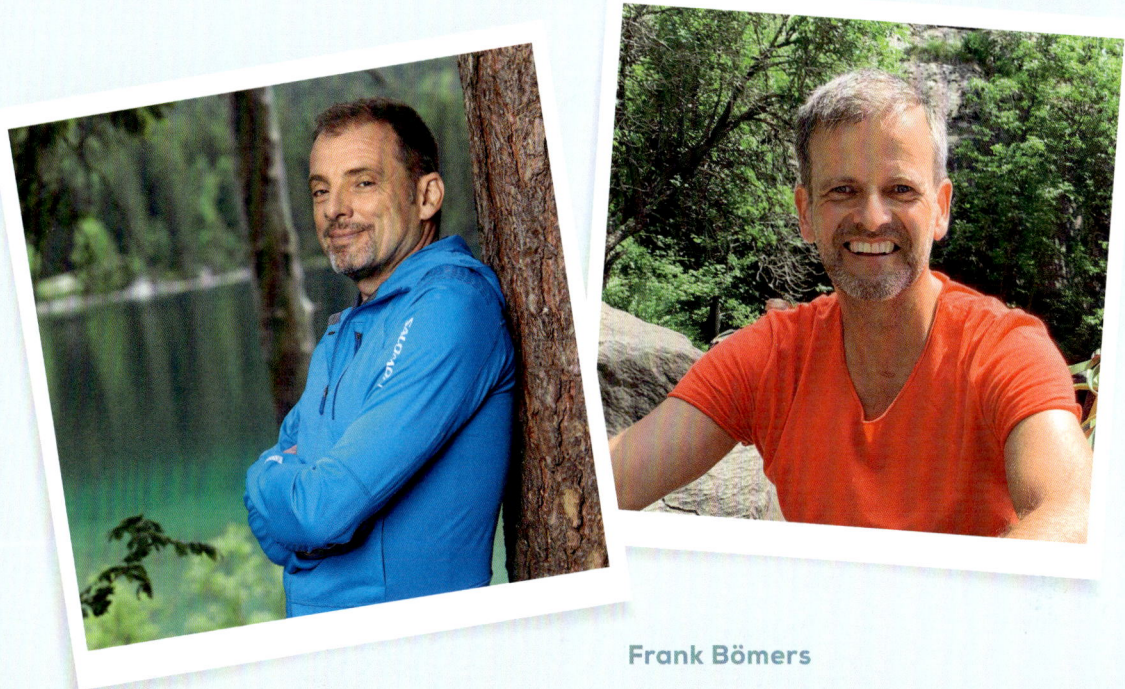

## Frank Bömers

ist Medizintechnik-Experte und Vortagsredner, er arbeitete mehr als 25 Jahre bei führenden Medizintechnik-Unternehmen. Ihn beschäftigt vor allem die Frage, wie wir unsere Bewegungsfreiheit durch orthopädische Hilfsmittel erhalten können.

Wenn ein Buch erscheint, stehen meist die Autoren im Vordergrund. Ich möchte an dieser Stelle aber auch ganz besonders die Menschen ins Licht rücken, die im Hintergrund diese Publikation ermöglicht haben. Zunächst möchte ich dem ZS Verlag danken für den Mut und die Offenheit, unser Buchprojekt anzunehmen. Mein besonderer Dank gilt Angelika Dietrich und Kathrin Ullerich für ihr Engagement und ihre kreativen Ideen. Selbstverständlich geht mein Dank auch an meine Liebsten zu Hause, die mir die Zeit gegeben haben, mich dem Schreiben dieses Buches zu widmen. Last but not least ein großes Dankeschön auch an Sie liebe Leserinnen und Leser, die sich bewusst für unser Buch entschieden und es bis hierhin gelesen haben. Ich hoffe, Sie haben es mit Freude getan und von der einen oder anderen Idee profitieren können.

## Prof. Dr. Christian Fink

ist einer der führenden Fachärzte für Orthopädie, Unfallchirurgie und Sporttraumatologie. Mit über 500 weltweit gehaltenen Vorträgen und mehr als 200 wissenschaftlichen Veröffentlichungen und Buchbeiträgen gilt er vor allem als international anerkannter Kniespezialist. In der Praxis „Gelenkpunkt" in Innsbruck behandelt er nicht nur zahlreiche Patienten mit Arthrose-Problemen, sondern auch viele Spitzensportler aus aller Welt.

Mein spezieller Dank gilt meiner langjährigen wissenschaftlichen Mitarbeiterin Frau Dr. Caroline Hepperger, die mich ganz wesentlich unterstützt und auch maßgeblich zu diesem Buch motiviert hat. Danke auch an Frau Dr. Dr. Elisabeth Abermann für ihre Ergänzungen und das konstruktive Korrigieren meiner Rohfassungen. Und nicht zuletzt danke ich meiner Frau Christine für ihre Hilfe beim Yoga-Text sowie meiner ganzen Familie für ihr Verständnis für die vielen Abende, die ich dem Buch anstatt ihnen gewidmet habe.

# Register

**QUELLEN**:
Der Selbsttest auf S. 58/59 stammt aus:
Prof. Dr. med. Musa Citak: Die Wahrheit
über Arthrose, ZS Verlag 2018
Der Text „Bergwandern" (Seite 116 ff.) wurde
teilweise übernommen aus:
Dr. Christian Fink, Dr. Peter Gföller, Dr. Christian
Hoser: Gelenkfit in die Berge, Tyrolia Verlag 2018

**BILDNACHWEIS**:
Christian Neureuther: 13, 124, 152, 156; Nordica:
84 (2); Ottobock: 9, 19, 50, 79, 120; Privat: 53, 61,
62, 64, 72, 73, 78, 85, 165; Jan Russok: 3 (oben),
37, 38, 51, 77, 164; Shutterstock: 35, 42, 43, 44, 45,
46, 47, 91, 128, 139, 145, 160; Michael Wilfling:
2, 3 (unten), 4/5, 10, 14, 17, 20, 24, 27, 64 (oben),
67, 71, 86, 100–111, 112, 131, 135, 136, 137, 142, 143,
165 (links); Illustrationen: Shutterstock

# Impressum

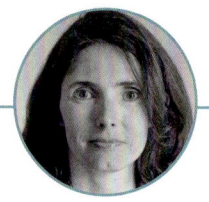

© 2019 ZS Verlag GmbH
Kaiserstraße 14 b
D-80801 München

ISBN 978-3-89883-948-8
2. Auflage 2019

Projektleitung: Kathrin Ullerich
Texte und redaktionelle Mitarbeit: Angelika Dietrich
Redaktionelle Mitarbeit: Dr. Caroline Hepperger
Lektorat: Sylvie Hinderberger
Covergestaltung: ZERO Werbeagentur, München
Grafische Gestaltung und Satz: Karin Miller
Fotografie: Michael Wilfling
(andere siehe Bildnachweis Seite 167)
Herstellung: Frank Jansen
Producing: Jan Russok
Druck und Bindung: Firmengruppe Appl,
aprinta druck, Wemding

**Angelika Dietrich**

schreibt als freie Journalistin für überregionale Zeitungen und Magazine wie den stern, DIE ZEIT und flow Portraits und Reportagen. Ihre Schwerpunkte sind Themen aus den Bereichen Gesundheit und Wissenschaft sowie Beruf und Bildung. Angelika Dietrich wurde mit dem Emma-Journalistinnenpreis ausgezeichnet. Seit 2007 ist sie Mitglied der Prüfungskommission der Deutschen Journalistenschule (DJS).

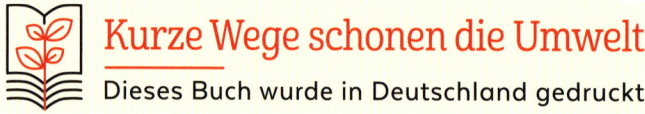

**Kurze Wege schonen die Umwelt**
Dieses Buch wurde in Deutschland gedruckt

Mit freundlicher Unterstützung der Firma Ottobock, Duderstadt

Die ZS Verlag GmbH ist ein Unternehmen der Edel SE & Co. KGaA, Hamburg.
www.zsverlag.de | www.facebook.com/zsverlag  f